Thapin Phatcharanuruk

As respostas do povo tailandês à tensão arterial elevada

Thapin Phatcharanuruk

As respostas do povo tailandês à tensão arterial elevada

Crenças e constrangimentos

ScienciaScripts

Imprint

Any brand names and product names mentioned in this book are subject to trademark, brand or patent protection and are trademarks or registered trademarks of their respective holders. The use of brand names, product names, common names, trade names, product descriptions etc. even without a particular marking in this work is in no way to be construed to mean that such names may be regarded as unrestricted in respect of trademark and brand protection legislation and could thus be used by anyone.

Cover image: www.ingimage.com

This book is a translation from the original published under ISBN 978-3-8383-3656-5.

Publisher:
Sciencia Scripts
is a trademark of
Dodo Books Indian Ocean Ltd. and OmniScriptum S.R.L publishing group

120 High Road, East Finchley, London, N2 9ED, United Kingdom
Str. Armeneasca 28/1, office 1, Chisinau MD-2012, Republic of Moldova, Europe
Printed at: see last page
ISBN: 978-620-3-13075-1

CONTEÚDO

CAPÍTULO UM

INTRODUÇÃO

Este estudo preocupa-se com as formas como os pacientes tailandeses hipertensivos interpretam e respondem a esta condição. O seu principal objectivo é explorar a relação entre as ideias do povo tailandês e as suas respostas a esta doença. Além disso, este estudo também reconhece os efeitos do factor género e das condições socioeconómicas de um indivíduo e a forma como estas se repercutem nesta relação.

Da perspectiva da profissão médica, a doença hipertensiva é significativa devido à sua associação com a mortalidade e morbilidade das doenças cardiovasculares. As estatísticas de saúde revelam a elevada taxa de prevalência da hipertensão arterial na maioria dos países. No caso da tensão arterial elevada, um resultado favorável do tratamento depende da detecção precoce e do cumprimento da terapia medicamentosa a longo prazo, bem como da modificação do comportamento. Infelizmente, há provas consideráveis da "regra das metades" na gestão da hipertensão arterial. Esta "regra das metades" refere-se ao facto de metade dos que têm tensão arterial elevada não serem tratados e metade dos que são tratados não são controlados (Hart: 1971).

O pressuposto subjacente à gestão médica da tensão arterial elevada

A perspectiva médica sobre a tensão arterial elevada como factor de risco de doenças cardiovasculares baseia-se nos resultados de estudos epidemiológicos que identificaram as variáveis sócio-comportamentais estatisticamente associadas a um padrão de doença crónica (Brandt: 1997). As variáveis sócio-comportamentais que foram identificadas foram então tratadas como a "causa" da doença e aqueles que demonstraram tais variáveis sócio-comportamentais foram então definidos como pessoas em "risco". Esta ideia de causa sócio-comportamental da doença reflecte directamente sobre a questão moral fundamental da responsabilidade individual pela doença. O perigo para a saúde é entendido como estando sob controlo, uma vez que os novos conhecimentos sobre a causa comportamental da doença proporcionam maiores oportunidades para que os indivíduos assumam o controlo da sua saúde.

A ideia da responsabilidade individual da própria saúde está subjacente a muita prática médica actual. Enquanto o médico é responsável por descobrir e nomear a doença, o indivíduo doente é considerado como sendo responsável pela doença. O direito das pessoas a receber cuidados de saúde, foi então transformado no "dever" de ser saudável (Brandt: 1997). O médico avisa os doentes dos perigos de certas actividades ou comportamentos que envolvem um risco para a saúde, presumindo que tal "comportamento de risco" será reduzido ou evitado como resultado da informação prestada. Subsequentemente, a responsabilidade de um indivíduo em preservar a sua saúde e evitar tal "risco" passou a dominar as explicações da doença e a gestão de doenças médicas. Os doentes hipertensos são informados sobre formas particulares de comportamento que são as 'causas' de tensão arterial elevada, assumindo que isto resulta em doentes que evitam tal comportamento.

A modificação do estilo de vida e o seguimento de prescrições médicas são recomendados aos pacientes hipertensivos, assumindo que os indivíduos têm o "dever" de ser responsáveis pela sua saúde, bem como de ter a opção de preservar a sua capacidade física para evitar a ocorrência de doenças. Isto baseia-se na ideia médica de "fazer escolhas saudáveis fáceis" e que o indivíduo é um actor "racional" e autónomo cujo comportamento pode ser guiado ou moldado através de um planeamento medicamente "racional" (Petersen & Lupton: 1996).

Consequentemente, o bom comportamento pode agora ser fundamentado na racionalidade biomédica. A doença, então, é visto como uma falha de controlo individual uma falta de autodisciplina e uma falha moral intrínseca (Brandt: 1997) e os indivíduos que "correm" riscos para a saúde, especialmente aqueles que ainda correm tais riscos, embora sabendo dos perigos, podem ser considerados pela profissão médica como ignorantes, estúpidos ou autodestrutivos. Existe a possibilidade de que as pessoas a quem foi diagnosticada tensão arterial elevada e que não são capazes de a "controlar" e que são incapazes de manter as suas prescrições a longo prazo ou não cumprem outras recomendações médicas, sejam percebidas pela profissão médica como ignorantes, irracionais e sem auto-responsabilidade.

Enquanto o modelo médico tende a perceber as pessoas que não seguem o tratamento médico como aquelas que não assumem a responsabilidade pela sua saúde, neste estudo eu defendo o contrário, que as pessoas assumem de facto a responsabilidade pela sua própria saúde. No caso de doenças hipertensivas, os tailandeses responderam à sua tensão arterial elevada com base nas suas ideias e experiências sobre esta doença. No entanto, afirmarei que só estando numa situação em que as condições socioeconómicas são favoráveis é que as respostas das pessoas à sua tensão arterial elevada são compatíveis com as suas ideias sobre esta doença.

Algumas explicações de sociólogos sobre as respostas das pessoas ao tratamento médico

Os problemas dos pacientes que não se apresentam ao sistema de serviços de saúde ou que seguem tratamento médico são explicados de forma diferente pelos sociólogos, dependendo das perspectivas subjacentes aos estudos. Os estudos baseados na perspectiva médica, começaram por considerar os pressupostos médicos como garantidos e procuraram explicar porque é que as pessoas não responderam de acordo com as expectativas médicas. Por exemplo, estudos sociológicos baseados no Modelo de Crença em Saúde, exploraram as questões psicossociais associadas ao comportamento relacionado com a saúde dos pacientes e o seu tratamento médico subsequente. Como resultado do pressuposto de que várias facetas mensuráveis de um indivíduo, tais como o seu nível de motivação das preocupações e experiências anteriores, poderiam ser utilizadas para explicar e prever o comportamento relativo à prevenção da saúde doente (Armstrong: 2000). Consequentemente, as características objectivas do indivíduo eram centrais para explicar as respostas dos pacientes ao tratamento médico.

Enquanto o Modelo de Crença em Saúde se centrava em factores intrapsicológicos objectivos que determinavam o comportamento individual, o conceito de comportamento de doença (Mecânico: 1962), que se baseia também nas perspectivas médicas, explicou melhor o processo de resposta individual comportamental à doença. Um benefício deste conceito foi o facto de ter levantado uma gama de tratamentos que as pessoas podiam escolher em resposta à doença, enquanto o tratamento médico era apenas uma opção na gama de respostas comportamentais.

No entanto, estes estudos, baseados na perspectiva médica, pareciam perceber a doença como um absoluto e, portanto, a importância da doença e dos seus sintomas em relação à resposta das pessoas a ela era subestimada. Ao explicar como as pessoas reagiam às suas doenças, estes estudos baseavam-se no aparecimento de um sintoma como o momento determinante a partir do qual a resposta comportamental à doença começou e partiu-se do princípio de que as doenças e os seus sintomas eram percebidos exactamente da mesma forma entre as pessoas e os prestadores de cuidados de saúde. Além disso, segundo Armstrong (2000), nestes estudos, o sintoma foi visto como um facto biológico exactamente na mesma forma conceptual utilizada pela medicina, como um indicador biológico da lesão subjacente (p.26).

Por outro lado, estudos sociológicos baseados nas perspectivas das pessoas forneceram diferentes explicações sobre este evento. Kleinman (1980) e Good and Good (1981) suscitaram a questão das influências culturais sobre as diferentes ideias de doença dos leigos e dos profissionais de saúde. Estes estudos apontaram diferenças nas expectativas culturais do encontro clínico entre as pessoas e os profissionais de saúde e sugeriram que os profissionais negociassem com as ideias dos doentes sobre a doença. O tema crucial levantado pelos estudos existentes foi que, em vez de perceberem as pessoas como sendo ignorantes ou irresponsáveis em relação à sua saúde, eram activas e responsáveis e tinham o seu próprio modelo de doença (Stimson e Webb: 1974, Conrad: 1985, Britten: 1996, Adams, Pill e Jones: 1997). O problema médico de não conformidade foi possivelmente o resultado da incapacidade dos profissionais para identificar os verdadeiros problemas subjacentes dos pacientes (Kleinman: 1980). O meu estudo situava-se dentro desta abordagem.

O Sistema de Saúde e Modelos Explicativos

Com base nas ideias de Kleinman sobre "sistema de saúde" e modelos explicativos (Kleinman: 1980), discutirei as diferentes ideias sobre doenças hipertensivas defendidas por leigos e profissionais. Além disso, utilizarei essas ideias para ilustrar a semelhança e as diferenças entre as ideias dos tailandeses e ocidentais sobre a tensão arterial elevada (Capítulo Nove).

Kleinman propôs 'sistema de saúde' como um sistema cultural. Incluía padrões de crenças sobre as causas da doença; normas que regem a escolha e avaliação do tratamento; estatutos socialmente leais, relações de poder, ambientes de interacção, e instituições (p.24). Segundo Kleinman, o indivíduo internaliza percepções, crenças, normas e significados sobre a doença através do processo de socialização. As pessoas que vivem em sociedades diferentes percebem e respondem à doença de forma diferente. Além disso, a compreensão da doença pelos indivíduos pode variar, uma vez que é influenciada por factores sociais como o estatuto económico, educação, ocupação e a rede social. Devido à ideia Kleinman de influência cultural na compreensão da doença por parte dos indivíduos, é altamente provável que as pessoas que vivem na mesma sociedade ou em sociedades diferentes compreendam e respondam à tensão arterial elevada de forma diferente. Além disso, pessoas nas diferentes condições socioeconómicas responderão a uma determinada doença de forma diferente.

O "sistema de saúde" é um modelo conceptual derivado da compreensão da forma como as pessoas num determinado contexto social pensam sobre os cuidados de saúde e gerem a doença. Consiste então tanto em crenças sobre a doença como em padrões de comportamento. Segundo Kleinman, o "sistema de cuidados de saúde" em qualquer sociedade era composto por três partes sobrepostas; os sectores popular, profissional e popular.

O sector popular

O sector popular é a área mais vasta. É composto por ideias e actividades em torno da doença a vários níveis de indivíduo, família, redes sociais e comunidade. É a área dos leigos, não-profissionais e não-especialistas. Embora os profissionais de saúde sejam habitualmente vistos como a organização de cuidados de saúde para pessoas, normalmente o processo de cuidados de saúde é iniciado por leigos. Obviamente, a doença é primeiramente definida e tratada por leigos neste sector popular. Além disso, este sector fornece ao indivíduo o conjunto de ideias e normas de doença para uma determinada doença. Os leigos internalizam estes conjuntos de ideias e utilizam-nos na tomada de decisões sobre se devem ou não reagir à doença, quando devem reagir, quem e onde devem consultar, que tratamento adequado escolher, se devem cumprir, quando devem tentar um tratamento alternativo e se o resultado do tratamento foi eficaz ou não. Consequentemente, este sector popular funciona como a fonte fundamental e o determinante mais imediato dos cuidados. Além disso, é uma área de prestação de cuidados de saúde por direito próprio.

As ideias dos leigos sobre doenças podem mudar como resultado de interacções com outras pessoas, quer no mesmo sector ou em sectores folclóricos ou profissionais. Por vezes, tais interacções podem aumentar as ideias e conhecimentos das pessoas sobre a doença, mas os novos conhecimentos serão ajustados para se adaptarem aos conjuntos de ideias existentes sobre a doença. Portanto, pode diferir do conhecimento original.

Em resposta à doença hipertensiva, este sector popular fornece aos leigos conjuntos de crenças e normas particulares a esta doença e à doença em geral. Os próprios leigos tomam decisões sobre se devem ou não responder a esta doença, como e quando devem responder, incluindo quem devem consultar sobre a sua tensão arterial elevada, e a avaliação do tratamento da hipertensão, se o tratamento é eficaz. Além disso, a compreensão das pessoas sobre a doença hipertensiva muda continuamente à medida que acumulam conhecimentos da sua interacção com curandeiros ou profissionais de saúde tradicionais. A interacção entre o sector popular e outros sectores reflecte os vários tipos de tratamento que as pessoas podem utilizar para a sua hipertensão arterial. As actividades das pessoas em resposta a esta doença podem, portanto, variar. O meu estudo encontrou várias formas pelas quais os tailandeses responderam à sua tensão arterial elevada. Estas incluem o autotratamento, como evitar o calor ou actividade laboriosa, receber tratamento tradicional, como tratamento herbal ou religioso e receber medicação moderna.

O sector profissional

O sector profissional é a área tanto das profissões de cura moderna como das profissões de cura organizadas indígenas. A medicina ocidental ou moderna e outros medicamentos tradicionais como a medicina ayuravédica e chinesa estão incluídos neste sector profissional. Contudo, Kleinman declarou que a medicina moderna em alguns países parece ter a influência mais forte, uma vez que é a profissão de cura legalmente sancionada. As ideias do sector profissional e a compreensão da doença parecem ser mais diferentes das dos outros dois sectores. Assim, vários conjuntos de ideias sobre a doença afectam o resultado da interacção entre as pessoas do sector popular e os médicos do sector profissional. Ou seja, os leigos podem rejeitar a medicação prescrita devido à incongruência entre as suas ideias existentes e as novas ideias. O médico, contudo, é provável que perceba tal resposta como um comportamento não conforme.

A interacção entre leigos e profissionais de saúde pode alterar e difundir certos aspectos dos cuidados profissionais, tais como ideias científicas de saúde após a sua entrada no sector popular. Descreverei o processo de "popularização" através do qual os conhecimentos profissionais sobre medicação e doação de sangue são modificados pela população tailandesa à medida que a utilizam na gestão da tensão arterial elevada (Capítulo Nove).

O sector folclórico

O sector popular é a área de especialização não profissional, não burocrática e não burocrática. As práticas de cura estão divididas em partes sagradas e seculares. No entanto, as fronteiras entre sagrado e secular não são particularmente claras e as duas partes sobrepõem-se normalmente. O estudo de Kleinman em Taiwan descobriu que alguns curandeiros usam ervas medicinais acompanhadas de rituais nas suas curas. Embora este sector tenha menos autoridade na gestão dos cuidados de saúde e alguns curandeiros em algumas sociedades sejam rotulados como ineficazes, pouco razoáveis e ilegais para doenças específicas, os seus tratamentos são amplamente escolhidos por leigos.

Na província de Chiang Mai, no norte da Tailândia, onde este estudo foi realizado, algumas pessoas utilizaram a medicina tradicional tailandesa para a sua tensão arterial elevada. A medicina tradicional tailandesa, especialmente no Norte da Tailândia, é não escolar sem qualquer tipo de instrução didáctica institucional (Brun e Schumacher: 1994). É um sistema médico indígena com um sistema educacional pai-filho ou master-pupilo para os seus praticantes. Verifica-se também que alguns curandeiros tradicionais tailandeses utilizavam tanto ervas como poderes espirituais para o seu tratamento de doenças. A medicina tradicional tailandesa é descrita no Capítulo Dois.

Os Modelos Explicativos da Doença

Enquanto o sistema de saúde fornece as estratégias e critérios gerais para a doença a um nível geral, os Modelos Explicativos (Ems) são "as noções sobre um episódio de doença e o seu tratamento que são empregues por todos os que estão envolvidos no processo clínico" (Kleinman: 1980: p. 105). Dizem respeito às formas como um determinado episódio de doença é interpretado e compreendido, incluindo crenças sobre axiologia, curso esperado, resultado previsto e ideias sobre tratamento adequado (Kleinman e Seeman: 2000). As Ems ou crenças sobre uma doença são mantidas por indivíduos e profissionais dos sectores popular e profissional, mas as suas Ems diferem, afectando assim as suas abordagens deferentes à gestão da doença.

Com base no estudo realizado em Taiwan, Kleinman ilustrou dois aspectos do Ems dos leigos.

(1) Os Ems dos leigos são em parte conscientes e em parte subconscientes. Os Ems baseiam-se num sistema cognitivo e este está integrado com outros Ems tanto de outros leigos como de profissionais modernos ou folclóricos. Assim, as características do Ems mudam frequentemente. Além disso, as crenças e conhecimentos existentes no Ems são tácitas e podem ser interpretadas de mais do que uma forma. Além disso, os Ems da mesma doença podem diferir, dependendo da patofisiologia da doença, do curso da doença e das expectativas de tratamento (Kleinman: 1980. p.1 15). Assim, a natureza "difusa" do conhecimento popular em matéria de saúde contrasta com a natureza "institucionalizada" do conhecimento profissional e da medicina popular. Algumas pessoas podem não compreender completamente porque escolheram as opções de tratamento. Algumas podem não estar conscientes de que a sua escolha se baseia em Ems transmitidos de outros sectores.

(2) Os Ems são aceites sem qualquer reflexão consciente e são caracteristicamente ambíguos e baseados em conhecimentos tácitos. No sector popular, os Ems são utilizados de forma pragmática. As pessoas não se preocupam tanto com o rigor teórico do Ems como com as opções de tratamento a que dão origem (Kleinman: 1980, p.93). A fronteira entre crença, conceito e prática não é clara. Além disso, o grau de compromisso com o Ems varia entre as pessoas.

Além disso, de acordo com Kleinman, os Ems dos leigos tendem a ser idiossincráticos e mutáveis, e susceptíveis de serem fortemente influenciados tanto pela personalidade como por factores culturais. A interacção entre leigos, curandeiros e profissionais modernos é concreta no seu conceito. Kleinmnn argumentou que as características do Ems dos leigos são "vagueza, multiplicidade de significados, mudanças frequentes e falta de fronteiras nítidas entre ideias e experiência" (p. 107).

Uma vez que os Ems dos leigos não são estáticos, mas mudam frequentemente como resultado da sua interacção com outros sectores, as crenças dos leigos sobre a doença são várias e por vezes contraditórias. Por exemplo, os Ems dos leigos podem incluir tanto ideias religiosas de causalidade como as ideias médicas modernas, como a infecção (Blaxter: 1983).

O conceito Kleinman de Modelos Explicativos apresenta diferentes crenças sobre uma doença detida por doentes e profissionais de saúde. Propõe que as crenças dos leigos sobre doenças hipertensivas diferem dos profissionais de saúde e as suas crenças são várias devido à sua interacção com profissionais de saúde e outros curandeiros do sector folclórico. Além disso, devido a influências culturais e diferenças nos sectores folclóricos, as ideias sobre doenças mantidas por doentes em diferentes sociedades são deferentes. Por exemplo, em contraste com estudos anteriores sobre a tensão arterial elevada no Ocidente, encontrei crenças populares tailandesas, tais como as crenças sobre doenças do vento e do sangue, incluindo o conceito de frio quente e as crenças populares sobre restrições alimentares integradas nas respostas do povo tailandês à sua tensão arterial elevada. As influências do sector popular nas crenças e respostas do povo tailandês à tensão arterial elevada são ilustradas nos Capítulos Seis e Nove.

O conceito de sistema de saúde de Kleinman preocupava-se com as ideias e respostas das pessoas à doença, e com as interacções entre pacientes e profissionais. Além disso, mencionou também as influências socioeconómicas em relação às respostas das pessoas leigas à doença. Com base no seu estudo em Taiwan, Kleinman relatou que a maioria das famílias da classe inferior relatou o maior número de episódios de doença e este grupo tratou em primeiro lugar todos os episódios de doença em casa sem consultar profissionais ou curandeiros. Pelo contrário, as famílias da classe média alta trataram todos os episódios de doença consultando o médico (Kleinman: 1980: p. 183). Além disso, o comportamento das pessoas em caso de doença variava em função de certos factores sociais, particularmente o sexo (p. 186).

As influências dos factores socioeconómicos na saúde das pessoas foram claramente encontradas em estudos anteriores no Reino Unido (Graham: 1996, 1993, 1991, Calnan & Williams: 1991, Cornwell 1984) e no estudo tailandês (Yimyam et al.: 1999). Neste estudo explorei ideias sobre a tensão arterial elevada, mantidas tanto por homens como por mulheres, variadas por estatuto económico.

Género, estatuto económico e resposta a doenças

Os dados existentes relatavam os diferentes padrões de morbilidade e mortalidade entre homens e mulheres (Acheson: 1989, Thai Ministry of Public Health: 1997). Além disso, mulheres e homens relataram as suas ideias de saúde, respostas a doenças e padrões de comportamento relacionados com a saúde de forma diferente (Blaxter: 1990, Cameron & Bernardes: 1998). Em Health and Lifestyles (Blaxter: 1990), as mulheres em todas as idades experimentaram mais doenças e um nível mais elevado de mal-estar psico-social do que os homens (p.50). Em resposta à ideia de saúde, as mulheres de classe social superior mencionaram muitas ideias dimensionais. Além disso, muitas mulheres, mas poucos homens incluíram a relação social na sua definição de saúde (p.26, 30). A compreensão da saúde pelas pessoas estava relacionada com o seu comportamento em matéria de saúde. Blaxter relatou que as mulheres relataram ter uma boa dieta e um nível de exercício mais elevado do que os homens (p. 131, 141), Em particular para responder a doenças, o estudo de homens que sofreram as duas condições crónicas, Hiperplasia Prostática Benigna e Prostatite, relatou que muitos homens tinham tendência para se manterem calados sobre os seus problemas de saúde e adiaram a procura de ajuda (Cameron & além disso: 1998: p. 124). Ao contrário da ideia de comportamento de doença (Mecânica: 1960), que foi proposta como ponto de partida para a gestão da doença por leigos, este estudo relatou que entre estes homens o início dos sintomas não levou imediatamente à procura de ajuda.

As diferenças de ideias sobre saúde, respostas à doença e comportamentos relacionados com a saúde entre mulheres e homens foram sugeridas como resultados da socialização das mulheres e da identidade cultural que facilitaram às mulheres a admissão e resposta aos sintomas (Blaxter: 1990, Cameron & Bernardes: 1998). Muitos informadores masculinos mencionaram que a saúde é assunto da mulher, não dos homens e responsabilidade. A promoção da saúde era "feminina", pelo que ser masculino significava ser-lhe negado um papel de autocontrolo (Cameron & Bernardes: 1998).

Embora estudos existentes sugerissem as diferentes respostas à doença entre homens e mulheres, não havia muita diferença de ideia sobre a tensão arterial elevada relatada no estudo de Blumhagen (1980) que apenas poucos informadores eram do sexo feminino (2 de 103) e no estudo de Heurtin-Roberts & Reisin (1990) entre sessenta mulheres negras. A maioria dos informantes nestes dois estudos relacionava a hipertensão a demasiadas tensões ou problemas de pressão. Do mesmo modo, também diferenciaram o modelo popular de 'hipertensão' ou 'alta tensão' do modelo médico de alta pressão arterial. Contudo, uma vez que estes dois estudos foram realizados separadamente e em tempo diferente, é ambíguo se homens e mulheres têm a mesma ideia de tensão arterial elevada. Além disso, tal como sugerido por Blaxter (1990), Cameron & Bernardes (1998) e Kleinman (1980), a diferença cultural afecta as diferentes formas como os leigos, homens e mulheres definem a saúde e as respostas à doença. Conduzido na cultura tailandesa, o meu estudo seria útil para explorar tais diferenças entre homens e mulheres. 1 discutirá se os homens e mulheres tailandeses têm ideias diferentes sobre tensão arterial elevada no Capítulo Nove.

Com particular referência ao estatuto económico, estudos empíricos afirmaram claramente o seu impacto na resposta dos leigos à doença, a oportunidade de aceder a um tratamento particular a partir de várias fontes existentes para a sua doença, incluindo a oportunidade de receber o tratamento continuamente (Acheson: 1989, Graham: 1993). Estudos ocidentais anteriores elaboraram as dificuldades das pessoas desfavorecidas em manter o comportamento de saúde (Graham: 1993, McKie et al.: 1993, Calnan & Williams: 1991, Calnan: 1990) e em aderir ao tratamento contínuo (Heurtin-Roberts & Reisin: 1990). Estudo tailandês de Yimyam et at. (1999) relatou as restrições económicas à amamentação de mulheres empregadas. No caso de doença hipertensiva, o tratamento prolongado e a modificação do comportamento de saúde são necessários para controlar a tensão arterial elevada. Discutirei as condições económicas que afectam o acesso e a recepção de tratamento médico contínuo nos Capítulos Oito e Nove.

Estudos sociológicos da tensão arterial elevada

Estudos tailandeses existentes sobre pressões sanguíneas elevadas baseados na perspectiva médica, relataram os efeitos secundários dos medicamentos, os conhecimentos dos pacientes sobre doenças hipertensivas, o apoio social de um cônjuge ou parente e as características particulares dos indivíduos como factores relacionados com a adesão ao tratamento médico (Kompayak: 1989, Vanichanookorn: 1993, Mahasakphun: 1995). Até à data, não foi realizado qualquer estudo sobre a gestão da tensão arterial elevada do povo tailandês com base na perspectiva dos leigos.

Foram realizados vários estudos de tensão arterial elevada com base na perspectiva dos leigos no Ocidente. (Blumhagen: 1980,1982, Meyer et al: 1985, Morgan e Watkins: 1988, Garro: 1988, Hunt et al..: 1989, Heurtin-Roberts & Reisin: 1990, Heurtin-Roberts: 1993, Schoenberg: 1997). Uma descoberta comum destes estudos foi que os leigos eram capazes de perceber sintomas de tensão arterial elevada, embora esta doença fosse medicamente definida como uma doença assintomática. Será que os tailandeses também percebem sintomas da sua tensão arterial elevada? Isto será explorado no presente estudo.

Estudos existentes realizados no Ocidente relataram, de facto, diferenças entre as ideias do modelo médico sobre a tensão arterial elevada detidas por leigos (Blumhagen: 1980, 1982, Morgan & Watkins: 1988, Heurtin-Roberts: 1993). Um estudo mais recente realizado por Schoenberg (1997) relatou a semelhança de ideias sobre a tensão arterial elevada entre estas duas partes. Além disso, a relação entre a compreensão das pessoas e as respostas ao tratamento médico foi explicada de diferentes maneiras. Por exemplo, Blumhagen (1982) descobriu que as pessoas que percebiam a causa da sua "hipertensão" ou tensão excessiva, tinham mais probabilidades de seguir um tratamento médico, enquanto no estudo da Heurtin-Roberts & Reisin (1990) se descobriu o contrário. Além disso, em vez de ideias sobre a causa da hipertensão, foi mencionada a percepção dos leigos sobre as características da tensão arterial elevada em relação à sua resposta ao tratamento médico (Meyer et al.: 1985).

Embora alguns estudos sugerissem influências culturais nas ideias e respostas das pessoas à tensão arterial elevada (Blumbagen: 1980, Morgan & Watkins: 1988, Heurtin-Roberts: 1993), a interpretação das influências culturais nas respostas das pessoas a esta doença foi afectada pelo contexto em que estes estudos foram conduzidos. Ao examinar a relação entre a cultura e a resposta à tensão arterial elevada, estes estudos exploraram a questão da cultura, abordando grupos étnicos que se tinham mudado para viver numa cultura diferente. A mudança para viver numa "nova" cultura e interacção com "novos" conhecimentos possivelmente afecta, em primeiro lugar, as ideias de hipertensão arterial detidas por esses imigrantes. Como Morgan (1996) comentou, a semelhança na percepção do significado de tensão arterial elevada entre a população indígena "branca" e a população "afro-caribenha" reflectiu a duração da residência afro-caribenha no Reino Unido, a sua experiência comum da medicina ocidental e da cultura ocidental e a sua posição socioeconómica semelhante à da população "branca". Em segundo lugar, a mudança do país original limitou as oportunidades dos imigrantes de utilizarem técnicas tradicionais de gestão de doenças, mesmo que prefiram fazê-lo em resultado da escassez da prestação tradicional de cuidados de saúde no seu novo país de residência. Em terceiro lugar, estudar pessoas na sua terra natal seria diferente, uma vez que os seus Ems de doença têm menos oportunidades de se integrarem com outras culturas.

Este estudo foi realizado numa zona semi-urbana da província de Chiang Mai, Tailândia, onde ambos

Regimes ocidentais e locais estão prontamente disponíveis. Os medicamentos disponíveis localmente e os métodos tradicionais de tratamento de doenças foram relatados como sendo utilizados pela população tailandesa nas suas respostas à tensão arterial elevada.

Além disso, embora uma série de estudos explorasse as ideias e respostas das pessoas à tensão arterial elevada, todos os estudos existentes tailandeses e ocidentais estavam preocupados com a terapia medicamentosa. A questão relativa à resposta das pessoas diagnosticadas com hipertensão arterial a conselhos sobre modificação do estilo de vida é menos conhecida. Na gestão médica da tensão arterial elevada, os doentes hipertensos são aconselhados a ajustar a sua dieta, o consumo de álcool e a fazer exercício ao lado de drogas prescritas. Este comportamento é aconselhado, uma vez que é mantido para ajudar a baixar a tensão arterial e reduzir o risco de os doentes desenvolverem doenças cardiovasculares. O objectivo final da gestão médica da hipertensão é prevenir complicações e outras doenças, tais como um AVC ou insuficiência cardíaca e renal. O tratamento médico da tensão arterial elevada baseia-se no conceito de que quanto mais baixa for a tensão arterial atingida, maior será a protecção contra as doenças cardiovasculares (Kaplan: 1995). Além disso, a Organização Mundial de Saúde e a Sociedade Internacional de Hipertensão também sugeriram que os médicos deveriam avaliar o risco de doença cardiovascular em pacientes com tensão arterial elevada, juntamente com o plano de tratamento pretendido (Zanchetti: 1993). As questões importantes são, se os leigos consideram ou não o ajustamento do seu comportamento como relevante para o tratamento da tensão arterial elevada, e se relacionam a tensão arterial elevada controlada com um menor risco de doença cardiovascular. Estas questões serão exploradas no presente estudo.

Além disso, os estudos existentes sobre tensão arterial elevada fornecem relativamente pouca informação sobre as ideias dos leigos sobre a saúde em relação à sua compreensão e respostas a esta doença. Estudos anteriores sugeriram que a manutenção da saúde dos leigos e o comportamento de prevenção de doenças estavam relacionados com as suas crenças sobre a saúde. Por exemplo, Blaxter (1990) mostrou a relação entre as crenças dos leigos sobre a saúde, em particular a dimensão da saúde como estando em forma, activa e forte e fazendo exercício.

Os pacientes com diabetes que perceberam que a diabetes prejudicava a sua saúde tinham mais probabilidades de seguir conselhos médicos (Murphy: 1992). No caso da hipertensão arterial em que os sintomas só ocasionalmente estão presentes, sabe-se muito menos sobre as ideias das pessoas relativamente ao impacto da hipertensão arterial na saúde e como esse impacto afecta as respostas das pessoas, a esta doença.

A grande questão deste estudo é como é que o povo tailandês compreendeu e respondeu à sua tensão arterial elevada e à gestão médica desta doença? Especificamente, este estudo visa responder a estas questões relacionadas.
(1) Como é que o povo tailandês compreendeu esta doença e como é que as suas ideias de tensão arterial elevada estavam relacionadas com as suas respostas?
(2) Como é que os tailandeses percebem a relação entre ter tensão arterial elevada e a saúde e como é que essas percepções se relacionam com a sua resposta a esta doença?
(3) Em que medida é que a situação económica social afectou as oportunidades do povo tailandês em resposta à sua tensão arterial elevada?

Esboço do estudo

Dividi este estudo em três secções. A primeira secção fornece a informação de base e a metodologia deste estudo. A segunda secção centra-se nas respostas do povo tailandês à sua tensão arterial elevada. Na terceira secção é colocada ênfase na relação entre as ideias do povo tailandês sobre saúde e tensão arterial elevada e as suas respostas a esta doença nas suas circunstâncias particulares. Uma revisão bibliográfica é integrada com a apresentação dos dados empíricos em cada capítulo de resultados.

O Capítulo Dois irá apresentar uma visão geral da tensão arterial elevada. O que é a hipertensão, numa perspectiva médica? Como é que os profissionais de saúde diferenciam entre a tensão arterial normal e elevada e entre pacientes cuja tensão arterial elevada está controlada e aqueles cuja tensão arterial está descontrolada? A situação da hipertensão arterial na Tailândia e no sistema de saúde tailandês também se apresentará.

O Capítulo Três apresentará os métodos utilizados neste estudo, o pressuposto em que este estudo se baseia, e a forma como o cenário do estudo e os participantes foram escolhidos, como os dados das entrevistas foram codificados, analisados e interpretados. A última parte deste capítulo discute as questões éticas que surgiram ao longo do estudo.

O Capítulo Quatro discute as respostas comportamentais do povo tailandês à tensão arterial elevada. Apresenta a diferença entre o comportamento do povo tailandês e o modelo médico de comportamento adequado na gestão da tensão arterial elevada.

O Capítulo Cinco centra-se nas respostas do povo tailandês aos conselhos médicos sobre modificação do estilo de vida. Discuto as percepções do povo tailandês sobre a necessidade e o benefício de modificar o comportamento em relação ao controlo da sua tensão arterial elevada e relacioná-las com os benefícios propostos pelos médicos.

O Capítulo Seis considera o entendimento do povo tailandês sobre a tensão arterial elevada. Ilustro as ideias complexas da hipertensão arterial mantida pelo povo tailandês, em particular em relação aos sintomas da hipertensão arterial. Concluo este capítulo com uma discussão das diferentes ideias sobre esta doença defendidas pelo povo tailandês e pela profissão médica.

O Capítulo Sete explora a forma como os tailandeses relacionam as ideias de saúde com a tensão arterial elevada. Neste capítulo mostro quando a tensão arterial elevada foi vista pelo povo tailandês como uma ameaça para a saúde e quando não o foi. O impacto da hipertensão arterial na saúde em relação às respostas do povo tailandês a esta doença é discutido.

O oitavo capítulo discute a influência do estatuto económico social na gestão da tensão arterial elevada por parte do povo tailandês. Enquanto os dados sobre as ideias do povo tailandês sobre saúde e tensão arterial elevada forneceram o quadro para as suas respostas comportamentais a esta doença. Eu mostro como a situação económica social dos indivíduos condicionou as respostas das pessoas à sua doença.

O Capítulo Nove conclui o estudo e explora em que medida as ideias do povo tailandês sobre a tensão arterial elevada diferem do modelo médico. Será discutido o papel crucial dos sintomas da tensão arterial elevada, e os efeitos da diferença de género e os constrangimentos económicos sociais nas respostas do povo tailandês a esta doença.

CAPÍTULO DOIS

INFORMAÇÃO DE BASE

Este estudo explora as respostas do povo tailandês à sua tensão arterial elevada. Mais especificamente, concentra-se no significado que os pacientes tailandeses dão à sua tensão arterial elevada, à sua gestão desta doença e ao impacto dos contextos socioeconómicos tailandeses na gestão desta doença. Neste capítulo, contudo, a ênfase é colocada na visão médica ocidental da doença hipertensiva, a fim de definir o cenário e fornecer uma base de comparação com as diferentes ideias de hipertensão arterial dos pacientes leigos, que serão apresentadas mais tarde neste estudo. Assim, este capítulo começa por fornecer uma visão geral da natureza da hipertensão ou da doença da tensão arterial elevada do ponto de vista médico. O que é a hipertensão arterial? O que é que a causa? Como é tratada a doença de hipertensão arterial? Quais são as consequências da hipertensão arterial? Como é utilizado o conceito de "risco" como parte da base do tratamento médico das doenças hipertensivas? Segue-se então uma descrição da situação da hipertensão na Tailândia.

Além disso, a segunda parte deste capítulo apresenta uma visão geral do sistema de cuidados de saúde na Tailândia. Esta parte descreve os vários recursos de saúde, tanto na medicina ocidental como na tradicional, que os pacientes tailandeses podem utilizar para resolver o seu problema de tensão arterial elevada.

A PERSPECTIVA MÉDICA SOBRE A HIPERTENSÃO

O que é a hipertensão?

Do ponto de vista médico, a hipertensão ou tensão arterial elevada não é em si uma doença mas um factor de risco reversível para outras doenças secundárias, tais como doenças cardíacas e insuficiência renal (Hart: 1975). O nível de tensão arterial escolhido para definir "hipertensão" é arbitrário (Scott: 1997). No entanto, é amplamente aceite pelos profissionais de saúde que quanto mais elevado for o nível da pressão arterial, e quanto mais tempo esta permanecer elevada, maior será o risco de doença cardiovascular (Ebrahim: 1998, Kaplan: 1994). O nível de pressão arterial que é definido como "elevado" e que deve ser medicamente tratado, difere de país para país e os comités de peritos médicos continuam a discordar sobre o nível mínimo de pressão arterial que deve ser tratado com medicamentos (Kaplan:1994). O Quinto Comité Nacional Conjunto de Detecção, Avaliação e Tratamento da Tensão Arterial Elevada (1993) sugeriu que a classificação da pressão arterial para diagnóstico e tratamento é que a pressão arterial sistólica (PAS) é superior ou igual a 140 mmHg e a pressão arterial diastólica (PAD) é superior ou igual a 90 mmHg (Kaplan: 1994). Nos idosos ou pessoas com mais de 60 anos, a definição médica de hipertensão é SBP/DBP como 160/100 mmHg (Scott: 1997). A deferência da definição entre a meia-idade e os idosos é o resultado do facto de a SBP tender a aumentar progressivamente com a idade. Isto significa também que os idosos com hipertensão têm um maior risco de doença cardiovascular (Kaplan: 1994).

Além disso, a profissão médica percebe a hipertensão como uma doença assintomática e que a maior parte da hipertensão é assintomática mesmo depois de se tornar persistente (Kaplan: 1994). A única forma precisa de saber se o nível de pressão arterial é normal ou não, é medi-lo com um equipamento médico conhecido como "esfigmomanómetro". Além disso, enquanto estudos sociológicos relatam que a dor de cabeça é o sintoma mais comum que os doentes leigos sentem tensão arterial elevada (Blumhagen: 1980, Morgan & Watkins: 1988,

Heurtin-Roberts: 1993, Vanichanukorn: 1993, hue: 1995), do ponto de vista médico, os sintomas da dor de cabeça são vistos como resultantes da ansiedade do paciente. No manual médico padrão, Kaplan (1994) afirma que muitos sintomas tais como dores de cabeça, tonturas, fadiga, palpitações e desconforto no peito, descritos por doentes hipertensivos, são secundários à ansiedade de ter "o assassino silencioso".(p.133)

O que causa a hipertensão?

A causa de mais de 90% dos casos de hipertensão é desconhecida. Kaplan (1994) afirmou que "alguma combinação de factores hereditários e ambientais desencadeia perturbações transitórias mas repetitivas da homeostase cardiovascular, não suficientes para aumentar a pressão para níveis definidos como anormais mas suficientes para iniciar a cascata que, ao longo de muitos anos, leva a pressões que são normalmente elevadas. Algumas pessoas podem abortar o processo através de mudanças no estilo de vida e regressar à pressão arterial normal. A maioria, por mais que progrida para uma "hipertensão estabelecida", que tal como persiste, pode induzir uma variedade de complicações" (Kaplan: 1994).

Estudos epidemiológicos relatam factores associados a ter a tensão arterial elevada. Verificou-se que a ingestão de sódio, peso corporal, exercício físico, sedentarismo, tabagismo e consumo de álcool estão todos associados à pressão arterial.

Quais são as consequências da hipertensão?

Segundo opiniões médicas, as complicações da hipertensão resultam de danos e alterações das artérias e dependem da gravidade e duração da hipertensão. Estas complicações incluem doenças cardíacas, AVC e complicações retinianas e renais. A forte relação entre complicações cardiovasculares e hipertensão afecta a perspectiva médica e os objectivos do tratamento da hipertensão, na medida em que a detecção e o tratamento da hipertensão visa reduzir as futuras complicações cardiovasculares.

O tratamento da hipertensão: a prevenção das doenças cardiovasculares

A hipertensão, na perspectiva médica, é uma doença incurável e crónica. O objectivo do tratamento médico não é a recuperação completa da hipertensão, mas a prevenção da doença cardiovascular. As expectativas dos pacientes são as mesmas quando recebem tratamento de hipertensão? Scott (1997) declarou que a primeira escolha dos pacientes seria ter um tratamento que cure em vez de controlar. Então, o que acontece no processo de tratamento da hipertensão se as preocupações do médico e do paciente forem diferentes?

Em geral, o tratamento da hipertensão começa com terapia sem drogas e se a pressão arterial ainda não estiver controlada ou não for reduzida, então a terapia com drogas é escolhida. A terapia não medicamentosa consiste em aconselhamento médico relativamente a certas actividades que, estatisticamente, se verificou estarem relacionadas com a tensão arterial e as doenças cardiovasculares. Estas actividades são, por exemplo, a redução do consumo de sal, tabagismo, alimentos gordos, consumo de álcool e aumento do exercício físico. Note-se que este conselho médico é também descrito em estudos epidemiológicos sobre tensão arterial elevada e doenças cardiovasculares. No entanto, a maioria dos pacientes não pode baixar a sua tensão arterial através de terapia sem drogas, pelo que são prescritos medicamentos anti-hipertensivos. Uma vez que os pacientes recebem uma prescrição, são informados sobre a terapia medicamentosa a longo prazo a que têm de aderir, pode ser até ao fim das suas vidas. Um grande problema com a gestão da hipertensão é a adesão dos pacientes à terapia medicamentosa. É o médico que sugere que o paciente continua a tomar medicamentos anti-hipertensivos e monitoriza a adesão do paciente à terapia medicamentosa a longo prazo.

Então, qual é o entendimento do paciente sobre isto? Especialmente, se a hipertensão for uma doença assintomática e a expectativa do paciente for uma cura para a hipertensão, o que faz o paciente quando se apercebe do desaparecimento dos sintomas após ter tomado medicamentos durante um período de tempo?

O conceito de risco no tratamento médico da hipertensão

Como discutido acima entre especialistas médicos, existe alguma discordância sobre o nível de pressão arterial a que a terapia com medicamentos deve ser iniciada. No entanto, todos os peritos médicos concordam em dois pontos. Primeiro, a hipertensão é um distúrbio associado a um risco real de complicações graves. Em segundo lugar, a maioria das pessoas que sofrem de doença hipertensiva são assintomáticas e desconhecidas da profissão médica e as que são conhecidas da profissão médica são tratadas de forma inadequada (Ebrahim: 1998, Scott: 1997, Kaplan: 1994, Miall: 1975, Hart: 1971).

A ideia de risco é afirmada explicitamente no manual médico de Kaplan sobre hipertensão clínica (1994). Kaplan sugeriu comparar os riscos e benefícios da inacção (não tratamento) com o benefício do tratamento, assim como o risco do tratamento medicamentoso. Para Kaplan (1994), os principais riscos de não tratamento da hipertensão são o aumento da debilidade e mortalidade causada pelas doenças cardiovasculares, enquanto os benefícios da não terapia medicamentosa são evitar o risco e os efeitos secundários da terapia medicamentosa, evitar os custos monetários dos cuidados de saúde de rotina e, ao mesmo tempo, os pacientes são capazes de manter os seus estilos de vida actuais, bem como de preservar um papel "não paciente". O principal benefício do tratamento de hipertensão é a redução do risco de debilidade e morte das doenças cardiovasculares. O custo dos cuidados de saúde decorrentes destes eventos catastróficos é também reduzido O risco de tratar a hipertensão é a interferência no estilo de vida e na qualidade de vida do paciente, bem como o seu potencial de se tornar um fardo psicológico para o paciente hipertenso.

Embora os aspectos psico-sociais do paciente hipertenso sejam tidos em conta na sugestão de tratamento de Kaplan, o risco de doença cardiovascular, em particular de sofrer um AVC e a questão sobre o custo dos cuidados de saúde são os principais determinantes no objectivo médico do tratamento da hipertensão. Tais determinantes baseiam-se nos resultados de estudos clínicos controlados e estudos epidemiológicos que fornecem um conjunto considerável de provas que apoiam a eficácia da redução da pressão arterial a fim de reduzir o risco de doenças cardiovasculares. Além disso, um AVC é uma das principais causas de mortalidade e é também uma das doenças mais caras a tratar. A redução da sua incidência, mesmo em pequena proporção, permitiria uma redução substancial dos custos dos cuidados de saúde (Ebrahim: 1998). As actividades individuais que se descobriu estarem relacionadas com a tensão arterial e doenças cardiovasculares através de estudos epidemiológicos, são designadas como factores de risco e devem ser alteradas para minimizar o risco. Estes factores de risco são a parte principal da terapia não medicamentosa para hipertensão. Mesmo que a pressão arterial dos pacientes não esteja controlada pelo uso de terapia médica não medicamentosa, e que sejam receitados medicamentos mais tarde, estes pacientes são ainda assim encorajados a modificar o seu comportamento.

A ideia de tratar a hipertensão a fim de prevenir a doença cardiovascular influencia a avaliação da profissão médica da gestão da hipertensão e a definição do paciente cuja pressão arterial está sob controlo. A tensão arterial de um paciente hipertenso será reduzida para um nível em que os estudos estatisticamente clínicos afirmam que há menos risco de desenvolvimento de doenças cardiovasculares. Ao mesmo tempo, o nível de pressão arterial não será baixado demasiado, uma vez que as estatísticas indicam que este é também um risco para a saúde (Kaplan: 1994). O nível de pressão arterial que é estatisticamente afirmado como o ponto óptimo para reduzir o risco de doenças cardiovasculares sem ser prejudicial para a saúde dos pacientes, é aceite como sendo o alvo a que se pretende controlar a pressão arterial. O conceito de controlo da hipertensão assume que foi especificado um alvo de tensão arterial no início do tratamento, e que os pacientes que atingem este alvo de tensão arterial são considerados como tendo a sua tensão arterial sob controlo (Kaplan: 1994). Embora a pressão sanguínea esteja controlada, a terapia medicamentosa e não medicamentosa pode continuar porque esse paciente tem uma pressão sanguínea elevada, que é uma condição incurável, o que significa que ele ou ela ainda tem o risco de desenvolver doenças cardiovasculares.

Em suma, o conceito de hipertensão como factor de risco de doença cardiovascular influencia a detecção médica, o tratamento e a gestão da hipertensão. O nível adequado de tensão arterial encontrado em estudos clínicos e epidemiológicos é estabelecido como critério para separar o anormal do normal e como alvo de tratamento, a fim de levar a tensão arterial anormal a um nível "seguro". As actividades individuais e sociais que são consideradas de risco, são descritas, monitorizadas e modificadas no processo de tratamento da hipertensão. Pode-se concluir que a gestão médica da hipertensão se baseia no conceito de risco e pressupõe que os pacientes compreendem este conceito como a razão fundamental para controlar a sua tensão arterial. Mas há um número considerável de pacientes cuja pressão arterial não é tratada e não está sob controlo. Será que estas evidências sugerem que a gestão médica da hipertensão tem limitações? Poderá ser necessário examinar a base da gestão e perguntar se ela é ou não compatível com as ideias dos pacientes sobre a tensão arterial elevada e os seus contextos sociais?

Doença hipertensiva na Tailândia

As estatísticas sanitárias tailandesas relatam o impacto da doença de hipertensão, por si só e como factor de risco de doença cardíaca, na mortalidade entre a população tailandesa. De 1989 a 1996, a doença cardíaca foi colocada em primeiro lugar como causa de morte entre a população tailandesa, enquanto a doença cerebrovascular, incluindo a doença de hipertensão, foi a quarta. A taxa de mortalidade das doenças cardíacas (mortes por 100.000 habitantes) entre pessoas com 60 anos ou mais aumentou de 245,0 em 1985 para 407,5 em 1996. A taxa de mortalidade da população tailandesa resultante de hipertensão e doença cerebrovascular aumentou de 14,4 por 100.000 pessoas em 1989 para 16,2 por 100.000 pessoas em 1996 (Serviço Tailandês de Estatística da Saúde: 1993, Serviço Nacional de Estatística Tailandês: 1999). Em 1993, o número de doentes hospitalizados tailandeses tratados pela sua tensão arterial elevada em hospitais governamentais e privados era de 53.829 e o número de doentes hipertensivos tinha subido para 79.873 em 1996.

Especificamente na província de Chiang Mai onde este estudo foi realizado, em 1996, 2294 pacientes hospitalizados tailandeses receberam tratamento médico de hospitais governamentais e privados e o número de pacientes hospitalizados tailandeses que o fizeram foi de 3.027 em 1998. O número de pacientes externos que receberam tratamento médico para tensão arterial elevada na província de Chiang Mai também aumentou de 36.659 em 1995 para 57.687 em 1998 (Chiangmai Health Statistic: 1998).

O aumento do número de tailandeses que receberam tratamento médico para a sua tensão arterial elevada em ambientes médicos pode implicar o aumento da taxa de detecção da doença de hipertensão nos últimos anos na Tailândia, em vez de um aumento da taxa de pessoas cuja tensão arterial elevada estava sob controlo. Apesar do aumento do número de tailandeses que receberam tratamento médico para a tensão arterial elevada, o número de pessoas que não receberam tratamento médico e aquelas cuja tensão arterial permaneceu descontrolada foi substancial. Um inquérito aleatório de saúde e doença em 1996 revelou que de todos os 15.125 informadores tailandeses, 1.606 informadores ou 10,6% tinham tensão arterial elevada. Apenas

10,2% (n= 164) dos 1.606 informadores tinham sido previamente diagnosticados como tendo tensão arterial elevada. 117 destes 164 ou 71,3% das pessoas diagnosticadas como tendo tensão arterial alta declararam estar em tratamento na altura do inquérito. 72 de 1 17 ou 61,5% dos informantes em tratamento, tinham a tensão arterial elevada em controlo (Thai Health Systems Research Institute: 1996, p. 101, 104).

Embora com base em dados recolhidos a partir de registos médicos, as estatísticas de saúde tailandesas relataram que o número de pessoas que recebem tratamento para a sua tensão arterial elevada em ambientes médicos continua a aumentar (Thai Health Statistical Office: 1993), os dados recolhidos a partir dos auto-relatos do povo tailandês apresentaram um número substancial de pessoas a relatar o uso de medicamentos alternativos para tratar esta doença. O inquérito nacional tailandês de 1991 sobre saúde e bem-estar entrevistou 27.780 agregados familiares tailandeses em todo o país, utilizando questionários estruturados. Com base no auto-relato das amostras sobre qualquer doença que tivessem durante as duas semanas anteriores à entrevista, este inquérito nacional estimou que cerca de 1.215.300 tailandeses ou 2,1% da população teriam tensão arterial elevada. Estimou-se que a maioria da população tailandesa (1.063.800 pessoas ou 87%) trataria esta doença em ambientes médicos, enquanto que 86.800 pessoas ou 7% tratavam esta doença eles próprios comprando ervas e/ou medicamentos e 24.000 tailandeses ou quase 2% relataram que não tratavam de todo a sua tensão arterial elevada (Thai National Statistical Office: 1991, p. 14, 15, 55).

Os relatórios estatísticos da saúde e o inquérito de auto-relatos acima mencionados utilizaram abordagens diferentes na recolha de dados, mas todos apresentaram conclusões semelhantes sobre o número substancial de tailandeses com tensão arterial elevada e as provas das respostas do povo tailandês a esta doença. Enquanto as provas de pessoas com um diagnóstico de hipertensão que não receberam tratamento médico foram apresentadas no relatório estatístico de saúde e nos inquéritos por amostragem médica, os resultados do inquérito de auto-relato apresentaram a utilização da medicina tradicional tailandesa e da medicina ocidental como meio de tratamento desta doença entre o povo tailandês.

Sistema de cuidados de saúde na Tailândia

Esta secção descreve a gestão dos sistemas de saúde e instalações de saúde na Tailândia. O seu objectivo é fornecer um contexto para compreender as respostas dos doentes tailandeses à tensão arterial elevada, apresentadas em capítulos posteriores. O termo "sistema de saúde" pode ser definido em termos gerais como incluindo a gama de actividades e instituições relacionadas directa e indirectamente com a saúde, tais como pobreza, educação e factores ambientais. Este estudo, contudo, utiliza o sistema de saúde especificamente no sentido de qualquer contexto de saúde que preste cuidados de saúde à população. Além disso, tal como mencionado na secção anterior, os tailandeses utilizaram tanto a medicina tradicional tailandesa como a medicina ocidental para o tratamento da sua tensão arterial elevada. Descreverei estes dois tipos de estabelecimentos de saúde na secção posterior.

Oficialmente, as instalações sanitárias tailandesas são monitorizadas e supervisionadas pelo governo tailandês, através do Ministério da Saúde Pública (MOPH). A estrutura administrativa do MOPH está dividida em administração central e provincial. A administração central é composta pelo gabinete do Secretário Permanente, o gabinete do Secretário do Ministro e cinco outras agências departamentais. Estas incluem o Departamento de Saúde, o Departamento de Controlo de Doenças Transmissíveis, o Departamento de Ciências Médicas, Administração de Alimentos e Medicamentos, o Departamento de Serviços Médicos e o Departamento de Saúde Mental.

A administração provincial está sob a supervisão do gabinete do Secretário Permanente. O

Secretário Permanente é responsável pelo controlo e monitorização de todas as actividades sanitárias a nível provincial, de acordo com as políticas e programas da MOPH. Os serviços de saúde sob a administração provincial de saúde são (1) os Gabinetes Provinciais de Saúde Pública responsáveis pela supervisão dos hospitais regionais, gerais e comunitários, e (2) os Gabinetes Distritais de Saúde que controlam e supervisionam os Centros de Saúde. Os detalhes de cada ambiente médico serão apresentados mais tarde na secção de estabelecimentos de saúde tailandeses.

Figura 3.1 Estrutura administrativa do sistema de saúde tailandês

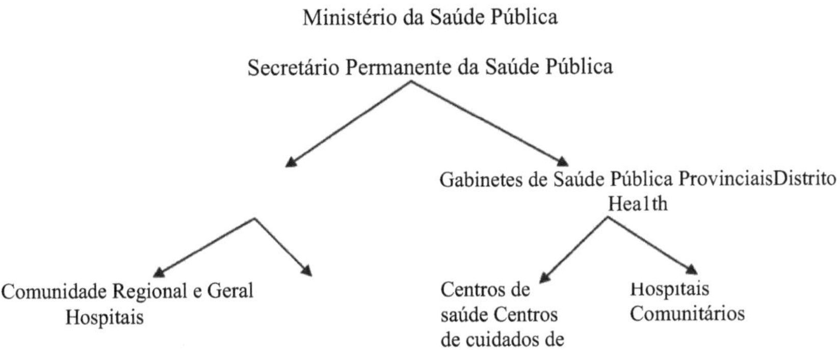

Serviços de Saúde Ocidentais e Tailandeses Tradicionais

Os serviços oficiais de saúde na Tailândia são classificados de acordo com a cobertura geográfica e o nível de serviços prestados. Os hospitais regionais prestam serviços de saúde terciária cobrindo a área de várias províncias, enquanto os centros de saúde prestam os serviços de saúde primários em determinadas comunidades. Os serviços oficiais de saúde tailandeses foram dominados pela medicina ocidental até 1990, quando as políticas de saúde tailandesas foram encorajadas pela Organização Mundial de Saúde, particularmente os programas de cuidados de saúde primários. Estes programas enfatizavam o papel dos leigos na assunção da auto-responsabilidade pela saúde e no desenvolvimento dos conhecimentos e recursos da comunidade em resposta à saúde e à doença. Como resultado, a medicina tailandesa à base de plantas começou a ser apoiada e sancionada pelo sistema oficial de cuidados de saúde como parte do conhecimento da comunidade tailandesa e dos recursos de saúde locais. Em 1989, foi fundada uma pequena unidade de medicina tradicional tailandesa no Ministério da Saúde Pública tailandês e, em 1993, esta unidade foi desenvolvida numa Divisão intitulada "National Thai Traditional Medicine Development Board" e colocada sob a supervisão do Departamento de Serviço Médico.

A maioria das actividades oficiais sobre medicina tradicional tailandesa são planeadas pelo Instituto Nacional de Medicina Tradicional Tailandesa (NITIM), um grupo de trabalho do National Thai Traditional Medicine Development Board. Um pequeno grupo de pessoal a trabalhar no NITTM são funcionários do governo e o instituto recebe um orçamento anual. O primeiro e actual director do NITTM é qualificado em medicina ocidental e trabalhou formalmente como médico nos hospitais comunitários. Nenhum dos funcionários do MTTM é qualificado como curandeiro tradicional tailandês. O papel do NITTM coloca ênfase na recolha e distribuição de conhecimentos sobre a medicina tradicional tailandesa e é o coordenador das autoridades sanitárias na área da medicina tradicional tailandesa. O NITTM teve um impacto substancial na medicina tradicional tailandesa em termos de conhecimento e do sistema educativo, e do papel do controlo estatal. Os curandeiros tradicionais tailandeses que anteriormente eram qualificados pelas suas experiências de cura e não tinham de ser registados nos serviços de saúde oficiais são agora encorajados a registarem-se voluntariamente nos serviços de saúde distritais. Os novos curandeiros tradicionais são oficialmente qualificados através do sistema de educação formal que é monitorizado e supervisionado pelo NITTM. As pessoas que pretendem ser curandeiros tradicionais têm de passar um processo de exame e um exame oral, da mesma forma que um médico ocidental. Incluindo o sistema formal de educação e qualificação, o NITTM estabeleceu o código de ética para os curandeiros tradicionais tailandeses.

Actualmente, não há posição para curandeiros tradicionais em ambientes de saúde oficiais, tais como hospitais e centros de saúde. As pessoas que passam no sistema de educação formal da medicina tradicional tailandesa e que se qualificam oficialmente como curandeiros tradicionais tailandeses prestam scrviços de saúde tradicionais privados. A maioria dos curandeiros tradicionais tailandeses servem pessoas nas suas próprias casas e muito poucos deles prestam serviços em clínicas separadas.

Com o apoio do Ministério da Saúde tailandês, o NITTM forneceu um manual de medicina fitoterápica tailandesa a hospitais e centros de saúde de todo o país. O Departamento de Ciências Médicas instigou um projecto para avaliar a eficácia da medicina fitoterápica tailandesa e fornece medicamentos fitoterápicos em forma de cápsulas e comprimidos modernos. Os centros de saúde são designados para criar hortas de ervas nas suas comunidades, nas quais cultivam treze ervas oficialmente recomendadas. Ao mesmo tempo, mantêm contacto informal com curandeiros tradicionais que fornecem tratamento tradicional na sua área e comunicam esta informação aos serviços distritais de saúde.

Na Tailândia, a medicina ocidental é muito apoiada pelo Estado, numa medida incomparável com a medicina tradicional. Os hospitais e centros de saúde são vistos como locais de saúde que fornecem medicina ocidental, enquanto quase toda a medicina tradicional tailandesa é fornecida sob a forma de um negócio privado. Nos últimos cinco anos, tem havido uma tentativa por parte do Estado de conseguir que os curandeiros tradicionais tailandeses se registem, mas isto não significa que os curandeiros que não se registem prestem um serviço tradicional de forma ilegal. Eles são capazes de servir os seus clientes. Os curandeiros tradicionais tailandeses podem ser proibidos pelo Estado se, por exemplo, os seus tratamentos forem claramente ineficazes ou se os seus serviços tiverem provado que prejudicam as pessoas. A autoridade do Estado para proibir a prática da cura tradicional é exercida pelo Ministério da Saúde Pública.

Instalações de cuidados de saúde tailandesas

Os tailandeses podem receber serviços tanto da medicina ocidental como da tradicional. Tal como discutido acima, existe uma separação entre os contextos de saúde fornecidos pela medicina ocidental e os da medicina tradicional.

Ambientes médicos ocidentais

Os estabelecimentos de saúde que fornecem exclusivamente medicina ocidental estão divididos em estabelecimentos de saúde governamentais e comerciais. As instalações de saúde governamentais, como foi dito anteriormente, variam em função do nível dos serviços médicos e da área geográfica.

Hospitais Regionais

O hospital regional é o maior tipo de hospital na Tailândia. Este hospital tem mais de 500 camas de internamento e fornece serviços de cuidados terciários para pessoas que vivem em várias províncias. Existem 19 hospitais regionais na Tailândia (Thai Ministry of Public Health: 1997), um dos quais na província de Chiang Mai, onde realizei este estudo. Vários funcionários são especialistas médicos. Alguns hospitais regionais são hospitais universitários, incluindo o hospital regional na província de Chiang Mai. As pessoas podem receber e pagar pelos serviços do hospital regional sem passar pelo sistema de encaminhamento. No entanto, no caso de pessoas que queiram solicitar benefícios de saúde, o acesso a um hospital regional é exigido através de encaminhamento do hospital geral ou provincial, excepto em caso de emergência. Descreverei brevemente os esquemas de assistência médica tailandeses separadamente, numa secção posterior. Sete participantes neste estudo receberam previamente o tratamento médico para a sua tensão arterial elevada dos hospitais regionais.

Hospitais Gerais ou Provinciais

Pelo menos um hospital geral está situado em qualquer província na Tailândia. Existem no total 73 hospitais gerais em toda a Tailândia e um deles encontra-se na província de Chiang Mai. O hospital geral ou provincial está equipado com 200 a 500 camas de internamento e fornece serviços de saúde a nível secundário e terciário para pessoas dentro da província circundante. Ao contrário do hospital regional que abrange todas as disciplinas médicas, os médicos especialistas que trabalham num hospital geral ocupam apenas algumas das áreas da medicina destes especialistas. As pessoas podem receber serviços de saúde de um hospital geral directamente com base no pagamento dos seus serviços. Do mesmo modo, o pedido de prestações de saúde só pode ser feito por pessoas que recebem um serviço através do sistema de encaminhamento dos hospitais comunitários. Este estudo abordou quarenta informadores de um hospital geral na província de Chiang Mai.

Hospitais comunitários

Os hospitais comunitários estão dispersos por uma província e o número de hospitais comunitários depende do número de distritos na província. Existem 695 hospitais comunitários na Tailândia (Ministério da Saúde Pública tailandês: 1997). Na província de Chiang Mai, existem 20 hospitais comunitários num total de 24 distritos. Estes hospitais comunitários variam em termos do número de camas de internamento e de pessoal médico. Um hospital comunitário tem 10- 150 camas de internamento, cobrindo uma população de 10.000 ou mais. Os serviços prestados no hospital comunitário situam-se entre o nível primário e o secundário. As pessoas, que não são elegíveis para regimes de assistência médica, pagam os serviços aqui prestados, enquanto que as que são elegíveis recebem serviços de saúde e tratamento médico gratuitos. O serviço de saúde e o tratamento médico gratuitos podem ser reclamados sem utilizar o sistema de encaminhamento dos Centros de Saúde. Apenas um participante neste estudo recebeu anteriormente tratamento para a tensão arterial elevada do Hospital Comunitário.

Centros de Saúde

Os Centros de Saúde são pequenas instalações de saúde governamentais e estão localizados a nível de subdistrito ou aldeia ou 1.000-5.000 populações. Existem 8.842 centros de saúde na Tailândia e 252 estão na província de Chiang Mai (Ministério da Saúde Pública da Tailândia: 1997). Os médicos não estão empregados nos Centros de Saúde. A ênfase é colocada na promoção da saúde, na prevenção de doenças e em cuidados curativos simples. Os Centros de Saúde são geridos por um profissional de saúde, uma parteira e uma enfermeira técnica. As pessoas podem também receber serviços de saúde de um Centro de Saúde, tais como imunização, cuidados pré e pós-natais e alguns tipos de tratamento medicamentoso para doenças comuns. Alguns tipos de serviços como a prevenção e os serviços de promoção da saúde são gratuitos para todas as pessoas, mas os serviços de tratamento da toxicodependência não o são. As pessoas que são elegíveis em esquemas de assistência médica recebem serviços de saúde gratuitos e medicamentos gratuitos e as que não são elegíveis são obrigadas a pagar pelos serviços. Treze participantes neste estudo receberam tratamento medicamentoso para a tensão arterial elevada dos Centros de Saúde locais.

Centro Comunitário de Saúde

Os Centros Comunitários de Saúde são os mais pequenos estabelecimentos de saúde governamentais localizados na aldeia. Estes são geridos por um grupo de voluntários leigos que vivem numa determinada aldeia. Geralmente, este grupo consiste em 10-12 aldeões que são formados para oferecer um conhecimento básico sobre prevenção de doenças, planeamento familiar e medicamentos primários. Espera-se que eles apoiem e coordenem o programa de saúde gerido pelos Centros de Saúde. Estes voluntários não são funcionários do governo e recebem gratuitamente medicamentos e serviços de saúde das instalações de saúde do governo através do sistema de encaminhamento em vez de pagamento. Os Centros de Saúde são responsáveis pelo controlo e supervisão dos Centros de Saúde Comunitários. Apenas um participante neste estudo recebeu os medicamentos anti-hipertensivos do Centro Comunitário de Saúde.

O Gabinete Provincial de Saúde Pública, sob a supervisão do Gabinete do Secretário Permanente de Saúde Pública, acompanha e supervisiona todos os hospitais regionais (excepto os que têm sede universitária), hospitais gerais ou provinciais, hospitais comunitários e centros de saúde localizados numa determinada província. Se o hospital regional for um hospital universitário, está sob a supervisão da Faculdade de Medicina dessa universidade. O Gabinete Provincial de Saúde e os hospitais regionais, gerais e comunitários são administrados por médicos que são nomeados pelo Ministério da Saúde Pública. O Centro de Saúde é administrado por uma enfermeira que é também nomeada pelo Ministério da Saúde Pública.

Instalações comerciais de saúde

Os estabelecimentos de saúde comerciais que fornecem medicina ocidental estão divididos em hospitais privados, clínicas médicas e drogarias. A maioria destes estabelecimentos de saúde comerciais está localizada em áreas metropolitanas. Existem 10.437 clínicas privadas e 423 hospitais privados na Tailândia (Ministério da Saúde Pública da Tailândia: 1997). A Província de Chiang Mai tem 273 clínicas privadas e 13 hospitais privados. Os hospitais privados variam em dimensão, variando de 30-150 camas. Há também uma gama de tratamentos de clínicas que oferecem pequenas operações e clínicas de internamento em comparação com as que oferecem apenas tratamento médico. Em geral, é prestado um nível mais elevado de serviços de saúde nos hospitais privados que se situam nas províncias maiores. Embora a maioria das clínicas se situe também em zonas urbanas, nas zonas distritais os médicos trabalham a tempo inteiro nos hospitais provinciais e comunitários, gerindo as suas próprias clínicas fora do horário de trabalho, na sua maioria de manhã cedo e à noite ou durante dias inteiros ao fim-de-semana.

As farmácias comerciais estão espalhadas por toda a província e zona distrital, embora haja mais em zonas urbanas. Nem todas estas drogarias empregam um farmacêutico. Algumas têm um farmacêutico a tempo parcial que trabalha a tempo inteiro no hospital, e por isso trabalha nas drogarias comerciais à noite e aos fins-de-semana. Quase todas as drogarias em zonas rurais remotas não têm farmacêuticos e os vendedores de droga obtêm os seus conhecimentos principalmente dos fornecedores de droga. Existem 178 drogarias na província de Chiang Mai. As drogarias oferecem uma facilidade significativa para a gestão de doenças entre a população tailandesa. Alguns dos medicamentos prescritos nas clínicas e hospitais são fornecidos na drogaria e o paciente rural tailandês pode obter prescrições repetidas sem ir ao médico. Além disso, comprar um medicamento para autotratamento entre a população tailandesa é mais comum do que utilizar os serviços de tratamento no Centro de Saúde ou no hospital governamental (Ministério da Saúde Pública tailandês: 1990). Vinte participantes neste estudo receberam anteriormente tratamento para a tensão arterial elevada em hospitais ou clínicas privadas. Três compraram medicamentos para o seu tratamento de tensão arterial elevada em drogarias locais.

Medicina tradicional tailandesa

Como resultado das actividades da NITTN, o conhecimento sobre os medicamentos tradicionais sob a forma de folhetos informativos e medicamentos à base de ervas produzidos nas formas de comprimidos e cápsulas é fornecido no contexto médico governamental, em particular nos Centros de Saúde e nos Hospitais Comunitários. As pessoas podem comprar estes medicamentos à base de plantas sem as receitas médicas. O tratamento com medicamentos à base de plantas e a massagem terapêutica são as principais formas de tratamento da medicina tradicional tailandesa. Alguns curandeiros combinam a cura espiritual com o tratamento com medicamentos à base de ervas e massagem terapêutica.

Como foi dito anteriormente, a maior parte da medicina tradicional tailandesa é conduzida no domínio privado. Na província de Chiang Mai, existem dois pequenos hospitais tradicionais, com 14 camas de internamento. Um deles encontra-se na cidade central da província de Chiang Mai. Os serviços prestados nos hospitais tradicionais incluem o diagnóstico de doenças, tratamento principalmente para problemas comuns associados aos ossos, tais como ossos partidos e tratamento herbal para alguns tipos de doenças comuns. Também é fornecida massagem terapêutica. Existem 9 clínicas tradicionais registadas e 25 lojas de medicamentos tradicionais registadas em

Província de Chiang Mai (Ministério da Saúde Pública da Tailândia: 1998). As farmácias tradicionais fornecem tanto ervas naturais frescas como secas e drogas tradicionais processadas sob a forma de cápsulas e comprimidos.

Estima-se que um número substancial de "curandeiros" tradicionais e de estabelecimentos de saúde tradicionais não estão registados. Além disso, há muitos traficantes e fornecedores de ervas não registados na Tailândia, incluindo a província de Chiang Mai. Os tailandeses, especialmente os que vivem em zonas rurais, têm acesso a drogas herbáceas através destes traficantes tradicionais não registados que se aproximam mais das pessoas nas suas casas do que os curandeiros ou drogarias tradicionais registados.

Enquanto a maioria dos tratamentos ocidentais de doenças está limitada às instalações de saúde ocidentais e requer receitas médicas, o tratamento tradicional tailandês não está limitado pelas receitas médicas do médico. Os tailandeses conhecem os tipos de tratamento tradicional que percebem como ajudando as suas doenças. Podem receber massagem tradicional de uma clínica de massagem tradicional sem receita médica e sem a carta de referência do curandeiro. As ervas crescem naturalmente em áreas públicas e podem ser colhidas e utilizadas para o tratamento de doenças. Neste sentido, no que diz respeito ao tratamento tradicional de doenças, os tailandeses têm mais poder para escolher o tipo de tratamento do que no modelo de tratamento médico ocidental. Os tipos de tratamento tradicional que os tailandeses mais usavam são os medicamentos à base de ervas, a cura por massagem e a cura espiritual. Descreverei estes três tipos de tratamento tradicional tailandês.

Fármacos à base de plantas

Os tailandeses podem comprar medicamentos à base de ervas a traficantes tradicionais que se aproximem deles em casa ou comprá-los em clínicas e drogarias tradicionais. Para além disso, podem recolher ervas frescas que crescem naturalmente em áreas públicas. Poucos dos informantes deste estudo plantaram ervas nos seus jardins. Estas ervas medicinais são utilizadas para manter a saúde, bem como para aliviar alguns tipos de sintomas.

As formas de drogas herbais utilizadas no Norte da Tailândia variam desde substâncias naturais como folhas frescas ou secas ou raízes de árvores, até substâncias produzidas em comprimidos ou cápsulas utilizando alta tecnologia. Em geral, os fármacos à base de plantas são amargos e o seu fabrico sob a forma de comprimidos ou cápsulas aumenta a conveniência de os tomar, bem como de melhorar o seu armazenamento. Caso contrário, a substância em bruto é transformada em fármacos à base de plantas fervendo-a em água ou inalando o vapor das ervas cozidas. A prática da inalação de vapor é utilizada para eliminar "resíduos" do sangue e do corpo através da transpiração. Algumas pessoas utilizam este método de vaporização para se curarem em casa. Há também algumas clínicas tradicionais que fornecem este método de tratamento à base de ervas. Além disso, monges em alguns templos na Tailândia produzem medicamentos herbáceos para vender. A maioria dos fármacos à base de plantas fornecidos pelos monges são sob a forma de uma substância picada ou em pó ou numa forma a ser misturada com mel. Alguns medicamentos fitoterápicos em forma de comprimidos são fornecidos pelos monges e alguns monges prestam os serviços de tratamento no templo.

As pessoas nas aldeias do Norte da Tailândia utilizam mais substâncias em bruto do que as ervas medicinais processadas. Isto porque podem facilmente obter a substância em bruto que cresce naturalmente no seu ambiente local. A outra razão é que as drogas herbáceas mais processadas estão disponíveis nas lojas de drogas tradicionais da cidade, o que é menos acessível e conveniente para os aldeões. No entanto, os fármacos à base de plantas processados são ocasionalmente trazidos para a aldeia pelos vendedores.

Há outra forma de fornecimento de medicamentos à base de plantas no Norte da Tailândia. Esta forma de medicamentos à base de plantas é utilizada em clínicas tradicionais que se baseiam na sua maioria na casa do ervanário. As pessoas são diagnosticadas e depois receitam medicamentos ervanários. Os fármacos crus e processados, bem como o método de inalação de vapor de fármacos à base de plantas, são prescritos e fornecidos em cada clínica tradicional. Não há uma separação clara entre a clínica tradicional que usa apenas ervas medicinais e as que usam cura espiritual combinada com a prescrição de ervas medicinais. Algumas clínicas diagnosticam os doentes usando o poder espiritual e usam fármacos à base de plantas para o tratamento.

Massagem terapêutica

Muito poucos curandeiros de massagens estão disponíveis nas aldeias tailandesas mas é mais comum nas cidades onde é mais utilizado para fins comerciais e de relaxamento do que para lidar com doenças. Na aldeia, acredita-se que a massagem terapêutica alivia os sintomas causados pela doença do "vento" (uma doença tradicional) e também as doenças dos ossos e músculos. Os participantes neste estudo, contudo, não mencionaram a utilização da cura por massagem em relação à sua tensão arterial elevada.

Cura espiritual

A crença no poder sobrenatural está enraizada nos povos tailandeses, especialmente naqueles adultos que vivem nas aldeias. Acredita-se que muito poucos curandeiros espirituais têm o seu próprio poder sobrenatural e a maioria deles actua como transmissores de um poder superior. Os curandeiros espirituais servem como um serviço de adivinhação, bem como para a gestão de doenças. Existe um tipo diferente de gestão de doenças para cada curandeiro espiritual. Alguns fornecem informações sobre a causa da doença, enquanto outros podem diagnosticar e tratar a doença. O tratamento da doença e dos sintomas pelos curandeiros espirituais pode utilizar apenas poderes sobrenaturais ou uma mistura de poderes sobrenaturais e ervas medicinais. Há um informante neste estudo que utilizou um curandeiro espiritual na gestão da sua hipertensão arterial. Este informante foi informado de que a causa da sua tensão arterial elevada era o poder do "fantasma" que ela acidentalmente irritou por comportamento desrespeitoso. A cura ritual é mencionada pelo curandeiro espiritual como um meio de resolver este problema.

Esquemas de Saúde Tailandeses

Os esquemas de assistência médica tailandeses dizem exclusivamente respeito aos cuidados médicos ocidentais. Existem quatro categorias de assistência médica que cobrem dois terços da população tailandesa (Ministério da Saúde Pública da Tailândia: 1996). Estes são o esquema de assistência pública, o esquema de prestações médicas dos funcionários públicos, o esquema de segurança social e o seguro voluntário de saúde. Um terço da população tailandesa não está coberto por qualquer esquema de assistência médica. Descreverei cada um dos esquemas de previdência social de saúde. A ênfase é colocada nas prestações de cada esquema e nas condições de requerimento, uma vez que têm um impacto nas respostas das pessoas à doença.

Regime de Assistência Pública

Este esquema destina-se aos agregados familiares com baixos rendimentos e aumenta as suas hipóteses de receberem cuidados de saúde. Abrange 37,92% das pessoas abrangidas por todos os esquemas de assistência sanitária (Ministério da Saúde Pública da Tailândia: 1996). A elegibilidade para este esquema de previdência baseia-se num teste de recursos económicos. Os Centros de Saúde são responsáveis por identificar as pessoas elegíveis na sua área comunitária e atribuir um Cartão de Saúde Gratuito às pessoas elegíveis. Os Cartões de Saúde Gratuitos são normalmente atribuídos a todos os membros em agregados familiares com baixos rendimentos. O Ministério da Saúde definiu uma família de baixos rendimentos como uma família em que o rendimento auferido por todos os membros é inferior a 2.000 Baht por mês (aproximadamente igual a 40 libras). Os titulares do Cartão de Saúde Gratuito têm direito a medicamentos e tratamentos gratuitos nos Centros de Saúde e nos hospitais comunitários situados na área em que vivem Acesso a cuidados de nível superior, tais como o hospital geral ou regional, requer uma carta de referência.

Juntamente com os agregados familiares de baixo rendimento, vários outros grupos de pessoas são também elegíveis para os Cartões de Saúde Gratuitos. Entre eles incluem-se pessoas com 60 anos ou mais, crianças dos 0-5 anos, crianças do ensino primário e secundário, veteranos de guerra, deficientes, líderes comunitários e voluntários, monges budistas e noviços. Todos estes grupos, excepto o grupo de pessoas com 60 anos ou mais, não requerem uma carta de referência quando recebem cuidados e tratamentos gratuitos nos hospitais regionais e gerais.

Os benefícios de saúde para os titulares do Cartão de Saúde Gratuito são limitados. Como foi dito anteriormente, para muitos o acesso ao bisel superior dos cuidados requer uma carta de referência do Centro de Saúde ou do hospital comunitário. Além disso, os seus benefícios são limitados no serviço de prevenção e promoção da saúde. Por exemplo, não cobre um controlo físico, algumas vacinações e serviço de cuidados dentários. A cama privada e a enfermeira especial também não estão cobertas. Dezanove dos quarenta participantes neste estudo reclamaram benefícios de saúde deste esquema.

O Regime de Benefício Médico do Funcionário Público

Este esquema de assistência social está previsto para funcionários públicos e funcionários do Estado. As prestações cobrem todos os membros da família destes funcionários públicos, 7,8% das pessoas em todos os esquemas de previdência social estão no Regime de Previdência Médica dos Funcionários Públicos. As prestações cobrem o serviço privado de internamento, os exames físicos e os serviços de prevenção de doenças e de promoção da saúde que não estão cobertos para as pessoas no regime de assistência pública. O acesso a um nível mais elevado de cuidados não requer uma carta de referência e inclui a recepção do serviço de saúde de um hospital privado. A diferença está no método de pagamento, uma vez que as pessoas elegíveis neste esquema são obrigadas a pagar primeiro os serviços e solicitar um reembolso mais tarde. É permitido um reembolso total para os serviços recebidos dos hospitais governamentais, enquanto um reembolso parcial é permitido para os serviços de um hospital privado. Dezasseis participantes neste estudo solicitaram benefícios de saúde a este esquema.

O esquema de segurança social

A principal característica deste esquema é que as pessoas que são elegíveis têm de contribuir com os seus rendimentos para os seus benefícios. Há 5,05 por cento das pessoas que reivindicam prestações de saúde neste esquema de segurança social. Quase todas as pessoas que beneficiam deste esquema são as que trabalham em empresas industriais. O esquema envolve uma contribuição obrigatória de 1,5 por cento dos seus salários e é financiado por um acordo tripartido entre empregadores, empregados e governo tailandês. Apenas os próprios trabalhadores são elegíveis para os seus benefícios e não inclui os seus familiares, excepto no que diz respeito à utilização dos serviços de maternidade. Os serviços incluem serviços privados de internamento e imunizações, mas não de bochechas ou de doenças ou lesões relacionadas com o trabalho. O acesso aos serviços de saúde não requer uma carta de referência e só é permitido nos hospitais governamentais ou privados que assinam o contrato com as empresas industriais. Os trabalhadores não tinham de pagar pelos serviços. O hospital contratado reclamará directamente do governo. O acesso a outras instalações de saúde sem contrato só é permitido em casos de emergência. Os trabalhadores que recebem serviços de outros estabelecimentos de saúde têm de pagar pelo serviço e não podem reclamar o reembolso. Nenhum participante neste estudo foi elegível para beneficiar deste esquema.

O Seguro Voluntário de Saúde

Este esquema é dirigido aos agregados familiares, principalmente na zona rural, que não são classificados como pobres e que podem comprar voluntariamente um Cartão de Saúde. O preço do Cartão de Saúde é fixado em 500 Baht (aproximadamente igual a 10 libras). As prestações abrangem o titular do cartão e não mais de quatro membros da família, no total. O acesso a níveis mais elevados de cuidados, como nos hospitais regionais e gerais, requer uma carta de referência, quer dos Centros de Saúde, quer dos hospitais comunitários. O Cartão de Saúde é válido por um ano a partir da data de compra. 11% das pessoas em esquemas de assistência social à saúde possuem este Cartão de Saúde. Os benefícios deste Cartão abrangem os cuidados preventivos e a promoção da saúde. O serviço de internamento privado não está incluído nem está a receber serviços nas clínicas privadas e hospitais privados. Os titulares não têm de pagar pelo serviço se seguirem o canal de encaminhamento. Dois participantes neste estudo realizaram Cartões de Saúde.

Dos quatro esquemas de assistência à saúde, os benefícios para os pobres ao abrigo do esquema de assistência pública são os mais limitados, tanto em termos de elegibilidade para os serviços como de acesso às instalações de saúde. O regime de assistência médica dos funcionários públicos cobre mais benefícios do que qualquer outro regime. Quase todos os informadores deste estudo são elegíveis para o regime de assistência pública.

Conclusão

Este capítulo apresenta informação de base a fim de ajudar a compreender as respostas do povo tailandês à sua tensão arterial elevada. A informação cobre duas áreas. A primeira área trata do conhecimento médico da doença hipertensiva, salientando que é importante ter em mente que as diferentes ideias de doença são mantidas entre os doentes tailandeses leigos e os médicos. A segunda área lida com o sistema de saúde tailandês e as suas instalações sanitárias tanto ocidentais como tradicionais. Os esquemas de benefícios da saúde são delineados à medida que estes têm impacto nas respostas do povo tailandês à tensão arterial elevada apresentadas nos últimos capítulos.

CAPÍTULO TRÊS

MÉTODOS

O foco deste estudo é a experiência do povo tailandês com a tensão arterial elevada e as suas respostas comportamentais a ela. A suposição deste estudo foi que as respostas do povo tailandês à tensão arterial elevada estavam relacionadas com a sua compreensão desta doença. Neste capítulo, descrevo como conduzi este estudo na Tailândia, incluindo uma discussão sobre a forma como seleccionei e abordei os participantes tailandeses, o contexto em que a recolha de dados foi efectuada e como analisei e interpretei os resultados. Os aspectos éticos do estudo são também discutidos na secção final.

A concepção deste estudo

A minha compreensão dos métodos quantitativos e qualitativos é que são complementares em vez de concorrentes paradigmas e que cada método dá acesso a diferentes tipos de conhecimento e, portanto, a escolha dos métodos depende das questões que o estudo deseja abordar (Crabtree & Miller: 1999, Murphy & Dingwall: 1998, Britten: 1996a, Mason: 1996). Portanto, a concepção deste estudo baseia-se na decisão de que os métodos a utilizar seriam os mais adequados para responder às questões do meu estudo.

Para os profissionais de saúde, os problemas práticos da gestão de doenças hipertensivas são evidentes na baixa taxa de aderência ao tratamento médico e na baixa taxa associada de pessoas cuja pressão arterial foi controlada. Uma abordagem de investigação que é compatível com estes pressupostos baseia-se num modelo de saída de entrada. Aqui o objectivo é descobrir variáveis que resultam no aumento da adesão das pessoas ao tratamento médico. Estudos baseados nesta abordagem investigam variáveis seleccionadas que estão significativamente relacionadas com o tratamento médico de pessoas que recebem tratamento médico. Por exemplo, o conhecimento do povo tailandês sobre doenças hipertensivas (Kompayak: 1989), as percepções dos efeitos secundários dos medicamentos anti-hipertensivos (Vanichmlookorn: 1993) e o acesso inconveniente a ambientes médicos (Mahasakphun: 1995) foram abordados em relação à adesão contínua do povo tailandês ao tratamento medicamentoso. Com base nos resultados destes estudos, o fornecimento de informação médica sobre doenças hipertensivas, a atenuação dos efeitos secundários dos medicamentos anti-hipertensivos e as dificuldades da população no acesso aos contextos médicos foram dadas como explicações para o problema da não adesão dos doentes tailandeses hipertensivos ao tratamento médico.

Embora estes estudos beneficiem a nossa compreensão dos tipos de tailandeses que são susceptíveis de receber tratamento médico contínuo para a sua tensão arterial elevada, há uma série de lacunas importantes. Em primeiro lugar, estes estudos abordaram variáveis relacionadas com o tratamento médico dos tailandeses, mas não explicaram *como* estas variáveis estavam relacionadas com o tratamento médico recebido. As decisões das pessoas em resposta a doenças e tratamentos médicos não são simples; são complexas e influenciadas pela interacção de ideias de saúde e doença e pela circunstância particular tanto dos indivíduos como da doença, à medida que esta ocorre. A alegação de que as pessoas que têm um maior conhecimento sobre doenças hipertensivas têm mais probabilidades de receber tratamento médico continuamente do que aquelas cujo conhecimento se encontra num nível inferior, não reconhece a natureza das respostas das pessoas leigas à doença e minimiza quaisquer influências que intervêm entre os indivíduos, a doença e os contextos sociais.

Em segundo lugar, o âmbito dos estudos limitou-se a investigar a forma como as pessoas recebiam tratamento médico tratamento. Esta limitação significava que os investigadores estavam inclinados a investigar o tratamento médico recebido pelas pessoas separadamente do contexto da gestão da doença pelas pessoas. De facto, receber tratamento médico é uma subsecção do contexto mais amplo da gestão de doenças. Ao explorá-la no contexto mais amplo da gestão da doença por pessoas, a explicação de pessoas que recebem tratamento médico é certamente diferente. O que se revela é que só porque as pessoas não seguem tratamento médico, não significa que não assumam a responsabilidade pela sua tensão arterial elevada.

Estas lacunas em estudos tailandeses anteriores, sugerem que os métodos quantitativos podem ser inadequados para estudar o problema médico da não aderência das pessoas ao medicamento. O meu objectivo é explorar a não adesão do povo tailandês ao tratamento medicamentoso no contexto da gestão da sua tensão arterial elevada, que é influenciada pelas suas ideias mais amplas sobre a saúde e os seus contextos sociais.

As principais questões do meu estudo: Como é que os tailandeses respondem à tensão arterial elevada? Como é que a compreensão da hipertensão arterial afecta a sua gestão desta doença? Ao determinar a sua gestão da tensão arterial elevada em contextos particulares, as respostas comportamentais do povo tailandês ao tratamento médico também podem ser exploradas. Como resultado, desenvolvi uma explicação diferente para o problema médico da razão pela qual as pessoas não seguem tratamento médico para a sua tensão arterial elevada na Tailândia.

Coloquei a ênfase na compreensão das perspectivas do povo tailandês em relação à tensão arterial elevada e àquilo a que reagem nas suas circunstâncias particulares. Evitei assumir que o povo tailandês tem a mesma definição de doença hipertensiva que a da perspectiva médica. Vários estudos existentes no Ocidente ilustraram que as várias ideias dos leigos sobre tensão arterial elevada eram substancialmente diferentes do modelo médico (Blumhagen: 1980, Nations et. al : 1985, Morgan & Watkins: 1988, Garro: 1988. Heurtin-Roberts: 1993). Estou também consciente de que as ideias dos leigos sobre a doença são influenciadas pelo contexto cultural das suas vidas e, por conseguinte, os tailandeses podem não perceber a sua tensão arterial elevada da mesma forma que o relatado em estudos empíricos realizados no Ocidente. Além disso, sabe-se actualmente menos sobre a compreensão da tensão arterial elevada por parte do povo tailandês.
De facto, os resultados dos estudos tailandeses anteriores relataram a extensão dos conhecimentos médicos do povo tailandês sobre a doença hipertensiva em relação ao tratamento com medicamentos (Kompayak: 1989, Vanichookorn: 1993), não as ideias do povo tailandês sobre esta doença.

A natureza das ideias dos leigos sobre saúde e doença são também a minha preocupação. Os estudos existentes ilustraram a natureza complexa e diversificada das ideias de saúde e doença dos leigos. Cada indivíduo tem uma variedade de definições de saúde (Herzlich: 1973, Williams: 1983) assim como uma variedade de ideias de doença em geral (Blaxter: 1983) e da doença específica (Conrad: 1985, Calnan: 1991). A complexidade e diversidade das ideias de doença dos leigos sugere que a abordagem da compreensão da tensão arterial elevada por parte dos tailandeses, utilizando os métodos quantitativos, é susceptível de ser de utilidade limitada.

Com base nas questões do meu estudo, na natureza das ideias dos leigos sobre saúde e doença, no meu empenho em compreender a tensão arterial elevada do ponto de vista daqueles que a têm e em explorar a resposta a esta doença nos contextos particulares do povo tailandês, é evidente que os métodos qualitativos são mais apropriados e, por conseguinte, a abordagem qualitativa foi escolhida para a concepção do meu estudo.

O método deste estudo

É possível uma gama de métodos qualitativos, por exemplo, entrevistas de observações dos participantes e grupos de discussão. Cada um tem as suas próprias vantagens e desvantagens. A escolha do método baseia-se em qual se resolve mais eficaz e eficientemente as questões de investigação (Murphy & Dingwall: 1998). Como afirmei anteriormente, o meu objectivo era explorar as respostas do povo tailandês à sua tensão arterial elevada nas suas circunstâncias particulares e do seu próprio ponto de vista. Segundo Mason (1996), existem muitos métodos (definidos como as técnicas e estratégias) que podem ser utilizados para obter dados de uma fonte de dados. As fontes de dados do meu estudo são os tailandeses que têm a tensão arterial elevada. Devido à natureza da minha fonte de dados, considerei vários métodos de recolha de informações necessárias junto destas pessoas.

Após cuidadosa consideração, o método de entrevista foi escolhido como sendo o mais apropriado para este estudo, com base nas perguntas de investigação e nas minhas circunstâncias pessoais. O meu objectivo era explorar a forma como os tailandeses respondem à sua tensão arterial elevada com base nas suas interpretações desta doença e dos seus contextos de vida. O método da entrevista permitiu-me aceder em pormenor às interpretações e experiências dos indivíduos sobre a sua tensão arterial elevada. Também me permitiu explorar as razões pelas quais as pessoas respondem a esta doença como respondem nas suas circunstâncias particulares. A natureza da entrevista qualitativa é que é interactiva e sensível à linguagem e conceitos utilizados pelos entrevistados (Britten: 1996a). Isto permite descobrir novas ideias sobre a tensão arterial elevada que não são antecipadas ou apresentadas em estudos anteriores.

O método de entrevista quantitativa é geralmente dividido em três tipos principais pela gama da sua estrutura. Diferem em termos das formas como são feitas as perguntas aos participantes e das características das perguntas utilizadas. A entrevista estruturada consiste em perguntas padronizadas em que a redacção e a ordem das perguntas são exactamente as mesmas para cada participante. A entrevista semi-estruturada é uma estrutura solta na qual o entrevistador prepara uma lista das informações exigidas aos entrevistados. A redacção e a ordem das perguntas são adaptadas para se adequarem a cada participante. Uma entrevista aprofundada é menos estruturada e consiste apenas em uma ou duas áreas que o pesquisador quer explorar. O investigador não tem perguntas específicas ou ordem para fazer as perguntas.

Escolhi a entrevista semi-estruturada como o método para este estudo. Como pouco se sabe sobre as ideias do povo tailandês acerca da tensão arterial elevada e a minha intenção era verificar as suas respostas a partir das suas perspectivas, era impossível estabelecer previamente perguntas específicas. Além disso, tinha dúvidas sobre se a formulação de perguntas específicas predefinidas seria percebida e compreendida da mesma forma por mim, pelos participantes e também entre cada participante. A flexibilidade de uma entrevista semi-estruturada foi mais adequada ao meu estudo do que a entrevista padronizada, uma vez que me permitiu acompanhar as ideias dinâmicas e complexas de tensão arterial elevada mantidas pelo povo tailandês nas suas circunstâncias particulares. No entanto, a entrevista não deveria ter menos estrutura como entrevista profunda, uma vez que ter o horário da entrevista me ajudou a enquadrar a informação exigida aos participantes durante a entrevista e poderia também ser utilizada para verificar se os dados da entrevista cobririam todas as áreas necessárias para responder às perguntas da investigação.

O calendário de entrevistas ou conjunto detalhado de perguntas (Maykut & Morehouse: 1996) foi estabelecido e ajustado. Preparei o calendário de entrevistas com base nas questões deste estudo e questões relacionadas derivadas das descobertas teóricas e empíricas sobre as experiências dos leigos em relação à doença geral, bem como à tensão arterial elevada. Este calendário de entrevistas é apresentado no Anexo I. Resumidamente; este calendário de entrevistas consiste em três questões principais. Existem

(1) A experiência de lidar com a tensão arterial elevada. Como se comportou o entrevistado quando soube da sua tensão arterial elevada. Como reagiram ao consumo de drogas a longo prazo e aos conselhos sobre modificação do estilo de vida, com base nas suas circunstâncias particulares.

(2) Crenças sobre a tensão arterial elevada. As ideias do entrevistado sobre as causas da tensão arterial elevada, os seus sintomas e severidade, as consequências e as características gerais da tensão arterial elevada.

(3) Conceitos de saúde. As definições de saúde dos entrevistados. As questões que afectam a saúde ou a saúde doente e a relação entre a tensão arterial elevada e a saúde.

Durante as entrevistas, utilizei este horário de entrevistas tanto como orientação para perguntar aos entrevistados como como lista de verificação se todos os dados necessários foram obtidos. As perguntas da entrevista não foram feitas na mesma sequência que a indicada no horário da entrevista, mas dependeram da resposta verbal do entrevistado. Por vezes, os entrevistados relacionavam-se ou levantavam questões antes de serem interrogados sobre elas.

Selecção da população, o local do estudo e acesso

Como eu pretendia explorar as respostas do povo tailandês à sua tensão arterial elevada, os dados relevantes tiveram de ser obtidos de pessoas que têm as suas próprias experiências de tensão arterial elevada e não de pessoas em geral. Blaxter (1990) observou que os dados sobre saúde e doença obtidos ao perguntar às pessoas sobre a sua própria saúde e ao perguntar às pessoas sobre a saúde dos outros, eram diferentes. Pill & Stott (1982) também mencionaram a influência da experiência directa nas ideias dos seus inquiridos sobre a causa da doença. Verificaram que a degeneração da saúde não era mencionada como a causa da doença entre os seus inquiridos de meia-idade, enquanto que os inquiridos mais idosos eram mais propensos a mencioná-la. Uma vez que o meu objectivo era examinar a relação entre as crenças do povo tailandês sobre a tensão arterial elevada e as suas respostas a ela, era inapropriado questionar as pessoas que não tinham, elas próprias, qualquer experiência directa de tensão arterial elevada.

A forma eficiente de encontrar pessoas que têm uma experiência directa de tensão arterial elevada é começar a partir dos locais clínicos onde estas pessoas chegam para ter as suas doenças tratadas. A procura de pessoas noutros locais pode ser possível, mas é ineficiente tanto em termos de custo como de tempo, ambos os quais foram limitados neste estudo.

Tal como indicado no Capítulo Dois, existem vários tipos de ambientes de saúde tailandeses que fornecem tratamento médico para doenças, incluindo a hipertensão. As pessoas podem receber tratamento médico para a sua tensão arterial elevada de um hospital regional, um hospital geral, um hospital comunitário ou um Centro de Saúde. Podem também receber tratamento de hospitais ou clínicas privadas. Exemplos de cada tipo de práticas de saúde estão espalhados por toda a província de Chiang Mai. A escolha da prática de saúde foi reduzida aos situados na área em redor da cidade de Chiang Mai onde vivi. Os meus compromissos e responsabilidades familiares significavam que eu não podia fazer trabalho de campo fora de casa.

Realizei o estudo piloto em Setembro de 1997. O objectivo de fazer um estudo piloto era estabelecer contacto com uma prática de saúde e desenvolver o calendário de entrevistas, bem como as minhas competências em matéria de entrevista. Decidi abordar uma clínica de saúde governamental, em vez de um hospital ou clínica privada. Isto porque pretendia explorar as respostas das pessoas à sua tensão arterial elevada em relação às suas circunstâncias e era necessário entrevistar pessoas de diferentes circunstâncias socioeconómicas e havia uma maior variação nas características sócio-demográficas das pessoas que recebiam tratamento numa clínica governamental do que numa clínica privada.

Abordei dois hospitais governamentais para o estudo-piloto. O primeiro hospital foi um hospital regional chamado Hospital *"Maharaj"*. É o hospital universitário que está sob a supervisão da Faculdade de Medicina, Universidade de Chiang Mai. Decidi negociar primeiro o acesso ao Hospital "Maharaj" por uma série de razões.

Como foi dito anteriormente, a minha principal preocupação era poder ter acesso com sucesso a um número suficiente de pessoas com um diagnóstico de tensão arterial elevada. Ganhar acesso ao Hospital *Maharaj* parecia responder a este problema. Como sou membro do pessoal da Universidade de Chiang Mai, o problema de obter autorização oficial tinha mais probabilidades de ser resolvido. Além disso, conhecia algumas pessoas-chave que trabalhavam no Hospital de *Maharaj* e que provavelmente iriam ajudar no meu estudo.

O processo de negociação do acesso à clínica de hipertensão no Hospital *Maharaj* começou em Setembro de 1997. Como membro do pessoal da Faculdade de Ciências Sociais da Universidade de Chiang Mai, enviei uma carta a pedir autorização para conduzir o meu estudo ao Reitor da Faculdade de Ciências Sociais. A minha carta foi enviada ao Decano da Faculdade de Medicina que monitorizou e supervisionou o Hospital de *Maharaj*. Em anexo a esta carta, anexei também a minha proposta de investigação que forneceu informações sobre o âmbito do meu estudo, temas que gostaria de explorar e o método do estudo. Fui entrevistado por um médico que na altura era o Decano Assistente da Faculdade de Medicina, principalmente no que diz respeito ao meu plano de investigação e à metodologia em pormenor, em particular se a minha investigação iria ou não interromper ou afectar negativamente o serviço médico e o tratamento oferecido na clínica de hipertensão. Recebi então autorização oficial para ter acesso à clínica de hipertensão no Hospital *Maharaj*. O Reitor Assistente da Faculdade de Medicina encaminhou-me então para o Chefe da Enfermagem.

A autorização do Chefe de Enfermagem foi essencial para obter acesso às clínicas de hipertensão, porque esta clínica era gerida por enfermeiros e estes eram os principais "porteiros" das pessoas que recebiam tratamento para a tensão arterial elevada na clínica. Uma semana depois, fui entrevistado pelo Chefe de Enfermagem do Hospital *Maharaj* sobre os dados de que precisava e como seriam recolhidos na clínica de hipertensão. Recebi então autorização escrita da Chefe de Enfermagem depois de ela ter discutido o meu projecto de investigação com o comité de enfermagem. Como resultado, apresentei-me ao Chefe Assistente de Enfermagem, à enfermeira que é Chefe da Clínica Ambulatorial e à enfermeira que é Chefe da clínica de hipertensão no Hospital de *Maharaj*, por ordem de autoridade.

Após receber as autorizações oficiais, investiguei as características gerais das pessoas que recebem tratamento para a sua tensão arterial elevada a partir dos registos estatísticos da clínica de hipertensão. Em termos do número de pessoas com tensão arterial elevada, os registos estatísticos mostraram que havia uma média de setenta doentes hipertensos de várias idades e profissões a serem tratados na clínica de hipertensão que prestava um serviço uma vez por semana todas as quartas-feiras de manhã. A partir deste número de pacientes hipertensos, era certo que as características dos pacientes proporcionariam variação suficiente e eu seria capaz de seleccionar os participantes de entre uma série de circunstâncias socioeconómicas.

No entanto, abordar os doentes hipertensivos no Hospital *Maharaj* foi difícil na prática. Após a obtenção de autorizações oficiais, surgiram problemas durante o estudo-piloto. O ambiente físico da clínica de hipertensão no Hospital *Maharaj* estava repleto de pacientes à espera do seu tratamento e muitos pacientes hipertensivos tiveram de esperar fora da clínica. A dispersão dos pacientes dificultou a minha abordagem. O outro problema era a procura de pessoas que tinham deixado de receber tratamento ou que recebiam tratamento para a sua tensão arterial elevada de forma intermitente. Como tenciono explorar as respostas à tensão arterial elevada das pessoas que continuaram o tratamento e daquelas que pararam ou receberam tratamento intermitentemente, não ter registo sobre os pacientes que não compareceram à consulta médica na altura foi um problema significativo. Os registos de serviço na clínica de hipertensão no Hospital *Maharaj* registaram apenas os pacientes que receberam o tratamento na data em que a clínica prestou os serviços. O sistema de acompanhamento dos pacientes que cessaram o tratamento ou que não se apresentaram no dia da consulta não foi estabelecido. Uma forma de encontrar pacientes que não se apresentaram à consulta na clínica de hipertensão foi através da consulta dos registos registados do paciente e comparando-os com os registos de serviço da clínica de hipertensão. No entanto, esta forma era impraticável. O Hospital *Maharaj* serve em média 1.200 pacientes ambulatórios por dia. O número substancial de pacientes provou que a comparação entre o registo do paciente registado e o registo de serviço da clínica de hipertensão não foi fácil. Além disso, a consulta dos registos dos pacientes registados seria uma quebra da confidencialidade dos pacientes.

Em Outubro de 1997, consultei informalmente o pessoal que trabalhava no Hospital Nakorn-ping, o outro hospital governamental, sobre os problemas de descobrir e abordar as pessoas que tinham interrompido o seu tratamento de tensão arterial elevada. Com a ajuda destes funcionários, fui apresentado à enfermeira que era o "guardião do portão" na clínica de hipertensão. Discuti então com ela o problema do sistema de registo de serviço e a possibilidade de abordar as pessoas. Fui informado sobre o sistema de acompanhamento de pacientes hipertensos que não se apresentavam na clínica no dia da consulta. Normalmente, no final do dia de serviço, as enfermeiras na clínica de hipertensão verificavam o número de pacientes que recebiam tratamento nesse dia contra os pacientes que não se apresentavam à consulta. Os enfermeiros da Divisão de Medicina Social do Hospital Nakorn-ping foram responsáveis pelo acompanhamento dos pacientes que não compareceram à consulta. Assim, com este sistema de acompanhamento dos pacientes, era certo que podia descobrir as pessoas que tinham deixado de receber tratamento médico devido à sua tensão arterial elevada.

O processo formal de acesso ao Hospital Nakorn-ping, um hospital geral monitorizado pelo Ministério da Saúde, teve início em Fevereiro de 1998. O processo de pedido de autorização oficial foi feito através da redacção de uma carta oficial assinada pelo Decano da Faculdade de Ciências Sociais. Universidade Chiang Mai onde trabalho, pedindo para ser autorizado a fazer a pesquisa no hospital.

Esta carta de candidatura apresentou os meus antecedentes, os objectivos e os métodos do estudo, os dados necessários e o meu plano para trabalhar na clínica de hipertensão. Uma proposta de investigação detalhada foi anexada à carta. A autorização oficial de acesso ao hospital Nakorn-ping foi dada pelo Director do Hospital Nakorn-ping duas semanas mais tarde, que também escreveu e informou o pessoal de saúde da clínica de hipertensão sobre o meu estudo.

Entretanto, durante o processo de pedido da autorização oficial, contactei informalmente vários funcionários do Hospital Nakorn-ping, em particular a enfermeira chefe do Departamento de Ambulatório, a enfermeira que era a pessoa chave na clínica de hipertensão e o Chefe da Divisão de Estatística.

A relação informal entre estes vários funcionários beneficiou tremendamente este estudo. Devido a esta relação informal e à carta oficial a pedir autorização para ter acesso ao estudo e abordar os pacientes na clínica de hipertensão no hospital Nakorn-ping foi um sucesso.

Geralmente, a clínica de hipertensão no hospital Nakom-ping ofcrece um serviço uma vez por semana, todas as quartas-feiras de manhã. Durante a recolha de dados, de acordo com o programa intensivo de tratamento de hipertensão e diabetes que foi estabelecido após o estudo piloto, a clínica de hipertensão também servia os pacientes todas as segundas-feiras de manhã em média cinquenta pacientes por semana, tanto às segundas como às quartas-feiras de manhã, recebendo tratamento de hipertensão nesta clínica.

O ambiente físico da clínica de hipertensão no hospital Nakorn-ping foi mais conveniente para mim na abordagem e interacção com os pacientes do que a clínica de hipertensão no Hospital *Maharaj*. Foi providenciado mais espaço para os pacientes numa secção designada, o que me permitiu estabelecer contacto com cada paciente de forma mais fácil e informal. Além disso, como o Hospital Nakom-ping era um hospital geral situado numa área semi-urbana, era altamente provável que a maioria das pessoas que recebia um serviço do hospital fossem pessoas que viviam nas aldeias vizinhas. Por conseguinte, as respostas do povo tailandês à tensão arterial elevada relatadas no meu estudo são as respostas comportamentais das pessoas que vivem na área semi-urbana.

Selecção dos participantes, abordagem e suas características

O meu objectivo era explorar as respostas do povo tailandês à sua tensão arterial elevada em relação às suas circunstâncias particulares. Como foi dito anteriormente, as fontes de dados deste estudo são pessoas com hipertensão arterial. Com base na viabilidade de um acesso bem sucedido, aproximando-me das pessoas e das minhas circunstâncias pessoais, decidi realizar o meu estudo nos Hospitais Nakorn-ping, o hospital geral governamental na província de Chiang Mai, Tailândia. Devido a limitações de tempo e financiamento, decidi seleccionar os participantes, utilizando amostras não-probabilísticas. A amostragem baseou-se no pressuposto teórico e nas questões do meu estudo.

O pressuposto teórico subjacente ao meu estudo é que os conhecimentos gerais das pessoas sobre saúde e sobre a sua doença específica são susceptíveis de influenciar as suas respostas a essa doença. Estudos existentes relatam que pessoas de diferentes estatutos socioeconómicos têm ideias diferentes sobre saúde e doença (Blaxter: 1990, Calnan e Williams: 1991) e o comportamento dos leigos em matéria de saúde foi influenciado pelos seus contextos de vida (Cornwell: 1984, Backett: 1992a, Graham: 1993, Lynch et al.: 1997). A fim de explorar as várias crenças e respostas à tensão arterial elevada entre o povo tailandês, foi necessária uma diversidade de características entre os participantes. Por conseguinte, decidi estabelecer os critérios para a amostragem da seguinte forma;

(1) Os participantes seleccionados deverão ter experiência da sua tensão arterial elevada durante mais de um ano, uma vez que durante este período os participantes deverão ter alguma experiência na gestão da tensão arterial elevada, no consumo de medicamentos a longo prazo e no tratamento de conselhos médicos.

(2) Os participantes seleccionados tinham cinquenta anos de idade ou mais. A limitação de idade baseava-se na elevada prevalência de tensão arterial elevada entre este grupo etário na Tailândia (Thai Ministry of Public Health: 1996).

(3) Os participantes seleccionados devem proporcionar diversidade na forma como gerem a tensão arterial elevada e também o contexto das suas vidas. Decidi seleccionar os participantes que reflectiam variedade na assistência à clínica de hipertensão, género e estatuto económico (com base principalmente na ocupação dos participantes e nos tipos de benefícios para a saúde).

(4) O número de participantes seleccionados deveria ser tal que eu poderia explorar a diversidade e complexidade das ideias e respostas comportamentais das pessoas à tensão arterial elevada à luz da minha capacidade de os abordar e entrevistar e da limitação de financiamento e tempo disponível para conduzir este estudo. Por conseguinte, fixei o número de participantes em 40 no total.

Quadro 3.1 Tabela de amostragem de quotas

Característica dos participantes	Feminino		Homem		Total
	eco baixo.	alto eco.	eco baixo.	alto eco.	
Participante contínuo	5	5	5	5	20
Participante não-contínuo	5	5	5	5	20
Total	10	10	10	10	40

baixo eco. = menor estatuto económico alto eco. = maior estatuto económico

A fim de obter participantes de acordo com os critérios de amostragem, os enfermeiros da clínica de hipertensão forneceram-me uma lista de pessoas compatíveis com os critérios estabelecidos, utilizando registos médicos. Com base na informação dos registos médicos, a idade, sexo, profissão e métodos de pagamento dos participantes, quer pagassem por si próprios, quer fossem elegíveis para ajuda ao abrigo de esquemas de assistência médica - foram utilizados na selecção dos participantes. Como decidi entrevistar os participantes com cinquenta anos ou mais, alguns deles poderiam estar reformados. A informação sobre a ocupação deste grupo não estava presente nos seus registos médicos. Utilizei então os tipos de esquemas de assistência médica para os quais eles eram elegíveis para classificar o seu estatuto económico.

Tal como descrito no capítulo dois sobre os esquemas de assistência médica tailandeses, existem três tipos de esquemas de assistência médica dos quais as pessoas com mais de 60 anos podem requerer prestações de saúde. O primeiro é o esquema de assistência pública no qual as pessoas com 60 anos ou mais, que não são elegíveis para outros esquemas de assistência à saúde, podem requerer serviços e tratamentos de saúde gratuitos nos hospitais governamentais. O segundo é o esquema de prestações médicas dos funcionários públicos. As pessoas com mais de 60 anos de idade e reformadas da função pública ou os pais das pessoas que trabalham actualmente nos serviços públicos podem requerer prestações de saúde deste regime. O terceiro é o esquema de seguro voluntário de saúde. As pessoas com mais de 60 anos de idade, titulares de um Cartão de Saúde, podem requerer prestações de saúde.

As pessoas que reivindicam prestações de saúde de diferentes esquemas de bem-estar social diferem no seu estatuto económico. Isto está de acordo com os esquemas de bem-estar da saúde tailandeses que se estabelecem para os diferentes grupos-alvo. O esquema de assistência pública destina-se a pessoas pobres e o esquema de seguro voluntário de saúde destina-se a pessoas que não são classificadas como pobres e podem comprar um Cartão de Saúde. De todos estes três esquemas de assistência à saúde, as pessoas que reclamam prestações de saúde do esquema de assistência médica do funcionário público têm grande probabilidade de se encontrar no mais elevado estatuto económico em comparação com outros na mesma faixa etária. Isto porque na Tailândia só as pessoas que estão reformadas da função pública recebem uma pensão mensal. Assim, ao seleccionar o participante de estatuto económico diferente, utilizei a ocupação mostrada nos registos médicos para pessoas que ainda estavam a trabalhar e utilizei os tipos de esquemas de assistência médica tailandeses para pessoas que estavam reformadas.

Dos quarenta participantes neste estudo, nove encontravam-se em trabalho remunerado e os trinta e um restantes estavam reformados. Dos trinta e um reformados, cinco recebiam uma pensão mensal e recebiam benefícios de saúde gratuitos do regime de bencfícios médicos dos funcionários públicos. Nove eram os pais dos funcionários públicos e também reclamaram prestações de saúde do esquema de prestações médicas do funcionário público. Um deles comprou um Cartão de Saúde. Dezasseis reclamaram prestações de saúde do regime de assistência pública.

Dos nove participantes que trabalhavam, dois trabalhavam nos campos, três tinham pequenas mercearias nas aldeias, um tinha um salão de cabeleireiro, dois trabalhavam na função pública e o restante possuía um apartamento que lhe dava rendimentos de aluguer.

Os assistentes contínuos e os não contínuos foram classificados pela duração do compromisso de consultas médicas no hospital Nakorn-ping. Normalmente, os pacientes eram chamados a receber tratamento a cada dois ou três meses, dependendo do julgamento dos médicos. Assim, neste estudo, os atendentes não contínuos foram negados como as pessoas que não tinham recebido o seu tratamento de tensão arterial elevada numa consulta médica durante mais seis meses, quando a recolha de dados começou em Março de 1998.

Aproximação dos participantes

Os participantes necessários para este estudo foram aqueles com 50 anos ou mais, que tinham sido diagnosticados e tratados pela sua tensão arterial elevada no hospital Nakorn-ping durante mais de um ano. Como mostra a tabela de amostragem de quotas acima do outro critério para a selecção dos participantes era o estatuto económico e a presença na clínica de hipertensão. Com particular referência à frequência da clínica, os participantes que são contínuos foram abordados na clínica quando foram receber tratamento. Aqueles que eram atendentes intermitentes ou que tinham deixado de receber tratamento eram abordados nas suas próprias casas.

Aproximação dos atendentes contínuos

Foram necessários vinte participantes que receberam continuamente o seu tratamento de tensão arterial elevada no hospital de Nakorn-ping. Inicialmente, fui aconselhado por enfermeiras na clínica de hipertensão que classificaram pessoas compatíveis com os critérios estabelecidos.

Normalmente nos hospitais governamentais tailandeses, os pacientes têm de se apresentar na secção de recepção do hospital e depois esperar pelo tratamento numa área específica de acordo com o seu problema de saúde, os tipos de tratamento e o tipo de doença. Do mesmo modo, os pacientes hipertensos que vieram para receber tratamento tiveram de contactar a secção de recepção e depois aguardar o tratamento na clínica de hipertensão. Depois de os registos médicos destes pacientes serem enviados da secção de recepção para a clínica de hipertensão, eles terão o seu peso controlado e a pressão sanguínea medida pela enfermeira. Em seguida, terão de esperar para ver um médico para o seu tratamento.

Normalmente, estes pacientes têm de esperar aproximadamente duas horas pelo tratamento porque o médico tem de terminar o tratamento de internamento na enfermaria do hospital antes de trabalhar com os doentes externos. Por conseguinte, abordei estes pais durante o tempo em que esperavam pelo tratamento, depois de a sua tensão arterial e peso terem sido verificados rotineiramente pelas enfermeiras.

Depois de examinar os registos médicos e com a ajuda de uma enfermeira para identificar o paciente, os pacientes seleccionados foram abordados individualmente por mim. Comecei por me apresentar e explicar a razão para falar com eles, e depois pedi-lhes que participassem no estudo. A forma como abordei pela primeira vez estes assistentes contínuos foi a seguinte;

"Bom dia Sr. ou Sra..............., eu sou Thapin". Podem perguntar-se porque vim para falar convosco. Gostaria de explicar que estou a fazer investigação sobre a tensão arterial elevada. Estou particularmente interessado nas ideias e experiências de pessoas com tensão arterial elevada em relação a esta doença. Não sou médico nem qualquer tipo de profissional de saúde. Trabalho na Universidade de Chiang Mai e esta investigação faz parte do meu estudo posterior. Caso esteja interessado e queira participar neste estudo, gostaria de falar consigo sobre as suas ideias e experiência de tensão arterial elevada na sua própria casa ou pode escolher qualquer outro local que lhe agrade ou que lhe seja conveniente. A sua decisão de participar ou não neste estudo não tem qualquer efeito sobre o tratamento fornecido ou que será fornecido neste hospital".

A minha abordagem e introdução tiveram lugar na sala fornecida pela clínica. Os pacientes, que concordaram em participar neste estudo, foram convidados a indicar o local onde preferem falar, detalhes de como lá chegar a partir do hospital e a data e hora em que estavam disponíveis. Tal informação foi preenchida no formulário que era como um questionário aberto. Foi criado a fim de garantir que toda a informação necessária fosse obtida. Este formulário foi dividido em duas secções. Uma era as características sociodemográficas dos participantes, tais como nome, idade, morada, o número de telefone (se o tivessem) e a data e hora que tinha sido marcada para uma nova entrevista. A segunda parte era o detalhe do percurso até ao local de encontro combinado. Como não existe um mapa ou directório de ruas A-Z na Tailândia, utilizei esta parte para escrever o itinerário 'mapa' e registei o máximo de detalhes possíveis. Isto incluiu o detalhe do itinerário e o aspecto físico do local.

Aproximei-me de vinte e três atendentes contínuos na clínica de hipertensão e vinte pessoas concordaram em participar no meu estudo. Dois decidiram não participar neste estudo e eu tive de cancelar um paciente após o acordo. Dos dois pacientes, um feminino e um masculino, que não concordaram em participar, ambos disseram que o seu horário de trabalho lhes tornava inconveniente fazê-lo. Eram todos operários e tinham de trabalhar das 8h às 17h sete dias por semana. Cancelei o acordo feito com o terceiro paciente, com base na minha segurança. Foi sugerido por uma das enfermeiras da clínica de hipertensão que este doente em particular estava muitas vezes bêbado e vivia sozinho, e poderia não ser sensato para mim falar com ele a sós e em privado. Além disso, a área em que ele vivia não era segura. Consequentemente, no mesmo dia, este paciente do sexo masculino foi novamente contactado após ter recebido o seu tratamento. Informei-o de que um acontecimento inesperado tinha surgido para coincidir com a entrevista e que eu não poderia encontrá-lo e, portanto, teria de cancelar o acordo.

Dos vinte assistentes contínuos que concordaram em participar no meu estudo, dezanove escolheram ser entrevistados nas suas casas. Os restantes preferiram falar na pequena sala de reuniões no seu local de trabalho durante a hora do almoço.

Aproximação dos atendentes intermitentes

Os atendentes intermitentes foram abordados de forma diferente dos atendentes contínuos. Todos eles foram abordados nas suas casas. Como foi dito anteriormente, as informações fornecidas pelas enfermeiras na clínica de hipertensão revelaram quais os pacientes dos seus registos médicos, tinham deixado de receber tratamento de tensão arterial elevada desta clínica nos últimos seis meses e, por conseguinte, foram classificados como tratadores intermitentes.

Estes atendentes intermitentes foram procurados por mim próprio perguntando ao chefe da aldeia local onde se encontravam as suas casas. A fim de tranquilizar o Chefe da aldeia quanto a dar informações sobre a morada de um aldeão, apresentei-me e expliquei as razões para querer encontrar a casa de um indivíduo da seguinte forma:

> '"Bom dia. Eu sou Thapin. Trabalho na Universidade de Chiang Mai. Agora estou a fazer investigação sobre tensão arterial elevada. Ouvi dizer que o Sr./Sra. tem sangue elevado
> pressão. Gostaria de falar com ele sobre esta doença. Poderia dizer-me, por favor, onde fica a sua casa? Qual é a maneira mais fácil de ir a sua casa"?

Perguntar ao chefe oficial da aldeia sobre a casa do aldeão não é invulgar na Tailândia. O Chefe Oficial da aldeia está habituado a ser questionado por pessoas em geral ou por aqueles que trabalham para o governo sobre os seus aldeões. O Chefe oficial da aldeia é uma pessoa chave em todos os programas governamentais que lidam com a área da aldeia. Assim, pedir ao Chefe da aldeia que mostre onde se encontram as casas dos frequentadores intermitentes não lhes chama a atenção de forma a que outros possam tirar as conclusões erradas sobre tal visita.

Expliquei os objectivos do meu estudo ao Chefe da aldeia, em particular porque desejava abordar indivíduos e sobre o que era o meu estudo. Sublinho que o estudo era sobre a tensão arterial elevada devido ao programa de acompanhamento do VIH positivo que tinha sido intensamente realizado nos últimos dez anos nas aldeias tailandesas. Este programa foi estabelecido principalmente pelo Ministério da Saúde para estudar e controlar a prevalência de seropositivos e de SIDA. Algumas organizações não governamentais estabeleceram o seu programa especificamente para as pessoas seropositivas nas aldeias. Como resultado, tive a preocupação de evitar e prevenir quaisquer efeitos socialmente nocivos que pudessem acontecer a estes atendentes intermitentes, decorrentes da minha atenção.

Vinte e três atendentes intermitentes foram chamados nas suas casas e convidados a participar no estudo. Havia três assistentes intermitentes que não podiam ser encontrados em casa. Um tinha-se mudado para viver com a sua filha em Banguecoque. Os outros dois tinham morrido alguns meses antes. Vinte assistentes intermitentes concordaram em participar no estudo. Dezasseis arranjaram para falar nas suas casas dentro de poucos dias após a primeira abordagem. Quatro deles preferiram ser entrevistados no dia da primeira reunião. Isto pode ser porque todos estes quatro estão reformados e normalmente ficam em casa o dia todo.

Como era de esperar, perguntavam-se como é que eu os conhecia e a sua tensão arterial elevada. Expliquei-o desta forma.

> '"Boa tarde. Eu sou Thapin. Trabalho na Universidade de Chiang Mai e estou a fazer a pesquisa sobre tensão arterial elevada. Tenho conhecimento da sua tensão arterial elevada pela clínica de hipertensão no hospital de Nakorn-ping. O meu estudo não envolve médicos nem o hospital. Estou interessado em falar com pessoas cuja tensão arterial está alta sobre esta doença. Não se trata de avaliar ou acompanhar o tratamento do médico. Se estiver interessado em participar neste estudo, que eu muito apreciaria, podemos marcar uma data e uma hora para falar sobre o mesmo quando for conveniente. Poderá querer sugerir o local onde prefere falar. "

Ao aproximar-me dos atendentes intermitentes, chegava sempre às suas casas no início da tarde, quando era provável que estivessem livres das suas tarefas domésticas. A informação sobre os seus nomes, idade, morada, número de telefone (se o tivessem) e a rota do mapa para as suas casas era também registada no mesmo formulário utilizado para os atendentes contínuos.

As características dos participantes

As características detalhadas dos quarenta participantes neste estudo são apresentadas nos quadros abaixo. A tabela 3.2 apresenta a idade dos participantes que variou entre os 50 e os 79 anos. A maioria dos participantes (14 de 40) tinha entre 66-70 anos e a idade média era de 65 anos.

Com particular referência ao seu estatuto económico, esta informação foi obtida pedindo aos participantes que aproximassem os seus rendimentos mensais. Enquanto os rendimentos dos participantes que ainda estavam a trabalhar provinham principalmente de um salário e das suas pequenas empresas, os rendimentos dos reformados provinham dos seus descendentes, os juros das poupanças, do aluguer e das pensões.

Havia uma grande diferença entre o participante que tinha o rendimento mais baixo (500 baht/mês ou aproximadamente igual a 13 libras) e o participante que tinha o rendimento mais alto (50.000 baht/mês ou aproximadamente igual a 1.300 libras). Os quadros 3.3 e 3.4 apresentam a gama de rendimentos por mês comunicados pelos participantes. A gama de rendimentos dos participantes classificados como o grupo económico mais baixo é apresentada no quadro 1.2. O rendimento mínimo dos participantes neste grupo económico inferior era de 500 baht/mês (13 libras), e o rendimento máximo era de 4.000 baht/mês (100 libras). O rendimento médio do grupo económico inferior foi de 1.600 bahts/mês (40 libras).

O quadro 3.4 apresenta a gama de rendimentos dos participantes classificados num estatuto económico mais elevado. O rendimento mínimo do grupo económico superior era de 6.000 baht/mês (150 libras) e o rendimento máximo era de 50.000 bath/mês (1.250 libras). O rendimento médio do grupo económico superior era de 20.000 baht/mês (500 libras).

Quadro 3.2 Gama de idades de quarenta participantes

Faixa etária	Número de participantes
50 -55	4
56 - 60	7
61 - 65	8
66 - 70	14
71 - 75	5
76 - 80	2
Total	40

Quadro 3.3 Gama de rendimentos (baht por mês) dos participantes com um estatuto económico inferior (n= 20)

Rendimento/mês(baht)	Número de participantes
500 -1,000	3
1,001 - 2,000	11
2,001 - 4,000	6
Total	20

Quadro 3.4 Gama de rendimentos (baht por mês) dos participantes com um estatuto económico mais elevado (n=20)

Rendimento/mês(baht)	Número de participantes
5,000 -10,000	3
10,001 - 20,000	9
20,001 - 50,000	8
Total	20

Quadro 3.5 As características dos quarenta participantes variaram por faixa etária, sexo, estatuto económico e presença na clínica de hipertensão

Características	Faixa etária						Total (N=40)
	50-55	56-60	61-65	66-70	71-75	76-80	
Género							
Feminino(n=20)	3	4	3	5	3	2	20
Masculino (n=20)	1	3	5	9	2	-	20
Estatuto Eco.							
Mais baixo (n=20)	-	3	5	7	3	2	20
Superior (n=20)	4	4	3	7	2	-	20
Presença							
Cont.(n=20)	2	5	2	8	2	1	20
Intermit (n=20)	2	2	6	6	3	1	20

A recolha de dados

Entrevistei todos os quarenta participantes, excepto um em suas casas, sozinho. A entrevista foi conduzida numa altura que os participantes consideraram conveniente. Nesta secção, descrevo a forma como conduzi a entrevista, em particular o processo da entrevista, a relação entre mim como entrevistador e os participantes como entrevistados, e os efeitos do contexto e de terceiros durante o tempo em que conduzi as entrevistas.

O processo de entrevista

Como foi dito anteriormente, utilizei o calendário de entrevistas para verificar se os dados necessários foram completamente obtidos. A primeira parte do calendário de entrevistas também destacou duas coisas que tive de discutir com os entrevistados antes de os entrevistar. Estes foram

(1) Uma breve descrição do objectivo do estudo e a confirmação se os entrevistados queriam ou não participar no estudo.

(2) O processo de recolha de dados em que todas as conversas foram gravadas em cassete e a confirmação da confidencialidade.

Explico novamente os objectivos do estudo e o âmbito da entrevista aos entrevistados, tal como foi feito na primeira abordagem. O objectivo era clarificar a compreensão do entrevistado sobre o estudo e a decisão de participar, assim como informar o entrevistado sobre o âmbito da entrevista. Todos os entrevistados concordaram em participar neste estudo.

A necessidade de gravar os dados da entrevista foi explicada ao entrevistado a fim de enfatizar que eu queria recolher todos os dados correctamente da forma que o entrevistado declarou, ao mesmo tempo que as notas faladas poderiam falhar alguns pontos durante a conversa, bem como afectar a interpretação e a escrita dos resultados mais tarde.

A confidencialidade foi confirmada a todos os entrevistados antes de falarem. Esta confidencialidade foi confirmada tanto no processo de transcrição como na apresentação dos resultados. O entrevistado foi informado de que apenas eu e um transcritor veríamos os dados gravados. Ao mesmo tempo, a cassete que gravou a entrevista seria identificada apenas por um nome de código, data e hora da entrevista, e seria enviada apenas como uma cassete codificada para a transcrivadora. Assim, só eu sabia a quem se referia o nome de código, por outras palavras, o transcriber não seria capaz de saber de quem vinham os dados.

Normalmente comecei a entrevistar fazendo perguntas sobre os antecedentes do entrevistado, tais como idade, quantos membros da família viviam com eles, trabalho e outras questões gerais. O objectivo deste tipo de perguntas era primeiro construir uma relação com o entrevistado e 'acalmar' qualquer excitação que o entrevistado pudesse sentir como resultado da conversa gravada em cassete. As perguntas relativas aos rendimentos foram deixadas para a fase final da entrevista. Isto deveu-se à natureza sensível das perguntas sobre o rendimento e, como tal, as perguntas foram melhor deixadas para a fase final, após ter sido estabelecida a relação entre mim e o entrevistado e quando mais dados naturais sobre o rendimento do entrevistado seriam provavelmente obtidos.

A questão da tensão arterial elevada foi introduzida após o tema dos antecedentes dos entrevistados. A conversa do entrevistado nesta parte expressou a sua resposta à hipertensão arterial e ideias sobre as suas causas em simultâneo. Ao entrevistado foi feita a primeira pergunta " Gostaria de conhecer a sua experiência com a tensão arterial elevada. Poderia dizer-me quando acabou de tomar conhecimento disso? O que é que faz sobre isso? Em resposta a esta primeira pergunta, alguns entrevistados também se referiram às suas ideias sobre o que os tinha tornado doentes com tensão arterial elevada.

A pergunta seguinte era "' poderia dizer-me do que se trata quando a sua tensão arterial subiu? O objectivo desta pergunta de entrevista era permitir ao entrevistado falar sobre os sintomas do aumento da tensão arterial e como é que o entrevistado a percebeu. Durante a conversa, foram também descritas ideias relativas às causas do aumento da tensão arterial.

Em seguida, os participantes foram questionados sobre as suas ideias acerca da tensão arterial elevada, a questão do consumo de drogas e da modificação dos estilos de vida, conforme aconselhado pelos profissionais de saúde. Na parte final da entrevista, foram colocadas ideias sobre a saúde. Isto porque, durante o estudo piloto, observei que perguntar sobre a saúde fazia com que o entrevistado se sentisse inquieto e isto afectou a conversa sobre a tensão arterial elevada mais tarde. Assim, nas recolhas de dados os entrevistados foram convidados a falar primeiro sobre a sua tensão arterial elevada, o que eles sentiram ser mais fácil de fazer.

A entrevista terminou depois de ter verificado os dados obtidos com o horário da entrevista. A entrevista durou aproximadamente 70 minutos. A cassete gravada foi anexada com o nome de código, data e hora da entrevista.

O entrevistador e a relação com o entrevistado

O equipamento de gravação foi rotineiramente verificado antes da data da entrevista pré-arranjada. O horário da entrevista foi revisto e foram também registadas outras questões que foram encontradas na entrevista anterior. No caso dos assistentes contínuos, a informação obtida da conversa na primeira reunião na clínica de hipertensão foi revista.

A questão da distância social entre o entrevistador e o entrevistado preocupava-me. A forma como o entrevistador se apresentou tem influência no resultado da entrevista é afirmada por Fontina & Frey (1994). Fontina & Frey (1994) declaram

> "A decisão de como se apresentar é muito importante porque depois de se apresentar é "lançada", deixa uma profunda impressão nos inquiridos e tem grande influência no sucesso (ou fracasso) do estudo" (p.367)

Enquanto decidi vestir formalmente uma saia ao aproximar-me dos atendentes contínuos na clínica de hipertensão e ao contactar o pessoal de saúde no hospital, vesti-me menos formalmente de calças ao entrevistar na casa dos entrevistados. Para uma tailandesa, é normal que adolescentes e aldeões adultos usem calças na vida quotidiana, enquanto que uma saia e blusa são usadas em cerimónias sociais, tais como reuniões formais e casamentos. Também uma saia é por vezes usada em cerimónias religiosas. As aldeãs mais velhas usam sempre 'pha-sin', que é o estilo de vestuário da tradição tailandesa. Este estilo tradicional de vestir 'pha-sin' é também usado pelos birmaneses, laos e malaio.

Além de estar menos formalmente vestida com calças. Evitei o uso de jóias para não criar uma impressão de riqueza material, sugerindo assim uma lacuna entre o entrevistador e o entrevistado. Os artigos de papelaria que foram levados para a entrevista, tais como caneta e papel, foram escolhidos pelo seu estilo pouco notável e pouco dispendioso. É inevitável que o trabalho na universidade torne o estatuto do entrevistador desigual para o entrevistado. Para resolver esta questão, fiquei preocupado através de gestos, modos amigáveis, voz, tom e estilo de interacção para cultivar um sentimento de igualdade de estatuto como base de uma relação mútua entre o entrevistador e o entrevistado.

Com particular referência à conquista de confiança, estava ciente do perigo de ser visto como "um espião médico", em particular pelos atendentes intermitentes. Em resposta a esta questão, sublinhei explicitamente que este estudo não envolveu, nem foi planeado pelo médico ou pelo pessoal de saúde no hospital Nakon- ping. Ser honesto e claro que o meu local de trabalho era na universidade, foi útil. Além disso, na interacção entre mim e o pessoal de saúde ou enfermeiros na clínica durante a aproximação aos contínuos atendentes, preocupava-me em manter uma posição de imparcialidade com os prestadores de cuidados de saúde.

Além do mais, ao apresentar-me como trabalhando na universidade e estando interessado na tensão arterial elevada, não é razoável fingir que não sabia nada sobre tensão arterial elevada ou saúde. Alguns entrevistados perguntaram-me sobre as questões relacionadas com as entrevistas. Respondi a isto levantando as ideias dos entrevistados anteriores sobre o assunto e depois pedi o seu comentário sobre o mesmo.

A diferença de idade entre o meu eu e os entrevistados parecia ser útil para as entrevistas, em vez de ser um constrangimento. Eu era vinte e sete anos mais novo do que a idade média dos entrevistados. Sendo mais jovem, permitiu-me pedir informações mais detalhadas sobre as questões em discussão, que pareciam confirmar ao valor tailandês que "a pessoa mais velha tem mais conhecimentos e experiência do que alguém mais jovem, enquanto o júnior não sabe muito devido à falta de experiência".

O inconveniente de ser relativamente jovem em relação ao género, era que poderia fazer com que um entrevistado masculino se sentisse desconfortável ao falar com uma entrevistadora feminina num contexto privado. Em resposta a este desconforto, optei por agir como "uma filha mais velha". Abordar o entrevistado masculino nos termos de "pai" ou "tio" ajudou a esclarecer a incerteza sobre o tipo de relação e isto também ajudou o entrevistado masculino a falar de forma natural durante a entrevista.

Durante toda a entrevista, apresentei-me de forma positiva para construir o sentimento de liberdade e relaxamento do entrevistado. Isto incluiu prevenir e evitar qualquer comportamento ameaçador ou prejudicial para o entrevistado, tanto verbalmente como não verbalmente. O respeito pelo entrevistado e a aceitação das suas ideias foram expressos durante o período da entrevista. Uma forma sorridente e suave foram as técnicas que utilizei para criar confiança e um clima relaxado no contexto da entrevista gravada.

O contexto ambiental da entrevista e os terceiros

A entrevista numa situação ao vivo era por vezes interrompida por um acontecimento inesperado. Durante a recolha de dados, este estudo descobriu que a interrupção por terceiros e o "ruído" afectava a conversa e a eficácia da gravação da fita.

Houve três entrevistas gravadas interrompidas por ruído. A primeira foi interrompida pelo barulho de uma máquina de serrar madeira. Este ruído provinha do trabalho de construção de uma casa vizinha. Nesta situação, perguntei educadamente à entrevistada se preferia adiar a conversa para outro dia ou se preferia continuar a falar, mudando-se para outro lugar. A entrevistada decidiu mudar-se para o templo, o que lhe proporcionou um lugar calmo e privado.

A segunda foi a interrupção devido ao ruído de uma máquina de costura operada pela filha do entrevistado, que era costureira e trabalhava na sala próxima. Pedi ao entrevistado para se mudar para falar no terraço atrás da casa.

A terceira foi a interrupção ocasional pelo ruído do camião e do carro como resultado de a casa do entrevistado estar perto da estrada principal. Nesta entrevista, decidi continuar a falar porque a interrupção do barulho do carro não ocorria com muita frequência. Estar ciente do conteúdo da conversa exigia mais esforço, especialmente enquanto a conversa do entrevistado e o barulho do camião e do carro coincidiam.

Interrupção por terceiros durante a entrevista também ocorreu. A maioria destes terceiros eram o cônjuge e os filhos dos entrevistados. Havia dois tipos de interrupções deste tipo. Em primeiro lugar, o aparecimento do cônjuge e dos filhos do entrevistado ocorreu quando cheguei às suas casas e estes terceiros ainda estavam presentes durante o início da entrevista. Parece que queriam ter a certeza da segurança do entrevistado, e que queriam ter a certeza de que o entrevistador não era alguém disfarçado que tinha o propósito oculto de roubo ou algum outro crime. Neste caso, depois de o cônjuge e os descendentes estarem certos do meu propósito e sentirem que eu era de confiança, abandonaram sempre a situação da entrevista.

O segundo tipo de interrupção foi quando o cônjuge ou descendente continuou a estar presente durante um período de tempo após o início da entrevista. Pedir-lhes directamente para saírem pode torná-los mais desconfiados do objectivo da minha visita, uma vez que encaravam a questão da conversa como algo aberto a toda a família. Neste tipo de interrupção por terceiros, a decisão foi tomada com base na minha observação sobre o fluxo da conversa sobre se a presença da descendência e do cônjuge fazia o entrevistado sentir-se desconfortável ou não, e se a conversa fluía ou não sem problemas e o entrevistado dominava a conversa, em vez de terceiros.

Houve uma entrevista em que a esposa do entrevistado pareceu "falar demais". Inicialmente, fiz as perguntas especificamente ao entrevistado. Mais tarde, quando se verificou que isto não tinha tido sucesso, lembrei-a de que tinha planeado sair para comprar comida para o jantar da família antes que o mercado local estivesse lotado.

Quatro entrevistas foram interrompidas durante um curto período de tempo por um vizinho que estava de passagem e 'apareceu' para visitar o entrevistado. A interrupção do vizinho não parecia ser completamente adversa à conversa e ao resultado da entrevista, pois uma entrevistada apresentou que este vizinho era aquele com quem tinha partilhado os seus medicamentos para o tratamento da tensão arterial elevada.

Além disso, uma entrevista foi interrompida por um telefonema de um amigo. Este telefonema não demorou muito e, depois disso, a entrevista foi retomada.

A análise de dados

Kvale (1996) sugeriu que é demasiado tarde para começar a pensar e a questionar como analisar transcrições após as entrevistas terem sido realizadas. Neste estudo, o quadro de codificação preliminar foi criado antes de se ir para o trabalho de campo. Este quadro de codificação preliminar foi estabelecido, com base nos objectivos do estudo, nos resultados teóricos e empíricos em relação à saúde e à doença, bem como à tensão arterial elevada.

Codificação

A transcrição da entrevista foi feita por uma mulher que tinha experiência de fazer este tipo de trabalho. Esta mulher licenciada tinha acabado de terminar a transcrição da investigação de outra pessoa e foi-lhe pedido por mim que transcrevesse os dados da entrevista deste estudo em tailandês.

Todas as transcrições das entrevistas foram verificadas minuciosamente por mim mesmo após ter recebido a cassete gravada juntamente com a transcrição. Cada transcrição foi codificada por mim utilizando a codificação manual e o parêntese para indicar que parte da transcrição se ajustava a que código. O quadro de codificação consistiu nos códigos principais que foram escritos na margem esquerda da transcrição e nos subcódigos que foram anotados na margem direita da transcrição, perto da parte de dados que foi entre parênteses. O código principal referia-se às principais questões como o conceito de tensão arterial elevada, resposta à tensão arterial elevada, aconselhamento médico e conceito de saúde. O subcódigo referia-se às sub-questões de cada código mestre. Por exemplo, para o código mestre "conceito de tensão arterial elevada", os seus subcódigos eram: sensação, característica, causa de início, causa de aumento e sintomas.

Cada transcrição da entrevista, que era codificada à mão, era verificada por mim próprio. Isto foi feito a fim de garantir que cada parte da transcrição fosse codificada correctamente com o seu significado e foi codificada com o código "certo". Em seguida, cada transcrição que foi codificada, foi anexada com o papel de resumo escrito em frente. Este resumo foi feito por mim após ter verificado a transcrição codificada. Este resumo tratava das questões importantes encontradas na transcrição da entrevista, tais como a resposta ao aumento da tensão arterial, e outras questões distintas e interessantes decorrentes dos dados, resposta e contexto social do entrevistado.

Ordenação

A preparação dos dados para análise foi feita em duas etapas, após a codificação. A primeira etapa era a classificação dos dados e a segunda etapa era a tematização dos dados classificados. Ambas as etapas foram escritas à mão. Pensava-se ser possível utilizar um programa de pacote informático como o Ethnograph para analisar os dados da entrevista. Além disso, embora a entrevista neste estudo tenha sido realizada em tailandês, a utilização do pacote Ethnograph é possível trabalhando no programa do pacote thai.com. Foi escolhida uma análise escrita à mão, pois sentia-me desconfortável com o trabalho com o computador, mas sentia-me mais confiante quanto à codificação e classificação à mão.

A etapa de ordenação dos dados neste estudo refere-se à recolha e agrupamento dos dados que partilharam o mesmo subcódigo. Por exemplo, os dados que foram codificados sob o subcódigo de "tomar comprimidos" de quarenta transcrições de entrevistas foram extraídos, classificados e agrupados no mesmo "ficheiro". O 'ficheiro' de cada sub-código de dados de grupo apresentou o pseudónimo do entrevistado, número de página de quando os dados ocorreram na transcrição e um breve resumo da conversa do entrevistado sobre essa questão.

O segundo passo foi procurar minuciosamente em cada 'ficheiro' de dados e temas classificados e categorizar a questão emergente dos dados. Por exemplo, no ficheiro relativo ao consumo de comprimidos, os dados das respostas do entrevistado ao consumo de drogas foram categorizados em deixar de tomar drogas, ajustar a dosagem de drogas e partilhar drogas. O resultado da categorização e os dados dos temas foram anotados e anexados em frente de cada "ficheiro".

A análise de dados foi conduzida examinando as características dos dados, tais como o que foi mais encontrado e o que foi menos encontrado em cada ficheiro. Desta forma, os dados foram apresentados na sua variação e distribuição de acordo com a frequência da clínica de hipertensão, o sexo dos participantes e o seu estatuto socioeconómico. Examinei também a relação que pode ter surgido entre os temas tal como surgiram em cada 'ficheiro' e a ligação dos temas entre os 'ficheiros'.

Ética

Geralmente, a discussão de problemas éticos ou questões na investigação social gira em torno das questões de coerção, invasão enganosa da privacidade, violação da confidencialidade, danos e riscos. (Punch: 1994, Bower: 1978) Estas questões éticas ocorrem ao longo de todo o processo de investigação e eu estava preocupado com estas questões antes e durante a realização da investigação.

Estava ciente do efeito da realização desta investigação em todos os participantes e a estratégia relacionada foi planeada e determinada para evitar e prevenir quaisquer efeitos nocivos para os participantes. Com particular referência à questão dos enganos, fui aberto, honesto e explícito sobre o objectivo do estudo e a forma como este deveria ser conduzido às autoridades do hospital onde planeei abordar os participantes. A utilização da informação médica fornecida baseou-se na sua necessidade em relação aos objectivos do estudo; todos os documentos médicos foram revistos apenas por mim e estes documentos foram devolvidos ao hospital.

Informei os participantes clara e honestamente sobre o que pretendia fazer e como estariam envolvidos. Uma declaração escrita de consentimento informado que é utilizada na maioria das pesquisas não foi aplicada neste estudo, mas o consentimento informado verbalmente foi escolhido. Rubin & Rubin (1995) argumentaram que o consentimento livre e esclarecido assinado é inadequado.

> "Deixar as pessoas saberem o que estás a estudar, que queres que elas participem, que a sua participação é voluntária, e que, se elas quiserem, manterás as suas respostas confidenciais. Mas chicotear uma declaração de consentimento informado e pedir uma assinatura pode ser, na melhor das hipóteses, embaraçoso. Na medida em que as entrevistas são uma extensão de uma conversa e fazem parte de uma relação, a legalidade e formalidade de um termo de consentimento pode ser intrigante para o seu parceiro de conversação ou perturbadora para a investigação. Por outro lado, pode estar a oferecer aos parceiros de conversação anonimato e confidencialidade, e por outro lado pedir-lhes que assinem um formulário legal dizendo que estão a participar no estudo" (Rubin & Rubin: 1995: p.95)

Além disso, Punch (1994) sugeriu que o consentimento informado deveria ser considerado em relação ao método e ao tema do estudo. Punch (1994) propôs a natureza inapropriada do consentimento informado em algumas pesquisas observacionais em que os eventos ou os participantes não podem ser interrompidos. Além disso, os participantes que se recusaram a participar no estudo parecem ser frequentemente os de elevado estatuto, que tinham mais poder do que os de baixo estatuto, pessoas menos poderosas.

Consequentemente, este estudo não forneceu aos participantes uma declaração de consentimento informado a ser assinada. A metodologia deste estudo não pode ser afectada pelo processo de consentimento informado como na pesquisa de observação. No entanto, alguns dos participantes neste estudo podem ser vistos como pessoas de estatuto inferior em termos do seu estatuto económico e, portanto, podem ter-se visto a si próprios como menos poderosos e incapazes de se recusarem a participar neste estudo.

Em resposta a esta questão, expliquei o objectivo do estudo e conduzi a investigação de uma forma que demonstrou o estatuto de igualdade e respeito pelos participantes e pela sua decisão. Foram também claramente informados de que, uma vez decididos a participar neste estudo, não tinham de se cingir a essa decisão. Pelo contrário, podiam retirar-se do estudo em qualquer altura sem efeitos nocivos e com respeito pelos seus direitos.

O facto de eu estar a entrevistar pessoas sobre as suas experiências de tensão arterial elevada poderia possivelmente colocá-las em risco emocional e psicológico. Especificamente, havia a possibilidade de a angústia ser causada por falar sobre a experiência de doença e qualquer dificuldade nas suas vidas. Deixei claro na primeira abordagem e antes de fazer a entrevista que eles não tinham de participar e eram livres de abandonar o estudo em qualquer altura. Antes da entrevista, voltei a perguntar-lhes se tinham alguma preocupação a esse respeito. Durante as entrevistas tinha decidido que, se as pessoas ficassem perturbadas, eu interromperia a entrevista e perguntava-lhes se desejavam continuar.

Com particular referência às questões de privacidade e confidencialidade, foram utilizados pseudónimos na rota do mapa para as casas dos participantes, as cassetes gravadas e a apresentação dos resultados do estudo. Só eu sabia do nome real e mantive a gravação do nome real e do pseudónimo. A selecção dos pseudónimos baseou-se no facto de não poder haver qualquer ligação entre o pseudónimo e o nome real.

A entrevista dos participantes nas suas próprias casas foi conduzida com cuidado para evitar qualquer intromissão na sua privacidade. Além disso, a interpretação dos dados foi feita com cuidado de modo a não distorcer as questões declaradas pelos participantes.

Conclusão

Este capítulo apresentou o desenho do estudo. A abordagem da investigação foi seleccionada com base na sua adequação e compatibilidade com a questão da investigação e pressupostos teóricos. Foram também apresentados pormenores sobre a selecção e o acesso ao local do estudo e à população. Este capítulo também mostrou como as entrevistas foram realizadas nas casas dos participantes, bem como como os resultados foram codificados e preparados para análise. Finalmente, foram apresentadas as questões éticas.

CAPÍTULO QUATRO

RESPOSTA À TENSÃO ARTERIAL ELEVADA:
O QUE AS PESSOAS FAZEM

Este capítulo descreve as respostas comportamentais do povo tailandês à tensão arterial elevada. Explorarei as respostas ao tratamento medicamentoso, bem como outras respostas comportamentais em relação ao controlo da tensão arterial elevada. Os meus dados mostraram que o povo tailandês usou tanto o tratamento médico ocidental como os remédios tradicionais para tratar a sua tensão arterial elevada. As respostas comportamentais aos conselhos médicos relativos à modificação do estilo de vida serão apresentadas separadamente no próximo capítulo.

A questão principal deste capítulo é o que fez o povo tailandês em resposta à sua tensão arterial elevada? Dividi este capítulo em duas secções. Na primeira secção, vou examinar como o povo tailandês descobriu a sua hipertensão arterial. Os resultados desta secção apontam para a importância dos sintomas na percepção e nas respostas à doença hipertensiva e à doença em geral. Na segunda secção, explorarei o que o povo tailandês fez a fim de estabilizar a sua tensão arterial elevada.

Os leigos que procuram ajuda médica não foi um processo simples e as pessoas não podem usar tratamento médico para uma doença específica que tenham. Ver um médico não é a resposta autonómica de um indivíduo à ocorrência de sinais e sintomas, mas o produto de um processo completo de interpretação e avaliação dos sinais e sintomas. Este processo não deriva apenas das experiências individuais, mas é altamente influenciado por outras pessoas e pelos contextos sócio-culturais.

O conceito de comportamento de doença (Mechanic: 1962) apresentava principalmente a diferença na forma como os indivíduos percebiam os sintomas à medida que estes ocorriam e agiam ou não agia sobre eles. O complexo e contínuo processo de interpretação dos sintomas e reacções a eles por parte dos leigos é mais bem ilustrado no modelo de acção da doença (Dingwall: 1976). Os leigos interpretaram os sintomas com base no seu conhecimento da doença que foi acumulado como resultado das suas experiências de doença, informação de outras pessoas, bem como de profissionais de saúde. Em resposta aos sintomas que ocorreram, os indivíduos podem ignorar, esperar e ver, autotratar-se ou procurar ajuda de médicos e também de outros curandeiros.

Tanto o conceito de Comportamento na doença (Mechanic: 1962) como o Modelo de Acção na Doença (Dingwall: 1976) sugeriram a importância da interpretação dos sinais e sintomas sobre a decisão dos leigos em responder-lhes, e também apresentaram que os leigos responderam à sua doença de forma diferente do modelo médico. Isto é interessante especialmente no caso de doença hipertensiva em que os sintomas podem ser periódicos ou ausentes. Como é que as pessoas com tensão arterial elevada reagem a ela? Além disso, como a tensão arterial elevada é medicamente aceite como assintomática, o que influenciou as respostas dos leigos a esta doença?

Como descobriram a sua tensão arterial elevada

A maioria dos participantes tailandeses neste estudo (35 de 40) descobriram a sua tensão arterial elevada quando desenvolveram sintomas, embora não estivessem relacionados com a tensão arterial elevada em primeira instância. Os restantes cinco participantes descobriram a sua tensão arterial elevada como resultado de um exame médico. Dos trinta e cinco, vinte e nove participantes foram a um hospital quando estavam doentes e foi-lhes dito que tinham tensão arterial alta, enquanto seis participantes foram informados que tinham tensão arterial alta quando foram ao hospital para receberem prescrições repetidas para outras doenças.

Nenhum dos vinte e nove participantes que tinham sintomas, com base nos quais a sua tensão arterial elevada foi diagnosticada, interpretou inicialmente estes sintomas como um sinal de ter tensão arterial elevada. Os sintomas ou sinais que influenciaram estes participantes a procurar tratamento médico foram vários, desde uma temperatura elevada, a dores de cabeça leves ou graves e vómitos.

Phun, uma participante feminina que descobriu a sua tensão arterial elevada há cinco anos atrás, recordou a sua experiência da sua descoberta.

> "Tive uma temperatura elevada. O meu corpo tremeu. Durante esse tempo pensei que estas tinham ocorrido por causa do tempo frio. Nessa altura era Inverno. Saí e sentei-me ao sol, mas ainda tinha tremores. Cobri o meu corpo com um cobertor. Isso não ajudou. Uns dias depois, o meu filho trouxe-me ao hospital e disseram-me que eu tinha a tensão arterial alta".

Phun inicialmente não relacionava a sua temperatura elevada com a pressão arterial elevada. O contexto de tempo frio em que os sintomas ocorreram, influenciou Phun na sua interpretação da doença. Da mesma forma, Sunee, outra participante feminina interpretou inicialmente os seus sintomas de tonturas e vómitos como resultado do tempo frio.

> "Senti tonturas, tonturas graves e vómitos. Inicialmente, estas ocorreram no Inverno. Nesse ano estava muito frio. Cobri-me com muitos cobertores e usei muitas roupas, mas ainda sentia muito frio. Mas mais tarde senti muito calor e comecei a suar muito e senti uma vertigem severa. Mais tarde, comecei a vomitar".

Inicialmente, Sunee interpretou sentir frio como resultado do tempo frio, mas quando novos sintomas se desenvolveram e se tornaram graves, ela recebeu tratamento no hospital e a sua tensão arterial elevada foi detectada.

Os relatos de Phun e Sunee ilustram que os leigos interpretaram o sintoma à medida que ocorriam e tentaram descobrir o que lhes estava a acontecer e porquê. Os leigos aprenderam sobre a doença e responderam a ela com as suas experiências, bem como com as informações que obtiveram de outras pessoas. Quando os sintomas ocorreram, as pessoas identificaram o que estava a acontecer com base no "stock de conhecimentos" que tinham e depois responderam aos sintomas dependendo do que interpretavam (Dingwall: 1976). Tanto Phun como Sunee interpretaram inicialmente os sintomas que tinham como resultantes do tempo frio e quando tais sintomas ainda permaneciam ou se tornavam mais graves, ambos decidiram procurar ajuda.

Da mesma forma, Jatuporn, uma informadora feminina não relacionou inicialmente o sintoma de uma dor de cabeça grave com uma tensão arterial elevada.

> "Há dois anos atrás, o médico falou-me da minha tensão arterial elevada. Tive uma dor de cabeça durante muito tempo. No início pensei que tinha dores de cabeça por causa do fumo do meu marido. Ele fumava muitos cigarros durante todo o dia e o cheiro do fumo estava por toda a casa. Quando a dor de cabeça se

tornou mais grave, ele sugeriu-me que fosse ao médico e disseram-me que tinha uma tensão arterial elevada".

Jatuporn interpretou o seu sintoma de uma dor de cabeça em relação ao cheiro do cigarro do seu marido. Ela relatou ter tomado comprimidos de paracetamol durante um período de tempo antes de consultar um médico. A decisão de Jatupom de consultar um médico foi influenciada pela gravidade dos sintomas e por uma sugestão do seu marido. O caso de Jatuporn, e também Phun e Sunee ilustraram que procurar tratamento médico não é uma acção simples tomada logo que os leigos adoecem, mas é o resultado de um processo de interpretação e avaliação dos sintomas realizado pelas pessoas doentes (Dingwall: 1976). Os sintomas que permanecem ou sintomas que se tornam mais graves são monitorizados e utilizados para avaliar o tratamento. Os sintomas também podem ser reinterpretados, caso em que novos tipos de respostas comportamentais podem ter lugar. Além disso, como se viu no caso de Jatuporn, o processo de interpretação dos sintomas e avaliação do tratamento da doença não se limita ao indivíduo que tem sintomas, mas também é influenciado por outras pessoas.

Possivelmente, sintomas graves estimulam os leigos a procurar tratamento enquanto sintomas ligeiros podem causar um atraso na procura de tratamento. Buakeaw, uma informadora relatou a sua grave dor de cabeça que a levou a procurar tratamento médico, altura em que foi informada sobre a sua tensão arterial elevada.

> "Tive uma forte dor de cabeça e temperaturas altas. Tive-a à noite. Tomei comprimidos de paracetamol e não melhorou. Tentei lidar com a situação até de manhã cedo e pedi ao meu marido para me levar ao hospital. As enfermeiras disseram-me que eu tinha a tensão arterial alta".

O sintoma de uma grave dor de cabeça afectou Buakeaw que procurava tratamento médico na manhã seguinte, mas depois disso ela própria o tratou. Estudos existentes (Blumhagen: 1980, Garro: 1988, Morgan & Watkin: 1988, Heurtin-Roberts & Reisin: 1990) relataram que os sintomas de dores de cabeça e tonturas eram percebidos pelos leigos como sintomas de tensão arterial elevada. Alguns participantes neste estudo perceberam os sintomas de uma dor de cabeça e tonturas, mas inicialmente não relacionaram estes sintomas com a hipertensão arterial. Por exemplo, Buakeaw relatou que não relacionou a sua dor de cabeça grave como um sinal de que tinha tensão arterial elevada. Em resposta à minha pergunta, "Acha que pode ter tensão arterial elevada antes de ir para o hospital? Buakeaw respondeu

> "Não pensei em ter a tensão arterial elevada. Pensei que tinha uma gripe e febre".

Notavelmente, Jumlong, um informante masculino também experimentou o sintoma de uma ligeira dor de cabeça durante um período de tempo antes de receber tratamento médico, após o qual descobriu a sua tensão arterial elevada.

> "Tive dores de cabeça com bastante frequência. Nessa altura pensava que era uma dor de cabeça normal porque trabalhava no meu jardim de fruta ao sol quente nos fins-de-semana. Quando me sentia quente, tinha uma dor de cabeça. Durou algum tempo e desapareceu quando descansei depois de terminar no jardim. Desapareceu quando acordei. Nessa altura, não pensei em ter tensão arterial elevada".

Jumlong percebeu o sintoma de uma ligeira dor de cabeça como normal. A característica de uma ligeira dor de cabeça e o seu desaparecimento depois de descansar possivelmente influenciou a sua interpretação, pois via-a como algo normal e que procurar tratamento era desnecessário. No entanto, Jumlong decidiu consultar um médico mais tarde. Ele afirmou: "Eu queria saber se havia algo de errado ou não porque tive dores de cabeça durante muito tempo". Inicialmente, ele também não percebeu a sua ligeira dor de cabeça como um sinal de tensão arterial elevada.

Do mesmo modo, Sarayut, um informador masculino experimentou o sintoma de ligeira tontura e decidiu consultar um médico, e depois descobriu a sua tensão arterial elevada.

> "Senti vertigens, não foi grave. Podia andar, mas por vezes era desajeitado. Um dia, as tonturas apareceram de repente e senti-me como que a cair. Isto não durou muito, mas achei que precisava de consultar um médico".

Curiosamente, no início todos os informantes não relacionaram os sintomas que tinham de ter a tensão arterial elevada; em particular sintomas de dores de cabeça e tonturas não foram mencionados por estes informantes como sintomas de aumento da tensão arterial até mais tarde na entrevista. É possível que, no caso de doença hipertensiva, seja necessário ter experiência directa para identificar sintomas relacionados com a mesma. Os dados mostram que os participantes perceberam e foram capazes de descrever com confiança os sintomas de tensão arterial elevada depois de terem sido diagnosticados e de terem tido experiência da mesma. Examinarei a questão dos sintomas da tensão arterial elevada de forma mais completa no Capítulo Seis.

Em particular em resposta a doenças, os dados apresentados acima salientam a importância dos sintomas na procura de tratamento. A ocorrência de sintomas influenciou a interpretação do que aconteceu e a presença ou ausência de sintomas afecta a avaliação da eficácia do tratamento e também a reinterpretação dos sintomas. Explorarei se a influência dos sintomas é a mesma no caso de doença hipertensiva no Capítulo Seis.

Os seis participantes que foram ao médico por outras doenças e depois foram informados da sua tensão arterial elevada, tiveram uma série de condições incluindo asma, cálculos biliares, flatulência, dores de dentes e as causadas por um acidente. Estes participantes consideraram a tensão arterial elevada como uma doença separada que não associaram às doenças que já tinham.

Dee, uma informadora foi ao médico para obter uma nova receita para a sua asma. Falaram-lhe da sua tensão arterial elevada quando esta foi rotineiramente verificada antes de lhe ser fornecido tratamento para a asma.

> "Tive asma durante muito tempo e tive de tomar drogas para ela todos os dias. Nessa altura fui ao hospital para as receitas médicas, a enfermeira verificou a minha tensão arterial antes de me enviar ao médico. Ela falou-me da minha tensão arterial elevada, tal como o médico. Também me receitaram medicamentos para a tensão arterial elevada".

Tal como com os participantes apresentados anteriormente, Dee inicialmente não se apercebeu de ter a tensão arterial elevada. A sua tensão arterial elevada foi detectada pela verificação médica de rotina da tensão arterial antes de fornecer medicação. Como é que a Dee fez sentido?

Dee, embora não esperasse que a sua tensão arterial estivesse alta, aceitou o diagnóstico médico. O seu acordo baseia-se na informação que tinha dos profissionais de saúde e na sua experiência. Dee disse" A minha tensão arterial está relativamente alta. A enfermeira disse que é cento e sessenta". Ela disse ainda que "a tensão arterial elevada era uma doença de uma pessoa idosa". Eu era idosa e tinha-a. Não a tinha quando tinha meia-idade". Dee mostrou como ela tentou dar sentido ao que o médico disse. Ela aceitou o diagnóstico médico porque a enfermeira lhe disse claramente que a sua tensão arterial era de cento e sessenta e isto significava que a sua tensão arterial estava alta. Dee pode não saber exactamente o que "cento e sessenta" realmente significa, mas é um termo concreto para ela. Além disso, foi-lhe dito que a maioria das pessoas idosas tinha esta doença. Ela classificou-se então como uma pessoa vulnerável à tensão arterial elevada. No entanto, será que esta informação e as provas médicas do nível de tensão arterial eram suficientemente fortes para que ela fosse convencida de que tinha tensão arterial elevada?

Verifica-se que a percepção da ocorrência de um sintoma e a sua relação com a doença afectam a compreensão que os leigos têm de tal doença. No caso de Dee, ela percebeu pela primeira vez os sintomas de cansaço em relação à sua doença antiga que é a asma. Depois de lhe ter sido diagnosticada tensão arterial elevada, este sintoma de cansaço também foi percebido em relação à sua tensão arterial elevada, e isto afectou a sua compreensão da tensão arterial elevada.

Em resposta à questão de saber se ela sabia ou não que a sua pressão arterial estava a subir. Dee respondeu

> "Senti-me cansado apesar de não ter feito nenhum trabalho. A minha tensão arterial pode ter subido".

Os leigos interpretaram a sua doença relacionando-a com a sua experiência e o seu próprio contexto particular. Além disso, eles precisam de compreender a sua doença em termos concretos. À luz dos seus conhecimentos e experiência, a doença estava relacionada com sintomas. Meyer et al (1985) sugeriram que as pessoas aprendessem sobre a doença através da sua experiência directa da mesma. Aprenderam desde a fase inicial das suas vidas que a maioria das doenças diagnosticadas são acompanhadas de sintomas. Portanto, sintoma e doença ocorrem concomitantemente. Com isto, para confirmar a sua doença de tensão alta, Dee tentou descobrir os sintomas da sua tensão alta, e depois ligou o sintoma do cansaço à sua condição e interpretou-o como um sintoma de tensão alta.

Contudo, havia informadores que não relacionavam os sintomas da doença anterior com a tensão arterial elevada. Pong, um informador masculino foi consultar um médico devido ao seu problema de cálculo biliar. A sua tensão arterial elevada não foi detectada na verificação de rotina da tensão arterial antes de fornecer a medicação. Em vez disso, ele sentiu dormência ao longo de uma das suas pernas enquanto esperava pela medicação. Contou às enfermeiras e depois foi informado da sua hipertensão arterial.

> "Fui para o hospital. Não para a tensão arterial elevada. Precisava dos medicamentos para o meu cálculo biliar. Tive cálculos biliares durante muito tempo. Era quase meio-dia. Levei a receita à secção de farmácia e esperei pela medicação. De repente, senti-me dormente na minha perna direita. Disse-o à enfermeira. Ela ajudou-me a sentar e verificou a minha tensão arterial e estava alta".

Pong não relacionou o sintoma do seu cálculo biliar com a hipertensão arterial, como fez Dee, porque outros sintomas tinham ocorrido e este não era o sintoma que ele tinha experimentado em relação ao cálculo biliar. Pong relatou ter dores de cabeça e tonturas como sintomas da sua tensão arterial elevada mais tarde na entrevista.

Junkuum, uma informante feminina também foi ao médico devido a outra condição e foi informada da sua tensão arterial elevada.

> "Dez dias antes de ver o médico, caí e senti dor na coxa e nas costas. Por vezes,

senti tanta dor e por vezes desapareceu. Senti tonturas leves. Mas isso não importava. Decidi consultar um médico quando a dor na minha coxa aumentou. O médico verificou a minha tensão arterial, e disse-me que estava alta".

O lixo interpretado a cair por causa do seu corpo fraco. Ela disse ter apanhado uma constipação durante este período e aceitou que por vezes sentia uma ligeira vertigem. Inicialmente interpretou o sintoma de vertigem em relação ao seu resfriado. Depois de saber da sua tensão arterial elevada, Junkuum tentou compreender esta doença procurando o seu sintoma. Depois relacionou o sintoma de tonturas com a tensão arterial elevada. Não ficou claro como é que ela fez a relação entre eles. Ela pode ter tido conhecimento desta relação pela sua própria experiência posterior de tensão arterial elevada ou pelo que sabia das experiências de outros.

Crucialmente, a percepção dos sintomas é importante para os leigos a fim de compreender a sua tensão arterial elevada. A fim de avaliar o progresso da doença e a eficácia do tratamento, em vez dos resultados dos testes laboratoriais, os leigos precisam de algo a medir, o que é compreensível à luz dos seus conhecimentos e experiências. Os sintomas, portanto, são utilizados porque são o que podem sentir e fazem parte da sua própria experiência directa da doença.

O caso de Ouan, uma informante feminina é um pouco diferente, mas também confirma a relação entre a percepção de um sintoma e a doença na compreensão da doença pelos leigos em geral e da tensão arterial elevada em particular. Ouan foi ver o seu dentista ao hospital por ter dores de dentes e queria que o dente fosse extraído. Em vez disso, foi informada da sua tensão arterial elevada e o dentista recusou-se a trabalhar com o seu dente.

> "Fui ao dentista no hospital. Tive uma dor de dentes. Não conseguia mastigar bem arroz. Queria que me tirassem o dente. Eles verificaram a minha tensão arterial e disseram-me que estava alta. Recomendaram-me que fosse ao médico e que voltasse mais tarde para buscar o dente".

Como foi dito anteriormente, a percepção de um sintoma é importante para a compreensão da doença por parte dos leigos. No caso de Ouan, ela não percebeu qualquer sintoma em relação à pressão arterial. A dor de dentes era um sintoma explícito que indicava um problema relativo ao seu dente. A incapacidade de descobrir o sintoma em relação à tensão arterial elevada afectou de certa forma a compreensão e a resposta comportamental do Ouan. Ouan declarou.

> "Por vezes não sabia se a tinha (tensão arterial alta) ou não.
> Não senti nada de errado. Não senti qualquer dor de cabeça ou tonturas. Nada de nada. Não senti qualquer mudança apesar de ter tomado os medicamentos prescritos".

A ausência de sintomas tornou Ouan incerto sobre ter a tensão arterial elevada. Isto afectou o seu comportamento, como os dados mostraram mais tarde, na medida em que ela não sentiu qualquer empenho em tomar as drogas.

A importância da percepção dos sintomas também foi encontrada no caso de Jun, um informador masculino. Jun foi consultar um médico porque teve um acidente e apanhou um prego no pé e foi levado a uma clínica médica privada pela sua filha. No entanto, Jun sentiu que por vezes tinha dores de cabeça e tonturas. A sua experiência de tais sintomas permitiu-lhe compreender e interpretar a tensão arterial elevada com que foi diagnosticado na clínica.

> "Senti por vezes dores de cabeça e tonturas ligeiras. Nesse dia fui ao médico porque tinha um prego no meu pé esquerdo, enquanto encaixava a cerca da casa.

A minha filha trouxe-me para a clínica. O médico receitou-me medicamentos para a ferida e disse que a minha tensão arterial também estava alta".

Jun descobriu inesperadamente a sua tensão arterial elevada, mas pôde dar-lhe sentido, pois podia relacioná-la com os sintomas que tinha experimentado. Isto também foi encontrado no caso de Somjit, uma informadora feminina que foi ao médico devido a sofrer de flatulência excessiva. A sua tensão arterial elevada foi detectada através de uma verificação rotineira da tensão arterial antes da prestação do tratamento. Ela relacionou o seu sintoma de dor de cabeça com a tensão arterial elevada, uma vez que relatou que por vezes tinha este sintoma.

> "Tive sempre um problema de flatulência. A minha sobrinha sugeriu-me que consultasse um médico. Ela era enfermeira e trabalhava no hospital. A flatulência afectou o meu sono. Eu não conseguia dormir bem. O médico disse que eu tinha gases no abdómen.
> Ele informou-me sobre a minha tensão arterial elevada e disse-me que era alta".

> "A minha tensão arterial elevada era moderada. Por vezes senti uma dor de cabeça, uma dor de cabeça muito leve".

O último grupo de cinco participantes descobriu a sua tensão arterial elevada embora não se apercebessem de quaisquer sintomas. Estes participantes foram informados de terem a tensão arterial elevada como resultado de um exame médico. Três foram informados durante um controlo físico e dois descobriram a sua tensão arterial elevada durante a doação de sangue.

"Sawat" era um polícia cuja tensão arterial elevada foi detectada pela primeira vez durante um controlo físico anual.

> "Não senti quaisquer sintomas. Nada de nada. Fiz um exame físico todos os anos. Era um regulamento do meu emprego. Um ano, o médico disse que a minha tensão arterial estava alta. Ele receitou-me medicamentos".

Sawat não percebeu quaisquer sintomas quando lhe falaram da sua alta pressão. Além disso, ele percebeu-se a si próprio como saudável. Sawat também relatou que nessa altura não estava preocupado com a tensão arterial elevada e não tomava os medicamentos como medicamente receitados: "Só tomei alguns medicamentos durante alguns dias, e depois esqueci-me disso". A razão pela qual Sawat prestou menos atenção ao diagnóstico médico pode ser resultado da sua percepção da saúde, mas esta é uma conclusão demasiado simples. Os dados também apresentavam a importância dos sintomas em relação à percepção da doença por parte dos leigos. Como Sawat afirmou que

> "Não senti dor de cabeça nem tonturas. Eu próprio podia conduzir um carro para todo o lado. Tomei drogas como prescrito no início, mas mais tarde não senti quaisquer sintomas. Porque tinha de os tomar? Decidi parar".

Sawat pode ter tido conhecimento dos sintomas de tensão arterial elevada de outros e depois utilizou esses sintomas para interpretar se a sua tensão arterial estava ou não tão elevada como o médico tinha dito. Ele não discordou imediatamente do regime de medicamentos, mas tentou dar sentido e compreender a doença que lhe foi dito que tinha. Procurou sintomas que os leigos aprenderam relacionar-se com a doença (Meyer et al. 1985). Depois de não conseguir perceber os seus sintomas, Sawat discordou então do diagnóstico médico de hipertensão.

Uma situação semelhante foi também declarada por outro informante masculino, Boonma, cuja tensão arterial elevada foi detectada devido ao rastreio médico. A tensão arterial de Boonma foi detectada por um enfermeiro em sua casa no âmbito do Projecto de Promoção da Saúde na

Comunidade. Neste projecto, os enfermeiros do hospital foram a comunidades seleccionadas e forneceram informações de saúde, bem como um controlo físico que foi principalmente um rastreio da tensão arterial. Boonma declara

> "Os enfermeiros vieram visitar-me aqui (a sua casa). Verificaram a minha tensão arterial e disseram que estava alta. Não me deram nenhuma droga. Disseram que eu devia ir ao médico. Eu ainda lhes disse que não sentia qualquer sintoma. "

Boonma inicialmente negou a detecção da sua tensão arterial elevada, mas mais tarde aceitou-a, pois também lhe foi dito que tinha tensão arterial elevada por um médico na clínica quando foi procurar tratamento para outra doença. Também declarou que mais tarde percebeu o sintoma de tonturas.

Enquanto Sawat e Boonma inicialmente negaram o diagnóstico médico da sua tensão arterial elevada, o caso de Ta, o outro informante masculino era diferente. Ta foi para o hospital com a sua mãe. Ele conhecia as enfermeiras porque levava frequentemente a sua mãe ao hospital. A enfermeira ofereceu-se para verificar a sua tensão arterial e a sua tensão arterial alta foi detectada. O Ta também não sentiu qualquer sintoma nessa altura. No entanto, parecia concordar com a enfermeira que o enviou para consultar um médico. Ta declarou

> "Não senti quaisquer sintomas. Não pensei que o tivesse (tensão arterial elevada). A enfermeira perguntou se eu queria ou não que a minha tensão arterial fosse verificada. Após ter sido verificada, ela disse "a sua tensão arterial estava alta. Queria consultar um médico?". Ela enviou-me para ver o médico e ele receitou-me medicamentos".

Ao contrário de Sawat e Boonma, Ta continuou a tomar drogas, embora tenha afirmado que não sentia quaisquer sintomas. O apoio que recebeu dos profissionais de saúde é susceptível de ser a principal influência no seu comportamento. Ta disse que a sua mãe estava frequentemente doente e que, devido à sua doença, precisava de consultar um médico todos os meses. A sua mãe vive com ele, pelo que ele tinha de estar no hospital com ela sempre que ela estava presente. É possível que a enfermeira tenha perguntado sobre a sua própria saúde, uma vez que se conhecem bem. A relação entre ter um amigo que é prestador de cuidados de saúde e o nível de adesão ao tratamento médico também foi relatada em Schoenberg (1997).

No caso de Chan e Jumrat, ambos descobriram a sua tensão arterial elevada quando foram a um estabelecimento médico para doação de sangue. No entanto, cada um deles teve respostas comportamentais diferentes ao diagnóstico médico. Jumrat inicialmente negou o diagnóstico médico e não tomou qualquer tratamento. Enquanto que Chan tomou uma receita médica e ao mesmo tempo tentou associar os sintomas que tinha à tensão arterial elevada.

Jumrat declarou

> "Foi-me dito (hipertensão arterial) quando me internei no hospital para doar sangue. Disseram-me que não podia ser feito porque a minha tensão arterial estava alta. Sugeriram-me que consultasse um médico. Voltei para casa. Eles não sentiram quaisquer sintomas".

Chan declarou

> "Falaram-me da minha tensão arterial elevada quando fui doar sangue. Disseram-me que não podia doar sangue e eu vi um médico que me receitou o

medicamento".

"Tive muitas vezes uma dor de cabeça e por vezes era grave. Pode ser por causa da minha tensão arterial elevada".

A diferença nas respostas comportamentais entre Chan e Jumrat ao seu diagnóstico está relacionada com a percepção dos sintomas. Chan concordou com o diagnóstico médico porque pôde perceber os sintomas de doença que lhe disseram que tinha enquanto Jurnrat não o fez. Embora no caso de pessoas leigas serem informadas da sua doença como resultado do rastreio médico, a resposta comportamental à doença continua a ser o resultado do processo de interpretação levado a cabo por um indivíduo. O rastreio médico pode revelar uma doença da qual um indivíduo desconhece e pode também fornecer aos leigos os conhecimentos médicos (Dingwall: 1976), mas a resposta comportamental à doença é a consequência do processo de interpretação leiga.

No caso de doença hipertensiva, os leigos após o rastreio médico, relataram discordar do diagnóstico médico. O caso de Jumrat ilustrou que tal desacordo resultou da sua interpretação e avaliação do que lhe foi dito pelos profissionais de saúde com base nos seus conhecimentos e experiências. Isto é incompatível com a sugestão de Dingwall (1976) de que o processo de resposta à doença poderia ser curto-circuitado na situação em que os leigos são informados sobre a doença através de programas de rastreio (p 104). O desacordo com um diagnóstico médico pode não ser expresso abertamente por leigos durante um encontro médico, mas não significa que os leigos concordem e aceitem completamente o que lhes foi dito ou o diagnóstico (Stimson & Webb: 1975). Os informadores neste estudo declararam que não demonstraram a sua incerteza ou desacordo com o médico durante a consulta, embora o tenham expressado durante a entrevista.

Não existem diferenças significativas nas formas como os participantes tailandeses neste estudo descobriram a sua tensão arterial elevada e a sua presença na clínica de hipertensão, de acordo com o sexo dos participantes e o seu estatuto económico, mas há no grupo que descobriram a sua tensão arterial elevada através de exames médicos, em que todos eles eram homens, estando no grupo de estatuto económico mais elevado.

O que eles fizeram em resposta à tensão arterial elevada

Os dados desta secção são utilizados para examinar as respostas comportamentais à tensão arterial elevada conduzidas por quarenta participantes tailandeses neste estudo. Os estudos existentes mencionaram uma variedade de respostas comportamentais de leigos a doenças em geral e a doenças hipertensivas (Dingwall: 1976, Morgan: 1995, Heurtin-Roberts & Reisin: 1990, Schoenberg: 1997). Estes estudos anteriores relatavam que tanto a medicina ocidental como os remédios tradicionais eram utilizados por leigos no tratamento de doenças. Os participantes tailandeses neste estudo relataram vários tipos de tratamento ou comportamento que conduziam a fim de controlar a sua tensão arterial elevada. Vou dividir estas respostas comportamentais em duas secções. A primeira secção centra-se nas respostas comportamentais ao tratamento de medicamentos, que inclui tanto os medicamentos prescritos ocidentais como os fitoterápicos. A segunda secção examina os tipos de comportamento que os participantes conduziram a fim de controlar a sua tensão arterial elevada.

As respostas comportamentais ao tratamento medicamentoso

As provas de que os leigos utilizavam tanto drogas herbais como drogas prescritas ocidentais para o tratamento da sua tensão arterial elevada foram relatadas em Morgan & Watkins (1988),

Garro (1988), Heurtin- Robert & Reisin (1990) e Schoenberg (1997). Foi também mencionado nestes estudos que algumas pessoas utilizavam drogas herbais como substituto, enquanto outras as utilizavam como suplemento de drogas prescritas. Além disso, o declínio do uso de fármacos à base de plantas entre os leigos foi relatado devido a mudanças nos conhecimentos dos leigos sobre doenças que se tornaram mais compatíveis com os conhecimentos médicos (Schoenberg: 1997) e como resultado da disponibilidade e acesso a fármacos à base de plantas (Bhopel: 1986, Morgan: 1995, Schoenberg 1997).

Tomar medicamentos à base de plantas

Nesta secção, explorarei o uso de drogas herbais que os participantes tailandeses relataram ter usado para baixar a sua tensão arterial elevada. Ao contrário do estudo de Bhopel (1986), Morgan (1995) e Schoenberg (1997) que exploraram o uso de drogas herbáceas entre os imigrantes, apresentarei o uso de drogas herbáceas na terra natal das pessoas, na qual as drogas herbáceas locais estão talvez mais disponíveis. Foram encontradas diferentes razões para o uso ou não uso de drogas herbais neste contexto diferente.

Vinte e sete dos quarenta informadores tailandeses relataram o uso de drogas herbais para a sua tensão arterial elevada. Como descrito no capítulo dois, geralmente, os medicamentos tailandeses à base de plantas são usados sob duas formas. Uma forma é o uso de drogas herbáceas quer como material fresco ou seco, mas ainda na sua forma natural. Estas ervas frescas provêm de partes de plantas tais como casca, caule, folhas, flor ou raízes que são usadas fervendo-as e bebendo o líquido ou inalando o vapor. A segunda forma na utilização de ervas medicinais que foram processadas ou preparadas de forma semelhante às "drogas ocidentais", tais como um pó, comprimido ou cápsula. Estes medicamentos processados à base de plantas estão disponíveis em drogarias, confeitarias e lojas de alimentos e na secção de medicamentos do supermercado.

Vinte e sete informadores usaram ervas medicinais em alguma forma de ervas processadas frescas ou secas, mais usadas. As plantas mencionadas incluíam "Ma-kham-pom-din", "Fah-ta-lie-ione" "Khuun-chai" "Ma-yom" "Yob" "Yha-knorw-maio" "Khi- lek" "Dok-kum-foi" "Sak" e "Taiele" , ,

Para "Ma-yom", Khi-lek", "Sak" e "Taiele", os informantes cozeram as suas folhas em água simples e beberam apenas a água em que a planta tinha sido fervida. Para "Yob" e "Yha-knorw-maio", os informantes consumiram toda a planta fervida em água lisa. Para o "Khuun-chai", apenas o caule e as folhas foram utilizados. Um informante cortou a planta em pedaços e ferveu-a em água lisa. O outro informante cortou a erva grosseiramente e fervia-a com arroz. Os informantes de Morgan & Watkins (1988), Garro (1988) e Schoenberg (1997) também relataram que bebiam chá de ervas para ajudar a hipertensão arterial.

Muito poucos informadores mencionaram "Dok-Kum-foi", usado por cozer a sua flor seca. O "Fah-ta-lie-jone" foi utilizado tanto como folhas frescas cozidas em água como na forma processada. O "Fah-ta-lie-jone" processado estava também disponível em forma de comprimidos e cápsulas e era fornecido na drogaria.

Geralmente, a maioria das ervas consideradas pelos participantes tailandeses como ajudando a hipertensão arterial eram amargas. Isto também foi relatado pelos informadores das Índias Ocidentais em Morgan (1995). A amargura das ervas, contudo, foi mencionada como uma barreira à utilização de chá de ervas entre os participantes tailandeses.

Há três maneiras de estes informadores obterem medicamentos à base de plantas. Primeiro, são as ervas medicinais que são plantadas nos seus jardins ou que crescem naturalmente em locais públicos da comunidade. Em segundo lugar, são os fitoterápicos, tanto na sua forma natural como na forma processada, que lhes são vendidos em casa, pelo traficante. Em terceiro lugar, os informadores podem comprar estes medicamentos à base de plantas na drogaria ou na confeitaria e loja de alimentos. Os informadores neste estudo utilizaram drogas herbais que provêm principalmente das duas primeiras fontes em vez de as comprarem na farmácia ou em qualquer outro lugar. Isto porque este estudo foi realizado numa área semi-urbana e as drogarias em que os fármacos processados são vendidos, são mais susceptíveis de serem encontrados em áreas urbanas; a aproximadamente doze quilómetros do distrito onde os informadores viviam. Além disso, os informadores neste estudo são pacientes com 50 anos ou mais. Quase todos eles estavam reformados. Por conseguinte, podem ter menos probabilidades de se poderem dar ao luxo de viajar para a cidade muito frequentemente. Além disso, os medicamentos naturais à base de plantas trazidos pelo traficante para as suas casas, são mais baratos do que os medicamentos processados à base de plantas vendidos na farmácia.

A fonte de conhecimento sobre a utilização de fármacos à base de plantas para a tensão arterial elevada surge sobretudo como resultado da interacção entre leigos. Os informadores mencionaram que tinham conhecimento de drogas herbais a partir de informações que passavam de pessoa para pessoa, falando e discutindo em vez de o saberem a partir de um livro ou revista.

Som, uma informadora sabia de "Fah-ta-lie-jone" e "Yob" por falar com outras pessoas.

> Tomei "Fah-ta-lie-jone" e "Yob". Disseram-me que ajudava a hipertensão arterial".

Outra informadora, Umporn conhecia o "Dok-kum-foil" dos seus amigos.

> "Eles disseram "Dok-kum-foil" reduziu a pressão sanguínea. Fervei-o e bebi a sua água.

Além disso, os informadores também podiam obter informações sobre medicamentos à base de plantas enquanto esperavam pelo seu tratamento numa clínica de hipertensão, tal como o Sukuum.

> "As pessoas que conheci na clínica disseram "Dok-kum-foi" e "Yha-knorw-maio" reduzem a pressão sanguínea. Tomei "Dok-kum-foi" durante vários meses".

Alguns informadores tomaram conhecimento de drogas herbais durante a sua participação no clube para cidadãos idosos, como a Dee

> "As pessoas que conheci no clube (o clube da terceira idade) falaram-me das drogas herbais que usavam. Utilizei alguns deles".

O clube para idosos na Tailândia é apoiado e organizado pela coordenação dos gabinetes governamentais, tais como o hospital, o centro de saúde, a agência de educação e a agência de assistência social, cada um deles gerindo projectos separados para clubes de idosos. Geralmente, um clube é estabelecido numa comunidade e as agências governamentais responsáveis nessa área colaborarão para fornecer serviços sociais e de saúde aos membros do clube uma vez por mês. Os hospitais gerais ou comunitários são oficialmente nomeados para participar no clube estabelecido nas suas áreas e fornecem um exame físico - em particular verificação da tensão arterial - e informação sobre promoção da saúde e prevenção de doenças.

O clube de idosos é oficialmente criado para trazer serviços móveis para as pessoas que não têm acesso aos serviços governamentais. O fornecimento de informação sobre promoção da saúde e prevenção de doenças baseia-se no pressuposto de que o aumento de conhecimentos "apropriados" melhorará a saúde das pessoas e o exame físico beneficiará a detecção precoce de doenças. Contudo, paralelamente à informação e prestação de serviços médicos de saúde, os leigos trocam as suas experiências e conhecimentos tradicionais que os profissionais de saúde podem não esperar ou não ter conhecimento.

Como também foi relatado em Morgan & Watkins (1988) e Schoenberg (1997), o alho foi mencionado por cinco informadores tailandeses para o tratamento da tensão arterial elevada. O alho é também processado sob a forma de uma cápsula e está disponível na farmácia. É também trazido para casa do informador pelos traficantes de droga. O alho em forma de cápsula é muito caro. Os informantes neste estudo utilizaram principalmente o alho fresco enquanto cozinhavam as suas refeições, em vez de tomarem o alho em forma de cápsula. Geralmente, o alho é um ingrediente essencial da maior parte da comida tailandesa. Os informadores neste estudo mencionaram estar preocupados com a quantidade de alho que utilizavam; reportaram utilizar mais do que o habitual quando cozinhavam.

Uma informadora feminina, Somboon declarou

> "O alho ajuda a reduzir a pressão sanguínea. Utilizo-o sempre na culinária.
> Algumas pessoas não gostam do seu cheiro. Eu gosto e uso muito dele".

Wong, um informador masculino declarou

> "O alho é uma erva. Ajuda as doenças. Utilizo-o na culinária. Não o
> comprei sob a forma de cápsula. É caro, pensei que era
> desnecessário. Normalmente já o utilizamos na culinária".

"Ya-huam" é outra droga herbal local que foi mencionada por treze informadores neste estudo. Este medicamento local é também chamado "Ya-lom". ("Ya" em tailandês significa "droga" e "lom" significa "vento") "Ya- huam" é processado na forma de pó, e é tomado diluindo-o com água ou tomado na sua forma de pó e lavado com água. Os participantes tailandeses relataram o uso de "ya-huam" para aliviar vários sintomas tais como batimento cardíaco anormal, tonturas, flatulência e dor. Por exemplo, Thonginn usou "Ya-huam" quando "eu sentia tonturas" e Som usou-o para "dissipar a doença do vento".

Embora estes treze participantes não tenham percebido a doença hipertensiva como uma doença popular, existem duas doenças populares cujos sintomas são semelhantes aos da doença hipertensiva e alguns curandeiros tailandeses afirmaram que eram os mesmos. Estas doenças populares são "bahenkhud-wind" e "kaan-lyad".

Bahenkhud é um tipo de doença do vento e kaan-lyad, um tipo de doença do sangue. No estudo aprofundado realizado entre ervanários na área das províncias de Chiang Mai e Lumphun, Tailândia, Brun e Schumacher (1994) relatou que Vento e Sangue foram considerados pelos ervanários tailandeses como estando entre as coisas importantes que afectam a saúde e a doença. O Vento ou Lom em tailandês é um constituinte integral do corpo e tanto a sua quantidade como a sua qualidade afectam a saúde. Vento em demasia no corpo pode subir enquanto Vento em demasia pode descer. O vento também pode tornar-se venenoso.

Os sintomas resultantes de um estado anormal de Vento são inchaço, pressão, dores e espasmos, perda de equilíbrio, desmaios e perda de consciência, paralisia e comportamento asocial. Existe uma estreita ligação entre Vento e Sangue e Vento pode espalhar-se por qualquer parte do corpo com o sangue.

Com particular referência ao "bahenkhud-vento" que alguns ervanários tailandeses afirmaram ser o mesmo que a doença hipertensiva, o seu sintoma central é a dor devido ao vento migratório no corpo. O vento ascende à cabeça e provoca dor de cabeça, pressão nos olhos e tonturas. O "bahenkhud-vento" pode soprar através das outras partes do corpo, tais como olhos, ouvidos ou ossos. As partes do corpo que foram atacadas pelo "bahenkhud-vento" têm vários sintomas. A causa do "bahenkhud-vento" é declarada como estando o sangue fora de ordem. Alguns ervanários tailandeses utilizaram aspirina para tratar esta doença. Brun e Schumacher (1994) sugeriram que alguns ervanários equipararam o "bahenkhud-vento" à doença hipertensiva, pois em alguns casos, os sintomas podem apontar para hipertensão (p.123).

A outra doença popular que é percebida por uma proporção de ervanários tailandeses como sendo a mesma que a doença hipertensiva é uma doença sanguínea chamada "kaan-lyad" "Kaan" é um termo popular usado para hemorragias de origem espontânea, e "lyad" significa sangue em tailandês. O sangue é reconhecido pelos ervanários tailandeses como o fluido básico do corpo. O sangue pode ser estragado e depois causar doenças. A quantidade de sangue é também mencionada como afectando a saúde e pode causar paralisia. Os principais sintomas da "kaan-lyad" são febre alta e o aparecimento de erupções características no interior da pele que resultam da fuga do sangue e da tentativa de passagem através dos vasos. Esta erupção pode ocorrer em qualquer parte do corpo, como o estômago, peito e à volta da garganta e pescoço. O sangue estagnado torna-se estragado após dias e o veneno do mesmo penetra profundamente no corpo e resulta numa dor premente no peito, respiração difícil e morte em poucos dias. Esta doença é causada por o sangue se aquecer e tentar fugir do corpo. Brun & Schumacher (1994) comentou que embora os sintomas da "kaan-Iyad" não estivessem relacionados com a doença hipertensiva, alguns ervanários tailandeses equipararam-na à condição médica moderna da doença hipertensiva (p.133).

Além disso, os ervanários tailandeses acreditam que uma deficiência de Vento faz com que o sangue endureça. Isto é comparável às crenças sobre tensão arterial elevada entre as informadoras negras hipertensivas em Heurtin-Roberts & Reisin (1990) em que a tensão arterial elevada era vista como sangue "quente" excessivo, "espesso" ou "rico" a subir no corpo (p.232).

Alguns remédios caseiros foram relatados em estudos existentes no Ocidente, não foram mencionados pelos participantes tailandeses neste estudo. Eram vinagre, sumo de limão (Heurtin-Roberts & Reisin: 1990, Schoenberg: 1997), aloe (Schoenberg: 1997) e um sweat lodge (Garro: 1988). Com particular referência a um sweat lodge, ao contrário dos informadores da Garro, os participantes tailandeses consideraram-no prejudicial para a tensão arterial elevada em resultado do calor que acreditavam ter causado o aumento da tensão arterial elevada. A questão sobre o calor e a resposta à tensão arterial elevada será explorada na próxima secção.

Como descrito acima, os informadores reportaram o uso de uma variedade de drogas herbais para a sua tensão arterial elevada. Como é que estes informadores pensaram sobre estes medicamentos? Havia dez informadores que tinham usado drogas herbais locais e decidiram deixar de as usar para a sua tensão arterial elevada. A ineficácia das drogas locais foi mencionada como a razão.

Boonma, um informador masculino, descreveu a sua experiência com drogas locais.

"Tomei muitos tipos de drogas locais. Experimentei qualquer um

deles de que me tinham falado que ajudavam a hipertensão arterial.
Tomei Fah-ta-lie-jone durante três meses. Fervei-a e bebi a sua água.
Nada mudou. Continuava a ser a mesma coisa. Ainda tinha a tensão
arterial alta".

Outro informante masculino, Sawat também relatou a sua experiência de utilização de drogas
locais e referiu-se à morte do seu amigo que também as utilizou. Não só mencionou a ineficácia
das drogas herbais, como também mencionou a característica incurável da hipertensão arterial.
Isto levanta a questão do objectivo de tratar a tensão arterial elevada na perspectiva dos leigos,
especialmente se estes perceberem a sua doença como incurável.

> "Tinha experimentado muitos tipos de drogas, quer fervidas ou drogas
> tradicionais prontas a usar. A minha tensão arterial ainda está alta. Foi o mesmo
> com um dos meus amigos, também tomou drogas herbais c agora morreu. Ele
> não recuperou da sua tensão arterial elevada. Eu pensava que a tensão alta era
> incurável".

Além da ineficácia das drogas locais, Jumlong apresentou a sua incerteza sobre se as drogas
locais que foram vendidas eram drogas ou não.

> "Nunca usei drogas locais. Não pensei que fossem eficazes. Alguns traficantes
> de droga apanharam a erva ou a casca da árvore, e disseram
>
> era uma droga. Alguns mostraram a raiz da árvore e mencionaram que ela podia
> ajudar doenças. Eu não acreditava nisso. Não tinha a certeza se se tratava ou não
> de uma droga. Alguns vendedores eram desonestos e faziam batota".

Como a maioria dos medicamentos à base de ervas são fornecidos na sua forma natural, estas
ervas frescas ou secas são introduzidas pelos traficantes, que afirmam o quanto são benéficas
para a doença. Estas ervas são vendidas num pacote que muitas vezes não tem etiqueta ou
informação anexada. Há alguns traficantes de ervas que foram presos por causa da venda de
remédios falsos à base de ervas. Acontecimentos como este podem afectar a incerteza dos
leigos em relação às ervas medicinais, como no caso do Jumlong. Para além da questão da sua
ineficácia, os outros informadores mencionaram o inconveniente de tomar e preparar
medicamentos locais em comparação com os medicamentos médicos.

Boonchoei, um informador masculino declarou

> "Eu não usei drogas locais. Embora algumas pessoas tenham dito
> que eram boas, outras disseram que não eram eficazes. Eu não sabia.
> Não tinha a certeza acerca deles. Não queria fervê-la e bebi a água o
> dia todo. Tomar drogas prescritas pelo médico era mais fácil. Só
> tomei um pequeno comprimido apenas uma vez pela manhã.

Buaghen, uma informadora do mesmo modo que o indicado.

> "Algumas pessoas sugeriram que eu tomasse uma droga local. Disseram que
> ajudaria "o medicamento hospitalar" a tratar a tensão arterial elevada. Mas
> tomar um 'fármaco hospitalar' é mais fácil. Um comprimido e depois estou
> acabado. Para os medicamentos locais, tive de os ferver e beber a água deles o
> dia todo. Às vezes tinha muitas coisas para fazer e esqueci-me de o beber, às
> vezes também não tinha tempo para o ferver".

O sabor amargo das drogas locais foi também mencionado pelos informadores.

> "Não o usei (droga local). Foi muito amargo. não gostou"(Kumnoi)

> "Não gostei de tomar a droga amarga. Não o conseguia engolir"(Jumrat)

> Foi amargo. Não o podia beber". (Sukuum)

Além disso, embora tenha sido mencionada a ineficácia e inconveniência do uso de drogas herbais, houve dois informadores que declararam não usar drogas locais porque não queriam 'misturá-las' com 'drogas hospitalares'. Isto pode implicar que tanto os medicamentos à base de plantas como as drogas prescritas foram considerados eficazes, mas cada um deles pode ser um benefício para doenças diferentes. Além disso, como resultado da eficácia de ambos, pode não ser bom tomá-los em combinação, como declarou Saman, um informador masculino

> "Não o utilizei. Não queria misturá-los (drogas locais e os medicamentos prescritos). Podem resistir uns aos outros e causar menos eficácia na 'luta' contra a minha pressão arterial".

Também, Pramual declarou

> "Não o utilizei. Não queria tomar muitos tipos de drogas ao mesmo tempo. Tirei os medicamentos do hospital, mas se também tomei outros medicamentos, como poderia saber que droga ajudou a minha doença"?

No entanto, as ideias dos informadores sobre o consumo de drogas locais em combinação com "drogas hospitalares" eram incongruentes. Enquanto Saman e Pramual mencionaram as suas ideias de tomar drogas locais e medicamentos prescritos separadamente devido à eficácia negativa dos medicamentos para a tensão arterial elevada, outro informante masculino, Jun, mencionou ter tomado ambos os tipos de medicamentos ao mesmo tempo para ajudar ou aumentar a eficácia de cada um deles.

> "Levei os dois. Tomei o medicamento prescrito de manhã e à tarde e à noite, tomei as drogas locais. Ajudam-se um ao outro".

A decisão de tomar medicamentos locais e medicamentos prescritos concomitantemente ou separadamente pode estar relacionada com as ideias dos informadores sobre drogas, em particular a sua eficácia. Isto foi apresentado por Pramual que não usou drogas herbais, mas admitiu mais tarde na entrevista que "se a pressão sanguínea não descer com a droga prescrita, pode usar uma droga local".

Todos os vinte e sete participantes tailandeses usaram drogas herbais suplementadas por drogas ocidentais prescritas. Alguns utilizaram-nos como substitutos durante algum tempo, a fim de testar a sua eficácia. O uso de ervas medicinais como suplemento de drogas prescritas também foi relatado pelos participantes em Garro (1988), Morgan (1995), Heurtin-Roberts & Reisin (1990) e Schoenberg (1997).

O uso continuado de drogas herbais pelos participantes tailandeses baseou-se na interpretação da sua eficácia e dos inconvenientes do processo de preparação. Ao contrário dos participantes em Morgan (1996a) e Schoenberg (1997), nenhum informador tailandês mencionou o acesso a drogas herbais como uma barreira ao seu uso, mas as condições económicas foram relatadas pelos participantes tailandeses em relação ao uso de drogas herbais. As influências económicas sobre as respostas comportamentais ao tratamento com drogas serão examinadas separadamente no Capítulo Oito. Além disso, enquanto os informadores afro-africanos da Morgan (1996b) relataram as suas preocupações sobre a substância natural e menos danos potenciais das drogas à base de plantas em comparação com as drogas prescritas, preocupações que afectaram o uso de drogas prescritas ocidentais entre os informadores indianos ocidentais, tais preocupações não foram mencionadas pelos participantes tailandeses neste estudo

Tomar os medicamentos prescritos

Nesta secção, concentro-me na forma como os quarenta informadores tailandeses agiram em resposta aos medicamentos prescritos pelos médicos. Geralmente, eram receitados aos pacientes medicamentos anti-hipertensivos que têm de ser tomados regularmente após o pequeno-almoço. Havia também alguns informadores que receitavam um medicamento duas vezes por dia; após o pequeno-almoço e o jantar. Médicos e enfermeiros encorajaram estes pacientes a tomarem os seus medicamentos regularmente. A ênfase na toma regular de fármacos é também apresentada no manual para controlar a tensão arterial elevada que é fornecido a todos os pacientes na clínica de hipertensão. No entanto, este estudo revelou que três quartos dos informadores (30 de 40) tinham deixado de tomar os seus medicamentos prescritos antes de consultarem os médicos. Cinco dos quarenta informadores ajustaram eles próprios a dosagem dos fármacos. Quatro dos quarenta informadores partilharam os fármacos com outros.

Cessação do consumo de drogas

Entre trinta informadores que mencionaram ter deixado de tomar os medicamentos prescritos, vinte e um deixaram de os tomar deliberadamente. Os outros nove mencionaram que se esqueceram de os tomar. A decisão de deixar de tomar os medicamentos prescritos estava relacionada com a percepção dos sintomas em relação à recuperação da tensão arterial elevada. Estes informadores recomeçaram a tomar os fármacos quando perceberam a recorrência dos sintomas da tensão arterial elevada.

O Pramual deixou de tomar drogas durante dois meses e depois recomeçou a tomá-las

> "Deixei de os tomar, quando eles acabaram. Fiquei calado, e não fui ao médico. Deixei de os tomar durante cerca de dois meses. Depois (pressão sanguínea) voltou a subir. Senti uma dor de cabeça. Decidi voltar ao médico e comecei a tomar drogas novamente".

A decisão da Pramual de deixar de tomar drogas estava relacionada com a sua percepção dos sintomas que, por sua vez, estavam relacionados com a avaliação do tratamento. Dados de entrevistas posteriores mostram que Pramual interpretou o desaparecimento dos seus sintomas como indicando a recuperação da tensão arterial elevada. No entanto, ela declarou que não tinha a certeza de estar totalmente recuperada do seu estado, uma vez que lhe foi dito que esta doença era incurável. Mas a percepção da ausência de sintomas pode levá-la a questionar tais informações, uma vez que afirmou: "Decidi pôr-lhe termo. Se não houvesse sintomas, já não precisava de a tomar. Fui recuperada". A percepção de não ocorrerem sintomas relacionados com a cessação do consumo de drogas foi também afirmada por uma informadora feminina, Umporn e um informador masculino, Jun.

> "Se me sentia bem, sem dor de cabeça, deixei de tomar as drogas". (Umporn)
> "No início, visitava o meu médico uma vez por mês, como indicado. Mas mais tarde, quando não sentia algo de errado, não fui. Não senti tonturas nem desmaios. Sentia-me bem. Deixei de ir ao médico". (Jun)

A decisão de parar de tomar drogas entre os informadores acima descritos estava relacionada com a ausência de sintomas. O que significa o desaparecimento dos sintomas ou como afecta a perspectiva dos informadores de hipertensão arterial? As informantes femininas, Sriphun e Som descreveram a relação entre a percepção dos sintomas e a recuperação da tensão arterial elevada.

> "Quando não senti sintomas, deixei de tomar as drogas. Quando sentia dor de cabeça ou tonturas, tomei-a. Se a minha tensão arterial não subiu, não a tomei". (Sriphun)

> "Se a minha tensão arterial não subiu ou estava normal, e não sentia nada de errado ou não tinha sintomas, deixei de tomar a droga". (Som)

As percepções dos sintomas em relação à tensão arterial elevada afectaram o reinício da medicação dos informadores. Um informador feminino, Thonginn e um informador masculino, Boonthum descreveu a sua tomada de medicamentos em relação à recidiva dos sintomas.

> "Não o tomei todos os dias. Quando não tinha dores de cabeça ou tonturas, Deixei de o tomar". (Thonginn)

> "Deixei de tomar drogas durante meses. Não senti qualquer diferença entre tomar e não tomar drogas. Quando senti uma dor de cabeça, tomei-a novamente". (Boothum)

Crucialmente, estes informadores relacionaram o presente ou a ausência de sintomas em relação à sua decisão de deixar de tomar drogas. A interrupção do uso de drogas quando os sintomas desapareceram e o seu reinício quando os sintomas ocorreram foi também encontrada em estudos anteriores no Ocidente (Garro: 1988, Morgan & Watkins: 1988, Morgan: 1996b) e em estudos tailandeses existentes (Vanichanookom: 1993, Kompayak: 1989). A influência crucial dos sintomas no consumo de drogas sugere que as pessoas podem tomar as drogas de modo a manter um nível de conforto, enquanto que o objectivo da prevenção de doenças associadas à tensão arterial elevada pode não ser a sua preocupação.

Para além da percepção dos sintomas, a sua situação de vida foi relatada por alguns participantes em relação à cessação do consumo de medicamentos prescritos. Isto foi encontrado quando alguns informadores mencionaram ter-se esquecido de falar de drogas regularmente.

Somboon, uma informadora feminina declarou

> "Por vezes tinha pressa em sair ou ir a outros lugares e esqueci-me de o levar ou trazer a droga comigo.

Boonma, um informador masculino declarou

> "Esqueci-me de tomar as drogas por vezes, não frequentemente. Quando me apercebi disso, tomei-os. Se tivesse tantas coisas para fazer, esquecê-lo-ia.

Não tomar drogas devido a esquecimento ocasional pode acontecer e pode não afectar demasiado o tratamento da tensão arterial elevada. Contudo, a menção de "muitas coisas para fazer" por Boonma sugere que os contextos da vida de um indivíduo afectam o consumo diário dos medicamentos prescritos. Os indivíduos cujos deveres ou compromissos são mais elevados de manhã podem ter grande probabilidade de esquecer de tomar os seus medicamentos, como por exemplo uma informadora feminina,

Noi.

"Alguns dias, tive de acordar cedo pela manhã, preparar refeições para os meus netos e prepará-los para a escola. Não pensei nas minhas drogas".

Do mesmo modo, Buakeng tinha a sua pequena loja de comida e mercearia que teve de preparar para abrir de manhã cedo. A situação de Buakeng implica que ela pode ter menos oportunidades de tomar medicamentos após o pequeno-almoço, conforme medicamente prescrito.

"Acordei às cinco todas as manhãs. Tive de preparar as coisas para estar pronto antes das sete, a hora em que a loja abriu. Por vezes, não tomei o pequeno-almoço. Fiz isto e fiz aquilo. Muitas coisas precisavam de ser feitas e esqueci-me de tomar drogas. Por vezes percebi que me tinha esquecido delas quando terminei o meu trabalho e a loja não estava ocupada. Tomei-os

A influência dos efeitos secundários dos medicamentos prescritos em relação à cessação do consumo de drogas foi mencionada em Vanichanookorn (1993), mas não foi relatada por informadores tailandeses neste estudo. Poucos informadores mencionaram esta influência em relação ao ajuste da dosagem dos fármacos. Isto será apresentado na próxima sub-secção.

Além disso, os participantes tailandeses neste estudo não mencionaram que tinham deixado de tomar drogas em relação às preocupações sobre o efeito nocivo do álcool sobre as drogas prescritas, o que foi relatado pelos informadores afro-africanos em Morgan (1995). Os informadores tailandeses relataram o efeito do álcool em relação à causa da hipertensão arterial e da saúde. Examinarei a questão do álcool nos Capítulos Seis e Sete. Além disso, o receio de dependência das drogas prescritas, se estas demorarem muito tempo, que foi mencionado pelos participantes na Morgan (1995), também não foi relatado pelos informadores tailandeses neste estudo.

Dos trinta participantes tailandeses que relataram ter deixado de tomar drogas, dezoito dos trinta eram do sexo feminino, doze dos trinta estavam no grupo de estatuto económico inferior e dezasseis dos trinta frequentavam intermitentemente a clínica de hipertensão.

Cinco dos quarenta informadores relataram terem eles próprios ajustado a dosagem de drogas prescrita. A decisão de o fazer está também relacionada com as suas ideias sobre as drogas e a interpretação da tensão arterial elevada. Saman, um informante masculino foi prescrito para tomar medicamentos após o pequeno-almoço e o jantar. Ele decidiu tomá-los uma vez depois de acordar de manhã.

"O médico deu-me muitos medicamentos. Eu não gostei deles. Os enfermeiros disseram que tinha de tomar isto depois do pequeno-almoço e do jantar. Este comprimido era só para depois do pequeno-almoço e que... e que.Eu disse que não gostava de tomar muitas drogas.
Dê-me a que foi a mais importante para a minha doença. Apenas uma. Por vezes davam-lhe vitaminas, não drogas. Eu queria tomar apenas uma, depois de trabalhar de manhã. Alguns dos meus amigos colocavam os seus medicamentos - quatro ou cinco tipos de drogas - na mesa de refeições e tomavam-nos depois das refeições. Mas eu não tomei. Depois de lavar o meu rosto de manhã, tomei-a. Só uma vez, e depois, acabei-a".

Saman tentou ajustar a toma de medicamentos prescritos para se adaptar à forma como estava e à sua experiência de tomar drogas. Ele sabia que estava esquecido e não gostava de tomar drogas. Também estava preocupado por não estar bem e ter de tomar medicamentos, mas na sua experiência constatou que alguns medicamentos prescritos não afectavam directamente a sua doença, e acreditava que tais medicamentos eram, portanto, desnecessários. Assim, cortou alguns medicamentos e tomou apenas o que pensava ser necessário e que podia tomar diariamente. Saman mudou a hora de tomar os seus medicamentos desde depois do pequeno-almoço até ao momento em que acordou, apresenta que estava preocupado em estar doente e tentou modificar os medicamentos da forma que lhe era possível.

Da mesma forma, ao deixar de tomar medicamentos, a ausência de sintomas também afectou o ajuste da dosagem dos medicamentos. Quatro informadores tailandeses relataram ter reduzido a dosagem do medicamento quando se sentiam bem e não se aperceberam de quaisquer sintomas. Por exemplo, duas informantes femininas, Umpom e Ouan, declararam.

> "Se me sentia bem, a minha tensão arterial não subia com frequência, tomei um comprimido apenas pela manhã. Se sentia dores de cabeça ou tonturas, tomei dois; um comprimido de manhã e outro à noite". (Umpom)

> "Por vezes, se não sentia quaisquer sintomas, tomava meia pastilha". (Ouan)

Com particular referência ao ajuste da dosagem dos medicamentos, todos estes cinco informadores tailandeses relataram a redução de medicamentos prescritos para se adaptarem à ausência de sintomas. Enquanto os informadores indianos canadianos em Garro (1988) relataram ter tomado uma dose extra de drogas quando os sintomas se apresentavam, não foi relatada pelos participantes tailandeses neste estudo.

Os efeitos secundários dos medicamentos prescritos foram mencionados pelo informador tailandês em relação ao ajuste da dosagem dos medicamentos. Isto também foi relatado pelos informadores da Índia Ocidental em Morgan (1996b). Um informador masculino, Boonma declarou

> "Tomei metade de uma pastilha. Fez-me ir frequentemente à casa de banho. O médico disse que a pressão sanguínea iria quando eu urinasse. Mas tomar a pastilha inteira fazia-me urinar onze vezes por dia. Era demasiado. Eu estava exausto. Tomava apenas metade".

O ajuste criativo da dosagem de drogas foi ilustrado no caso de Thonginn, uma informadora feminina.

> "A minha tensão arterial não estava muito alta. Alguns dias era normal, alguns dias subia mas não demasiado alta. Tirei apenas metade de cada um. Este comprimido cor-de-rosa é para urinar. Este azul ajuda a ampliar o vaso sanguíneo. Tomei a metade cor-de-rosa e a metade azul. Especialmente a rosa, se tomasse uma pastilha cheia, tinha de ir à casa de banho frequentemente".

Em resposta à minha pergunta sobre tomar metade do 'azul', Thonginn explicou

> "O médico disse-me para tomar um comprimido por dia. Tomei metade disto e metade daquilo; era, então, uma pastilha".

Inicialmente, Thonginn recebeu os medicamentos de uma clínica de hipertensão no hospital, mas mais tarde passou a recebê-los do Centro de Saúde situado na sua comunidade. Ao visitar um centro de saúde, Thonginn descobriu que apenas os fármacos "azuis" eram aí fornecidos.

Mas aprendeu com a sua experiência que a sua tensão arterial elevada exigia dois medicamentos médicos; os comprimidos "rosa e azul". Como resultado de não haver medicamentos "cor-de-rosa" fornecidos no Centro de Saúde, Thonginn tomou então o "cor-de-rosa" que lhe foi dado de uma clínica de hipertensão à farmácia privada local, que depois lhe vendeu os medicamentos. Ela decidiu tomar metade de um comprimido como resultado do efeito secundário dos medicamentos e tomou metade de cada um porque os profissionais de saúde lhe disseram para tomar um comprimido por dia. Este evento mostra como é complexo o consumo de drogas por leigos, bem como como os leigos desenvolvem os seus próprios conhecimentos sobre o consumo de drogas. Mostra também como os leigos tentam encontrar um tratamento "adequado" à luz dos recursos de saúde existentes na comunidade, e reflectindo os seus próprios conhecimentos.

Dos cinco informadores tailandeses que ajustaram a dosagem da droga, três dos cinco eram do sexo feminino, três dos cinco estavam no grupo de estatuto económico inferior e quatro dos cinco frequentavam intermitentemente a clínica de hipertensão.

Partilha de drogas

Quatro informadores tailandeses relataram ter partilhado as suas drogas anti-hipertensivas com outros. Todos os quatro eram mulheres, dois dos quatro estavam no grupo de estatuto económico inferior e dois dos quatro frequentavam a hipertensão intermitentemente. Esta evidência da partilha de drogas não foi relatada em estudos anteriores.

As condições económicas e de vida foram mencionadas em relação à partilha de drogas entre os participantes tailandeses em que os participantes que se encontravam no grupo de estatuto económico inferior receberam drogas de outros, enquanto que os que se encontravam no grupo de estatuto económico superior reportaram ter dado as drogas prescritas a outros. Estes quatro informadores eram elegíveis para benefícios de saúde que incluíam serviços de saúde e medicamentos gratuitos. (Os detalhes sobre benefícios de saúde tailandeses foram descritos no capítulo dois) No entanto, alguns deles estavam também limitados pela sua situação económica. Por exemplo, Umporn, uma informante feminina declarou

> "O meu cunhado também tinha a tensão arterial elevada. Recebeu medicamentos grátis da clínica de saúde no seu local de trabalho. Deu-me alguns deles. Ele perguntava-me sempre se eu ainda tinha ou não drogas. Se eu ficasse sem eles, Ele dava-me... por vezes dez ou vinte comprimidos. Guardei-os e tomei-os quando a minha tensão arterial subiu".

E Somdee, uma informadora feminina do grupo de estatuto económico inferior relatou

> "Deixei de visitar uma clínica de hipertensão no hospital. Recebi os medicamentos da clínica privada aqui perto. Um dos meus amigos também tinha a tensão arterial elevada. Por vezes íamos juntos à clínica. Por vezes, quando os meus medicamentos acabavam, recebia poucos dela. Os nossos fármacos eram os mesmos".

Junkuum, uma informadora do grupo de estatuto económico mais elevado relatou ter dado as suas drogas a um vizinho que precisava delas. Ela mencionou os problemas económicos do seu vizinho em relação a não ter drogas. Esta vizinha, como Jankuum afirmou; afirmou que estava à espera que o seu filho a acompanhasse até ao hospital, mas Junkuum explicou que

> "Por vezes dei-lhe a minha droga. Ela também tinha a tensão arterial elevada. Ela não tinha mais drogas. Penso que Ela não quer ir porque pode não ter

dinheiro. Mas ela disse que estava à espera que o seu filho a levasse para lá (hospital)".

Jankuum também declarou mais tarde que percebia que a sua tensão arterial elevada estava actualmente sob controlo. "Não sobe com frequência". Em resposta à minha pergunta sobre o que fez quando os seus medicamentos acabaram antes da sua consulta médica, como resultado de ter dado alguns deles a outros, ela respondeu

> "Posso deixar de tomar drogas". Quando lhos dei e os meus medicamentos acabaram... cerca de duas semanas antes da consulta, não importava. A minha tensão arterial não sobe muito ou com frequência".

Houve também uma informadora que aceitou drogas do seu parente para descobrir quais os medicamentos mais eficazes ou mais adequados para a sua tensão arterial elevada. Isto foi afirmado por Somboon

> "O meu sobrinho também tem a tensão arterial elevada. Recebe tratamento no 'Hospital Lanna' (um hospital privado). Eu pedi-lhe alguns medicamentos. Queria saber se os fármacos fornecidos pelo hospital privado eram bons ou não. Tomei-os mas não eram adequados para a minha tensão arterial. A minha pressão sanguínea ainda subiu".

Somboon apresentou a percepção de que diferentes cenários médicos proporcionavam diferentes medicamentos de eficácia variável. Geralmente, na Tailândia, a maioria dos serviços de saúde prestados nos hospitais privados, incluindo medicamentos, são considerados melhores do que os prestados nos hospitais governamentais. Os medicamentos prescritos nos hospitais privados são considerados mais eficazes e com menos efeitos secundários do que os medicamentos prescritos nos hospitais públicos. Além disso, a maioria da população tailandesa percebeu que um medicamento que é de baixo preço ou "barato" ou "gratuito" não era de tão boa qualidade como um medicamento "caro" utilizado num hospital privado.

Em conclusão, como relatado em estudos anteriores (Garro: 1988, Morgan & Watkins: 1988, Vanichanookom: 1993, Schoenberg: 1997), mais de metade dos informadores tailandeses deixaram de tomar os medicamentos prescritos antes de consultarem o médico e alguns ajustaram a sua própria dosagem de medicamentos. A ausência de sintomas de tensão arterial elevada foi mencionada em relação à cessação do consumo ou ajuste da dosagem dos medicamentos. No caso da partilha de medicamentos, que não foi relatada em estudos anteriores, o desejo de testar a eficácia dos medicamentos prescritos e os constrangimentos económicos foram mencionados pelos informadores tailandeses.

Os informadores tailandeses também relataram o uso de medicamentos à base de ervas para complementar os medicamentos prescritos para o seu tratamento da tensão arterial elevada. Entre os tratamentos tradicionais para a tensão arterial elevada, o chá de ervas e o alho foram principalmente mencionados pelos informadores tailandeses e pelos participantes nos estudos ocidentais anteriores (Garro: 1988, Heurtin-Roberts & Reisin: 1990, Morgan: 1995, Schoenberg: 1997). No contexto da Tailândia, foi mencionada uma droga local - "ya- lom". O uso do "ya-lom", o tratamento tradicional para a doença do Vento no tratamento da tensão arterial elevada, pode ser o resultado dos sintomas semelhantes da doença do Vento e da tensão arterial elevada (Brun & Schumacher: 1994). Além disso, as condições económicas foram também mencionadas por informadores tailandeses em relação ao uso de drogas herbais.

Outras respostas comportamentais

Em combinação com tratamentos medicamentosos, os informadores tailandeses relataram vários tipos de comportamento que conduziram para ajudar a sua tensão arterial elevada. Este comportamento incluía evitar preocupações e relaxar, suar e defecar, evitar o calor, evitar determinados alimentos, doação de sangue, rezar e curar espiritualmente. Evitar preocupações e relaxar foram mencionados pelos participantes em Garro (1988), Morgan & Watkins (1988) e Heurtin-Roberts & Reisin (1990). Evitar determinados alimentos foi relatado apenas por informadores negros em Heurtin-Roberts & Reisin (1990) e a oração foi mencionada apenas pelos participantes afro-americanos em Schoenberg (1997). Examinarei, portanto, este comportamento por sua vez.

Evite preocupar-se / relaxar

Vinte e oito dos quarenta participantes tailandeses relataram que evitaram preocupações e descansaram mais quando souberam da sua tensão arterial elevada. Destes vinte e oito, quinze eram mulheres, metade dos vinte e oito pertenciam ao grupo de baixo estatuto económico e dezassete dos vinte e oito frequentavam continuamente a clínica de hipertensão.

Por exemplo, Pong, um informante masculino declarou

> "Tentei deixar de me preocupar. Senti que a minha tensão arterial elevada subiu quando estava preocupado".

Pong mencionou a sua experiência de aumento da pressão arterial que teve quando estava preocupado. Pong não explicou a fonte da sua preocupação nem a estratégia que utilizou para reduzir a preocupação, enquanto alguns participantes, como Buakeaw, afirmaram

> "Disse a todos os meus filhos que tenho tensão arterial alta e piorou se
> Eu estava preocupado.

Buakeaw viveu com o seu marido e as famílias dos seus dois filhos. Ela afirmou que por vezes os seus filhos discutiam um com o outro ou regressavam a casa muito tarde da noite, o que a preocupava e ela desenvolvia uma forte dor de cabeça. Buakeaw também mencionou que sentiu uma ligeira dor de cabeça quando os membros da sua família desarrumaram a casa. Dizer directamente aos seus filhos sobre as causas de preocupação e a relação com a tensão arterial elevada foi a estratégia que Buakeaw utilizou para controlar a sua doença. A utilização da tensão arterial elevada pelos participantes para manipular e gerir o ambiente social foi também mencionada no estudo de Heurtin-Roberts (1993).
A estratégia em resposta às preocupações relatadas por Jumrat, um informador masculino e duas fêmeas Suum e Pramual, era diferente da de Buakeaw. Jumrat, Suum e Pramula mencionaram sair quando estavam preocupados, em vez de gerirem o ambiente social para serem compatíveis com a sua tensão arterial elevada.

> "Fui dar um passeio pela estrada da aldeia quando estava preocupado". (Jumrat)
> "

> Preocupava-me com o meu filho e por vezes discutia com ele. Depois dei um passeio". (Suum)

> "Caminhei para o parque quando estava preocupado". (pramual)

Os participantes tailandeses relataram ter descansado mais quando souberam da sua tensão arterial elevada e alguns deles descansaram em silêncio ou afastaram-se das pessoas a fim de controlar a sua doença. Estes também foram relatados em Heurtin-Roberts & Reisin (1990), Garro (1988) e Morgan & Watkins (1988). Por exemplo, Muun declarou

> "Quando me preocupava, ficava em casa e descansava. Mantive-me afastado de outras pessoas. Não queria falar ou ouvir ninguém".

Incentivo à transpiração e defecação regular

Onze dos quarenta informadores mencionaram suor e defecação regular em relação à tensão arterial elevada. Isto pode estar relacionado com a utilização de uma casa de suor pelos informadores indianos canadianos em Garro (1988). O informador tailandês mencionou que se fazia suar através do trabalho e do exercício, enquanto que a defecação regular era mencionada como sendo encorajada através da dieta e da utilização de ervas locais. Ideias sobre deixar sair as "coisas más" do corpo através do suor e da defecação regular foram mencionadas pelos informadores tailandeses. Por exemplo, Pong, um informador masculino fez-se suar ao fazer algumas tarefas domésticas para "dissipar as coisas decadentes do corpo".

Outro informante masculino, Srimuang declarou que usou uma picareta para cortar a relva à volta da sua casa para o fazer suar.

> "Para suar, ventilar o vento no corpo e eu senti-me bem. As coisas más ou fermentadas vão sair pela pele. "

Ao contrário de Pong, que mencionou o suor como meio de afastar 'a coisa decadente' do corpo, Srimuang mencionou ainda a ventilação do 'Vento'. Isto está relacionado com as ideias sobre a doença do Vento tradicional tailandesa que apresentei numa secção anterior.

Sarayuth, outro informante masculino também contou ter feito exercício para o fazer suar, o que ele acreditava que iria deixar sair as coisas "más" do seu corpo. Sarayuth fez exercício que era compatível com os conselhos médicos por razões baseadas no conhecimento tradicional da doença.

> "Faço exercício ao caminhar todos os dias. Caminho daqui (a sua casa) para o mercado local na estrada principal todas as manhãs. Caminho até começar a suar. O suor é bom para o corpo. Dissipará as coisas 'más'".

Diferentemente, Pramual também se fez suar, mas fê-lo dando um passeio à noite para ajudar a circulação do sangue.

> "Dou um passeio a pé ao longo da estrada da aldeia. Às vezes, dou uma volta pelo parque.
> Suar é bom. O sangue vai circular bem".

Não se sabe o que significa realmente a circulação de sangue na conta de Pramual ou como ela afecta o seu estado. Na entrevista posterior, ela mencionou a sua circulação sanguínea em relação à saúde e, sendo um resultado de boa saúde, ajudaria a sua pressão sanguínea. Havia dois informadores; Chan e Boonchoei que também utilizavam o exercício como meio de suar, mas a razão de o fazer era mais compatível com os conhecimentos médicos sobre tensão arterial elevada. Os pacientes hipertensivos são geralmente recomendados a fazer exercício regularmente por profissionais de saúde. Os relatos de Chan e Boonchoei apresentaram a importância da transpiração quando se fazia exercício em relação às condições. Mencionaram as suas razões para induzir a transpiração como forma de "dissolver" a gordura no corpo ou nos vasos sanguíneos.

> "Disseram que as pessoas com tensão arterial elevada, têm gordura no vaso sanguíneo. Caminhei ou por vezes corria até começar a suar. Isto reduzirá a gordura nos vasos sanguíneos"(Chan)

> "Fico a suar ao caminhar à noite três ou quatro dias por semana. Dissolverá a gordura do corpo e ajudará a pressão sanguínea". (Boonchoei)

Com particular referência à defecação regular, Somjit mencionou a defecação regular como um meio de dissipar as coisas "más e decadentes" do que o corpo. Além disso, ela explicou o resultado das coisas deterioradas acumuladas como

> "A defecação dissipará a 'coisa má', as coisas decadentes do corpo. Se ela (a coisa má ou decadente) não sair, acumular-se-á e "vai" para o sangue. Irá causar dor".

Não se sabe claramente o que Somjit quis dizer quando afirmou "não se apaga" A palavra "it" Somjit usada, pode significar as coisas deterioradas, mais especificamente o veneno das coisas deterioradas. No entanto, a explicação é compatível com as ideias sobre a doença do vento tradicional tailandesa, na medida em que a causa da "doença do vento" é declarada como estando o sangue fora de ordem, causando dor devido ao vento migratório no corpo (Brun &Schumacher: 1994).

A defecação regular foi mencionada e encorajada através da utilização de ervas locais e da ingestão de suplementos alimentares. Dois informadores relataram o uso de diferentes tipos de ervas para manter uma defecação regular. Um informante masculino, Ta usou "Fah-ta-lie-jone" como folhas frescas fervidas em água e bebeu-as de manhã uma vez por semana, enquanto outro informante masculino; Boonthum usou drogas herbáceas feitas por um monge. Boonthum declarou

> "Usei as drogas herbais feitas por um monge no Templo de Weing-ka-long. Esta droga dissipa o veneno do corpo através da defecação. Eu tenho muito dele. A minha filha trabalha neste templo. Quando o veneno se apaga, a pressão sanguínea também desce".

Ao contrário do Ta que usou ervas, Boothum mencionou o poder sobrenatural combinado com as drogas herbais que usou. Boonthum afirmou que o monge que produziu esta droga herbácea tinha um poder sobrenatural no qual o seu poder era transferido para as drogas herbáceas durante o processo de produção. Boonthum acreditava que o poder espiritual combinado com as drogas herbais dissipava o "veneno" *do* corpo e isto podia ajudar a sua alta pressão sanguínea.

Wong também mencionou a defecação regular, mas tomou um suplemento alimentar chamado "nu-light" vendido pelo traficante de droga. Nu-light foi produzido em forma de cápsula e foi declarado pelo traficante como sendo constituído por vários tipos de ervas e alimentos naturais.

> "Comprei-a ao traficante de droga. Eles vieram ver-me aqui (na sua casa). Disseram que iria dissipar a "coisa da decadência" do corpo. Ajudaria também a minha doença". (Wong)

O incentivo ao suor e à defecação de rotina eram mais susceptíveis de serem relatados por informadores masculinos, estando aqueles no grupo de estatuto económico mais elevado e frequentando intermitentemente a clínica de hipertensão.

Evitar o calor

Onze informadores mencionaram evitar o calor ao aumentar a sua pressão arterial. O calor pode ocorrer como resultado de várias condições, tais como estar ao sol quente, cansado demais e estar numa multidão de pessoas. O exemplo de evitar o calor do sol quente porque elevava a pressão sanguínea foi referido por uma informante feminina, Suum.

Suum plantou alguns tipos de vegetais para a alimentação da sua família no seu pequeno campo. Ela evitou trabalhar lá quando estava calor.

> "Não trabalhei no campo durante o dia, quando havia sol quente. Esperei até às 4 ou 5 horas da tarde e comecei a trabalhar novamente".

Os outros dois participantes masculinos, Boonthum e Jumlong, também tinham o seu próprio campo. Boonthum trabalhou sempre no seu campo no final da tarde até ao início da noite, porque queria evitar o sol quente. Jumlong, que trabalhava no escritório do governo nos dias de semana, trabalhava no seu campo apenas ao fim-de-semana. Jumlong também trabalhava apenas quando o sol não estava quente. Boonthum afirmou claramente que "as pessoas com tensão arterial elevada tinham de estar conscientes de estar sob o sol quente, a tensão arterial elevada aumentou por causa disso".

A experiência directa do aumento da pressão arterial como resultado do calor também foi mencionada por outras duas fêmeas, Phun e Sunee

> "Se ando ao sol quente; sinto tonturas. A pressão sanguínea aumenta. "(phun)

> "Houve um dia em que caminhei para ir buscar o meu neto à sua escola à tarde. Estava calor e senti a minha tensão arterial subir". (Sunee)

Para além de evitar o calor do sol quente, alguns informadores tailandeses mencionaram evitar o calor como resultado do cansaço. Sunee mencionou mais tarde o seu cansaço como resultado de caminhar para a escola do seu neto, que ela percebeu como causando o aumento da sua tensão arterial. Buakeaw também afirmou que "as pessoas com tensão arterial elevada devem evitar estar cansadas. Elas não devem estar ao sol quente. Se estiver calor ou se sentirem cansadas, a pressão sanguínea aumenta". A relação entre estar cansado e a tensão arterial elevada foi enfatizada por Somboon, uma informadora feminina. Ela disse" não trabalhem demasiado e fiquem cansadas; a tensão arterial alta aumentará". Enquanto os participantes tailandeses sublinharam o sol quente e o cansaço como sendo prejudiciais para a tensão arterial elevada, evitar o cansaço foi também apresentado no estudo de Garro (1988) no qual os seus participantes indianos canadianos se concentraram em ter cuidado para não trabalhar em excesso ou envolver-se em actividades extenuantes (p.103).

Havia uma informadora tailandesa, Sukuum, que mencionou ter evitado estar no meio de multidões de pessoas porque a sua tensão arterial elevada subiu em resultado do calor.

> "Senti-me quente e doente quando tive de estar numa zona cheia de gente. Por exemplo, quando esperava pelo médico numa clínica de hipertensão, sentia calor e tonturas. Acho que a minha tensão arterial subiu. Assim, depois de me

ter apresentado às enfermeiras e elas terem verificado a minha tensão arterial, esperei pelo médico fora da clínica".

Dos onze participantes que mencionaram evitar o calor, seis deles eram homens, sete dos onze estavam no grupo de baixo estatuto económico e seis dos onze frequentaram intermitentemente a clínica de hipertensão.

Evitar determinados alimentos

Seis informadores tailandeses mencionaram alimentos particulares que evitavam comer, tais como bambu em vinagre ou frutas em vinagre, alguns tipos de vegetais como pepino, "tumlung" (um vegetal tailandês) e "Mara" ou momordica. Um informante mencionou que evitou comer ananás fresco e outro informante mencionou evitar comer sapos. Quase todos estes seis informantes afirmaram ter sentido a sua tensão arterial subir depois de terem comido estes alimentos.

Pramual, uma informadora feminina declarou que

> "O bambu picado não é bom para pessoas com tensão arterial elevada. Faz a pressão sanguínea subir. Eu não o como".

Enquanto Pramual mencionava a relação entre comer o bambu em pickles e a subida da pressão arterial, no seu relato implica que ela cortou estes alimentos das suas refeições. A outra informadora feminina, Junkuum, comportou-se de forma diferente embora também tenha percebido o resultado negativo de comer o bambu em pickles na sua tensão arterial elevada.

> "Eu não como o bambu em pickles. Senti tonturas quando o comi. Realmente, gosto de comer o caril com o bambu em pickles, mas não posso comer muito cada um deles. Não posso comê-lo frequentemente".

O junkuum experimentou a sua tensão arterial a subir depois de comer o bambu em pickles. No entanto, ela não o cortou das suas refeições. Pelo contrário, ela reduziu a quantidade que comeu. Isto também foi declarado por outra informante feminina, Noi, que "a comida em pickles não é boa para pessoas com tensão arterial elevada". Se elas gostam, não devem comer muito. ”

O efeito dos alimentos em pickles no aumento da pressão arterial não é claramente afirmado pelos informadores. No entanto, pode estar implícito que evitar os alimentos em pickles também pode estar relacionado com as ideias sobre a doença tradicional tailandesa do Vento. Afirma-se que as pessoas com a doença do Vento não devem comer alimentos em pickles, uma vez que isso faz "nascer" ou vento no corpo (Brun & Schumacher:1994). Como foi dito anteriormente na secção sobre o consumo de ervas medicinais, os informadores podem relacionar a hipertensão arterial com a doença do lom ou do vento, uma vez que estas duas doenças tinham sintomas semelhantes. Muun, um informante masculino declarou

> "Os alimentos em conserva não são bons. As pessoas com tensão arterial elevada não devem comê-los. Eu comi-os uma vez e senti que ia vomitar. Era como se houvesse vento no corpo. Eu bocejei e havia lágrimas nos meus olhos. "

Sunee mencionou outros vegetais frescos, sapo e um molho local feito a partir do caranguejo da terra em conserva como não sendo bom para pessoas com tensão arterial elevada. Os vegetais frescos que Sunee discutiu, tais como pepino, "tumlung" e "mara", estavam também relacionados com a doença do Vento. Sunee explicou que estes vegetais aumentavam o "vento" no corpo e causavam vómitos. Também foram mencionados frutos frescos como o ananás, mas não se sabe pelos relatos de como estes afectaram a tensão arterial elevada.

A fuga de determinados alimentos foi relatada em Heurtin- Roberts & Reisin (1990), em que os seus informadores Negros relataram ter evitado comer carne de porco e gumbo (p. 233). Os seus informadores também relacionaram o aumento da pressão sanguínea com o consumo de tais alimentos.

Não há diferença significativa entre os participantes, variando por género, estatuto económico e frequência da clínica de hipertensão ao relatar a situação, evitando determinados alimentos.

Doação de sangue

Três informadores masculinos tailandeses mencionaram a doação de sangue para ajudar a hipertensão arterial. Todos eles explicaram como doar sangue era um meio de descarregar o sangue em excesso e deixar sair o sangue "velho" e permitir que o corpo construísse o "novo" sangue. Estes três homens pertenciam ao grupo de estatuto económico mais elevado e dois deles frequentaram continuamente a clínica de hipertensão. A doação de sangue para ajudar a hipertensão arterial não foi relatada em estudos anteriores.

Boonma, um informador masculino declarou

> "Foi-me dito que as pessoas com tensão arterial elevada doavam o seu sangue todos os meses. Pode ser porque tinham sangue em excesso. Doar sangue deixa sair o excesso de sangue. Isso ajudará a tensão arterial".

Boonma pode pensar que ter demasiado sangue faz com que a pressão do sangue no vaso sanguíneo aumente, pelo que a descarga de sangue em excesso diminuiria a pressão sanguínea. Contudo, como Boonma declarou que não doou o seu sangue quando não estava bem, isto pode implicar que o seu corpo pode não estar em bom estado para construir sangue "novo". Isto também foi afirmado por Jumlong e Chan.
Jumlong:

> "Doar sangue vai ajudar a hipertensão arterial. O sangue antigo pode sair e obter o sangue novo. As pessoas que doaram o seu sangue disseram-me. Disseram que a tensão arterial irá diminuir depois de o terem feito.

Chan é o único informante que doa o seu sangue. Antes de saber da sua tensão arterial elevada, ele doou o seu sangue regularmente. Ele disse que o fazia sentir-se bem em ajudar os outros. No entanto, depois de saber da sua tensão arterial elevada, Chan por vezes doou o seu sangue, especialmente quando "não está a subir".

> "Sempre doei o meu sangue antes de ter a tensão arterial alta. Queria ajudar as pessoas que precisavam dele. Sinto-me bem comigo mesmo quando faço isto. Depois de ter tido uma tensão arterial elevada, não a doei tantas vezes como tinha doado.
> Eu não doei sangue quando a minha pressão arterial subiu".

Em resposta à minha pergunta por que razão não pode doar sangue se a sua pressão arterial está a subir, Chan afirmou "A saúde pode não ser suficientemente boa. Não pode ser suficientemente forte para construir o "novo" sangue. Também se vier doar sangue, eles verificarão primeiro a sua pressão arterial, se for normal, eles retiram-na".

Oração e meditação

Quatro informadores mencionaram orações e meditação que fizeram para ajudar a sua tensão arterial elevada. A leitura da Bíblia, a oração e a ida à igreja foram também relatadas pelos informadores afro-americanos em Schoenberg (1997). Os informantes tailandeses explicaram o efeito da oração e da meditação sobre a tensão arterial elevada de forma diferente. Um informante; Boonthum, explicou a consequência da oração e meditação em termos de ajudar a recuperar da tensão arterial elevada.

> "Eu acreditei nas palavras de Buda. Se fizermos coisas boas, receberemos as coisas boas". Rezo todos os dias e alguns dias medito. Leio sempre as palavras de Buda. Fazer o seguimento das palavras de Buda vai ajudá-lo a resolver todos os problemas que tem".

Em resposta à minha pergunta sobre como isso afectaria a tensão arterial, Boonthum afirmou

> "Seguir as palavras de Buda e rezar ajuda-o a acalmar-se". A minha tensão arterial não sobe frequentemente porque não sou muito sensível. "

É provável que Boonthum tenha usado a oração para se acalmar, pois pode ter percebido que a pressão arterial não subia com tanta frequência quando ele estava calmo. Da mesma forma, Noi e Sukuum mencionaram a meditação e a leitura das palavras de Buda para estabilizar a sua tensão arterial elevada.

Noi declarou

> "Quando me senti preocupada ou ansiosa, pensei nas palavras de Buda. Li-as sempre. Tenho muitos livros sobre os ensinamentos de Buda. Antes de ir para a cama, rezo e medito. Durmo bem e a tensão arterial não sobe com frequência".

Não é claro no relato de Noi que ela usou seguindo as palavras e orações de Buda para aliviar a ansiedade e a preocupação ou se a usou para a ajudar a dormir bem, o que depois afectou a sua tensão arterial elevada, ou por ambas as razões.

Um informante rezou de forma bastante diferente, pois acreditava que o poder sobrenatural que resultava da sua oração ajudaria a sua doença. A seita religiosa em que esta informante acreditava ter sido chamada "Yorae" Esta seita tem origem no Japão e acredita que rezar dá poder para ajudar a tratar a doença. Acredita-se que o poder vem do sol. Ocasionalmente, os membros desta seita reúnem-se em casa de um dos seus membros e rezam juntos. Há também um lugar que serve de centro para todos os membros. "Yorae" é uma nova seita religiosa na área em que este estudo foi realizado e não tem muitos membros. Suum, uma informadora que é membro desta seita, declarou que

> "Rezo com os outros no "Centro Yorae". Recebendo "a luz" (o poder do sol) e a minha pressão sanguínea não aumenta. "

Suum também disse que houve uma vez em que um grupo de membros Yorae se encontrou em sua casa e rezaram juntos para ajudar a tratar a sua doença. Suum parecia acreditar que o poder do sol afectava a sua pressão sanguínea. Ela disse

> "Antes de ser membro de Yorae, a minha tensão arterial subia frequentemente e por vezes era alta. Agora não se eleva".

Não houve diferença entre os participantes variaram ao frequentarem a clínica de hipertensão ao relatarem orações e meditação, mas as participantes do grupo de estatuto económico mais elevado tinham mais probabilidades de relatar estes mais do que a sua contraparte.

Cura espiritual

Apenas duas informantes do sexo feminino relataram utilizar a cura espiritual para a sua tensão arterial elevada. Uma delas estava no grupo de estatuto económico mais elevado e uma de duas frequentava continuamente a clínica de hipertensão. O uso da cura espiritual para ajudar a tensão arterial elevada não foi mencionado em estudos anteriores.

Ambas as fêmeas tailandesas utilizaram o poder espiritual para descobrir a causa da tensão arterial elevada e usaram a cura espiritual para as ajudar a recuperar desta condição. Isto pode implicar que, embora estes dois informadores tenham sido informados por profissionais de saúde sobre a sua natureza incurável, tentaram encontrar outra forma de a compreender e tratar.

O Junkuum foi para a província de Lumphang a fim de receber tratamento de um curandeiro espiritual lá.

> "Alguém me disse que este curandeiro estava interessado em tratar muitas doenças. Fui lá com o meu marido. Ele (o curandeiro fantasma) disse que eu estava doente porque eu não respeitava o fantasma que ajudava a cuidar da casa. Esse fantasma estava zangado e eu precisava de realizar um ritual para pedir desculpa. Eu realizei o ritual".

Em resposta à minha pergunta sobre como estava a sua tensão arterial depois de visitar o curandeiro espiritual, Junkuum disse

> "Foi um pouco melhor. Mas ainda se eleva".

Suum também declarou perguntar ao curandeiro espiritual sobre a causa da tensão arterial elevada. Suum foi a outro curandeiro espiritual antes de conhecer a seita religiosa "Yorae". Desta vez, a razão da sua tensão arterial elevada foi explicada como sendo a raiva do fantasma, não na sua casa, mas vivendo num templo da sua comunidade. Acreditava-se que este fantasma cuidava do templo que Suum visitava sempre. Suum disse

> "O curandeiro fantasma disse que eu, acidentalmente, o enfureci. Pode ser ele (o fantasma) pode pensar que eu não o respeitei e ele causou a minha tensão arterial elevada. Preparei alimentos e rituais para lhe pedir desculpa, como o curandeiro fantasma sugeriu".

Suum disse também que sentia que a sua tensão arterial estava um pouco melhor, mas que ainda não tinha recuperado.

Conclusão

Os participantes tailandeses relataram uma variedade de respostas comportamentais que levaram a cabo a fim de estabilizar a sua tensão arterial elevada. Como também relatado em estudos anteriores, a cessação ou ajuste da dosagem de drogas sem consultar os médicos também foi descrita por informadores tailandeses. Isto aponta para a importância da compreensão da tensão arterial elevada por parte dos leigos, em particular a percepção dos seus sintomas em relação à cessação do consumo de drogas e ao ajustamento da dosagem de drogas. Os participantes tailandeses utilizaram vários suplementos de ervas medicinais com medicamentos prescritos em relação à gestão da tensão arterial elevada. Isto também foi encontrado em Garro (1988), Morgan (1995) e Schoenberg (1997). O uso de drogas herbais pelos participantes tailandeses baseou-se na eficácia das drogas herbais e na conveniência da preparação, em vez de disponibilidade e acesso a drogas herbais.

Entre várias respostas comportamentais, evitar preocupação e relaxamento foram mencionadas pelos participantes tailandeses e foram relatadas em vários estudos existentes, enquanto que o encorajamento da transpiração e defecação regular, evitar calor e doação de sangue foram relatados apenas pelos participantes tailandeses neste estudo. Alguns tipos de respostas comportamentais, tais como evitar preocupações, determinados alimentos e calor foram apresentados pelos participantes em relação às experiências de aumento da pressão arterial, enquanto que encorajar a transpiração e defecação regular estavam relacionados com ideias de saúde. No próximo capítulo, explorarei as respostas comportamentais aos conselhos médicos sobre modificação do comportamento.

CAPÍTULO CINCO

RELATOS DE CONSELHOS MÉDICOS SOBRE SANGUE ELEVADO PRESSÃO

Este capítulo explora as respostas comportamentais aos conselhos médicos sobre modificações do estilo de vida em relação a doenças hipertensivas. A questão principal deste capítulo é como os participantes tailandeses responderam aos conselhos médicos sobre modificações do estilo de vida. Também pergunto até que ponto os leigos percebem os benefícios de modificar o comportamento na gestão da tensão arterial elevada de forma diferente dos profissionais de saúde.

Em primeiro lugar, descrevo brevemente a perspectiva médica da modificação do estilo de vida em relação à doença hipertensiva. Em segundo lugar, examino o que os participantes tailandeses fizeram em resposta aos conselhos que lhes foram dados por profissionais de saúde. Será que os informadores ajustaram o seu comportamento conforme aconselhado? Quem ajustou e quem não ajustou? Como explicaram os seus motivos para seguir ou não seguir os conselhos médicos? Será que estes informadores perceberam os benefícios de ajustar o seu comportamento da mesma forma que os profissionais de saúde?

Modificação do comportamento relativo à tensão arterial elevada: uma visão dos profissionais de saúde

Os profissionais de saúde consideram a modificação do comportamento em relação à gestão da hipertensão como um meio de controlar a pressão arterial e também de prevenir doenças secundárias, em particular, doenças cardiovasculares (Kaplan: 1994, Schofield: 1984, Beilin: 1994). Em termos de tratamento, o ajustamento do comportamento é visto como uma terapia não medicamentosa, que é uma terapia inicial para a maioria dos pacientes hipertensos durante pelo menos os primeiros 3-6 meses após o reconhecimento da sua hipertensão. Os pacientes hipertensos foram aconselhados a ajustar o seu comportamento, por exemplo, reduzindo o peso, fumando, restringindo a ingestão de sódio dietético e gordura saturada, aumentando as fibras, limitando o consumo de álcool e aumentando a actividade física ou o exercício. Recomenda-se nas Directrizes da OMS para a Gestão da Hipertensão (1995) que os conselhos comportamentais sejam apresentados aos "novos" pacientes hipertensos que foram encorajados a fazê-lo antes de as suas terapias medicamentosas serem prescritas. O que pensam os profissionais de saúde a este respeito? Será esta terapia não medicamentosa recomendada como sendo eficaz no controlo da tensão arterial do ponto de vista médico?

O texto médico padrão afirma que a terapia sem drogas ou modificações do estilo de vida *pode* baixar a pressão para um nível considerado seguro particularmente entre pacientes com pressões minimamente elevadas (Kaplan: 1994). Além disso, é também claramente afirmado que esta terapia sem drogas *pode não ser suficiente,* mas pode ajudar a reduzir a pressão sem risco e, como resultado, é necessária menos terapia com drogas. (p. 171) Portanto, isto implica que os profissionais de saúde não têm a certeza de utilizar apenas a modificação do estilo de vida como meio de controlar a pressão arterial dos pacientes, então porquê esta incerteza?

Será porque os resultados clínicos não mostram uma relação estatisticamente significativa entre a modificação do estilo de vida e a redução da pressão arterial, ou porque é problemático implementar modificações no estilo de vida?

A maioria dos estudos clínicos relatou a relação entre a modificação de comportamentos como a restrição do sal e a redução do peso, o exercício regular, a redução do consumo de álcool e do tabagismo, e a redução da pressão arterial. (Ramsay: 1982, Nothwehr et al.: 1994, Kaplan: 1994) Estes estudos constataram que a maioria dos pacientes hipertensivos sofreram uma modificação significativa do seu estilo de vida durante 6 meses a 5 anos após o seu acompanhamento. Apesar da eficácia da modificação do estilo de vida, os profissionais de saúde não a valorizaram como um meio de gerir a hipertensão. Por exemplo, Kaplan (1994) declarou duas razões principais para que os profissionais de saúde não aconselhassem os seus pacientes a utilizar modificações do estilo de vida, embora reconhecessem o benefício potencial de tais modificações. Estas duas razões eram "são demasiados problemas" e "muitos pacientes não respondem". (p.171) Kaplan não explica claramente o que quis dizer com "problemas", embora mais tarde tenha mencionado "são necessários mais e mais esforços para instruir e motivar os pacientes do que para passar uma receita médica" (p.171). Nothwehr et al. (1994) descobriram também que os pacientes hipertensivos, embora tenham aumentado os seus conhecimentos sobre a modificação do comportamento, não tiveram um grande impacto no seu comportamento real. (p.367) Isto mostra que os profissionais acharam difícil implementar modificações no estilo de vida na prática, em vez de expressarem incerteza sobre a sua eficácia na redução da pressão arterial.

Do ponto de vista médico, a modificação do estilo de vida é também entendida como um meio de evitar que pacientes hipertensivos desenvolvam doenças secundárias associadas à hipertensão, em particular doenças cardiovasculares. O objectivo da gestão de pessoas com tensão arterial elevada é reduzir o mais possível os seus riscos de complicações (Schofield: 1984). Assim, os doentes hipertensos foram aconselhados a evitar o "risco", uma vez que a sua tensão arterial elevada os colocava em maior perigo de desenvolver doenças arteriais e que a presença de outros factores de risco aumentava grandemente esse risco. Aconselhava-se o exercício regular, pois podia reforçar o sistema cardiovascular e reduzir o risco de doenças cardíacas. Foram sugeridos conselhos dietéticos, em particular a redução da ingestão de gordura, como sendo um factor de risco no desenvolvimento de colesterol elevado. Enquanto os conselhos sobre exercício regular e mudança dietética foram medicamente explicados com base em processos mecânicos ou biológicos, o tabagismo e o consumo de álcool, por outro lado, foram explicados com base nos resultados de estudos epidemiológicos que constataram que as pessoas que fumavam ou consumiam álcool tinham uma maior probabilidade de desenvolver doenças cardiovasculares.

Além disso, do ponto de vista médico, a gestão da doença de hipertensão não está apenas preocupada em controlar a tensão arterial dos pacientes, mas com o facto de a sua tensão arterial ter de ser reduzida para um nível seguro a fim de diminuir os seus riscos de desenvolver uma doença secundária. Watt (1989) afirmou claramente que "a prevenção da hipertensão arterial não é um fim em si mesmo, mas um meio de prevenir as complicações cardiovasculares da hipertensão arterial. Por conseguinte, o objectivo médico do tratamento da hipertensão é atrasar ou diminuir o risco de outras doenças e as modificações do estilo de vida são os meios para atingir tal objectivo. Qual é o objectivo das pessoas que consultaram profissionais de saúde sobre a sua hipertensão arterial?

Nesta parte descrevo como os profissionais de saúde percebem as modificações no estilo de vida em relação à gestão da hipertensão. Do ponto de vista médico, os pacientes hipertensos são aconselhados a modificar o seu comportamento de modo a baixar a sua tensão arterial e, assim, diminuir os riscos de doenças secundárias. Descrevo o problema dos conselhos de estilo de vida levantados pelos profissionais de saúde na gestão da hipertensão, que é o problema de como implementar estas mudanças na prática. Verificou-se que os pacientes do ponto de vista médico não respondem aos conselhos médicos relativos à modificação do estilo de vida e alguns estudos médicos sugeriram que, a fim de encorajar os pacientes a mudar o seu comportamento, aumentar os conhecimentos dos pacientes, em particular o risco de doenças secundárias, ajudaria (Kaplan: 1994, Clark: 1991, Schofield: 1984).

Qual é a opinião dos pacientes sobre as modificações do seu estilo de vida? Os pacientes relacionam a modificação do seu comportamento com a diminuição da sua tensão arterial ou relacionam-na com outras doenças que não a tensão arterial elevada? Embora os profissionais de saúde tenham levantado o problema da não resposta dos pacientes aos seus conselhos e o relacionem com a falta de conhecimentos e motivação dos pacientes, quais são as razões dos pacientes para isso? Passo agora ao ponto de vista dos pacientes sobre a modificação do estilo de vida.

Seguindo conselhos médicos sobre o comportamento: os que se conformaram e os que não se conformaram

Os dados nesta parte derivam de perguntar aos quarenta informadores tailandeses sobre as sugestões que os seus médicos tinham feito para o seu tratamento da tensão arterial elevada. A maioria das sugestões feitas diziam respeito a três áreas de comportamento; dieta, álcool e exercício, enquanto muito poucos deles mencionavam fumar e apenas um mencionava reduzir o stress. Possivelmente, fumar foi menos mencionado pelos participantes porque todos os informantes eram não fumadores e isto pode afectar a menor ênfase na questão do tabagismo na lista de sugestões dos profissionais de saúde. Em relação ao stress, embora o stress tenha sido mencionado pelos informantes em relação à causa do aumento da pressão arterial, apenas um informante o mencionou durante a entrevista em relação ao aconselhamento médico. Isto pode dever-se ao facto de a maioria dos informantes deste estudo terem sido reformados e o stress ter sido geralmente visto como estando relacionado com a esfera do trabalho e não com a luta geral para viver. Embora o stress fosse percebido como resultado de desvantagens económicas; especialmente no passado, era mencionado em relação à causa de ter a tensão arterial elevada.

Nesta secção, portanto, vou apresentar o comportamento dos informadores em resposta a sugestões médicas em três áreas específicas. São eles a alimentação, o consumo de álcool e a prática de exercício. Como mostra a tabela 5.1, um terço dos informadores ajustou a sua dieta, pouco mais de metade dos informadores parou ou reduziu o consumo de álcool e quase metade fez exercício físico.

Quadro 5.1: Ajustamento do comportamento dos informantes como medicamente aconselhado e daqueles que continuaram o seu comportamento como habitualmente

Comportamento	Ajustar	Continuar como de costume	Total (N=40)
Dietética	10	20	30 *
Consumo de álcool	10	8	18 **
Exercício	18	22	40

1 Dez informadores informaram que não foram aconselhados sobre a ingestão alimentar.

2 * Vinte e dois informadores relataram não ter tomado álcool desde a idade adulta.

Em relação à dieta, dez dos informantes informaram que ajustaram a sua dieta como medicamente aconselhado, enquanto os restantes vinte declararam que mantinham a sua dieta habitual. Apenas cinco em cada dez que ajustaram a sua dieta informaram que o fizeram com o objectivo de evitar que a sua pressão sanguínea se tornasse elevada. Os outros cinco fizeram-no a fim de evitar outras condições, tais como o colesterol elevado. A maioria dos informantes declarou que foram aconselhados por profissionais de saúde a reduzir ou evitar alimentos gordurosos, oleosos e salgados. Informaram que estes tipos de alimentos foram descritos por profissionais de saúde como não sendo bons para pessoas com tensão arterial elevada. Alguns deles relataram que lhes foi sugerido que comessem mais vegetais e peixe, menos carne e carne de porco. Poucos informadores mencionaram comer ovos ou alimentos picantes e adocicados, uma vez que foram aconselhados a evitá-los também. Não houve diferença entre os informadores femininos e masculinos, entre os grupos de elevado e baixo estatuto económico e entre os atendentes intermitentes e contínuos no ajuste da sua ingestão alimentar.

Em relação ao consumo de álcool, vinte e dois dos quarenta informadores relataram que não tinham consumido álcool desde que se tornaram adultos. Oito informadores relataram o seu consumo de álcool. Destes oito, três reportaram o seu consumo de álcool como sendo habitual, enquanto os outros cinco declararam que utilizavam álcool ocasionalmente como numa reunião social. Dez informadores relataram que tinham deixado de consumir álcool. Destes dez, quatro deixaram de o utilizar como resultado do efeito negativo do álcool na pressão sanguínea. Os outros seis deixaram de consumir álcool devido à sua saúde e envelhecimento. Muitas vezes os participantes que ajustaram a sua dieta, metade eram mulheres, metade dos dez pertenciam ao grupo de estatuto económico mais elevado e metade dos dez frequentavam continuamente a clínica de hipertensão.

Não houve diferenças significativas entre os grupos de elevado e baixo estatuto económico e entre os atendentes intermitentes e contínuos na cessação do uso de álcool. Dos dez participantes que deixaram de beber álcool, seis dos dez estavam no grupo de estatuto económico mais elevado e seis dos dez frequentavam a clínica de hipertensão de forma intermitente. Em ambos os grupos, os homens foram encontrados muito mais do que as mulheres para cessarem ou continuarem a beber álcool. Isto deve-se ao facto de muito poucas mulheres informadoras (4 de 20) relatarem ter consumido álcool. De dez informadores que deixaram de beber álcool, havia apenas uma mulher e os restantes nove eram informadores masculinos. Enquanto entre os oito informadores que relataram ter bebido álcool, havia três mulheres e os restantes cinco eram homens. Todas estas três mulheres relataram ter bebido álcool ocasionalmente.

Em relação ao exercício, dezoito informadores declararam que o fizeram enquanto os restantes vinte e dois declararam que não o fizeram. Dez dos dezoito eram mulheres, metade dos dezoito estavam no grupo de estatuto económico mais elevado e onze dos dezoito frequentavam continuamente a clínica de hipertensão. Havia diferenças na definição de exercício mantida pelos informadores. A maioria dos informantes (26 de 40) definiram a prática de exercício físico como a actividade física que podiam fazer, acompanhando o trabalho. Os outros (14 de 40) definiram-no como a actividade de tempos livres em que o exercício era feito separadamente do trabalho.

Houve uma diferença significativa na definição de exercício realizado entre os grupos de alto e baixo estatuto económico e entre os atendentes intermitentes e contínuos. Catorze informadores definiram o exercício como uma actividade de tempos livres realizada separadamente do trabalho, dos quais dez informadores pertenciam ao grupo económico superior e onze de catorze frequentavam a clínica de hipertensão continuamente. A definição de exercício como actividade de tempos livres é semelhante à definição dos profissionais de saúde (Kaplan: 1994, Goldberg & Elliot: 1994) e os assistentes contínuos podem definir o exercício falado como tal, como resultado da recepção de informação enquanto frequentavam a clínica. Além disso, o contexto de trabalho dos que definiram o exercício como uma actividade de tempos livres diferia dos que definiram o exercício como um trabalho acompanhado. Os informadores que definiram o exercício como actividade de tempo, não trabalhavam em trabalhos fisicamente exigentes como a agricultura, a jardinagem e o trabalho de parto. A maioria deles, apesar de actualmente reformados, tinha estado no passado em trabalhos leves, tais como trabalhar como funcionários do governo ou a cobrar rendas. É possível que estes informadores não pudessem introduzir actividade física enquanto trabalhavam, uma vez que o seu trabalho sedentário não lhes dava oportunidade de o fazer, e fazer exercício físico tinha de ser feito nos tempos livres.

As várias definições de exercício físico relatadas pelos informantes apresentam as diferentes ideias sobre exercício físico realizadas por leigos e profissionais de saúde. Do ponto de vista médico, foi sugerido exercício 'adequado', o que significava que o exercício vigoroso nos tempos livres era relevante para e de benefício para a saúde e protecção contra doenças cardiovasculares. (Morris: 1983) Além disso, a explicação médica de fazer exercício em relação à prevenção e tratamento de doenças, mencionava o exercício como únicas actividades que eram feitas nos tempos livres. (Schofield: 1987, Ramsay: 1982, Kaplan: 1994, Goldberg & Elliot: 1994) Como foi dito anteriormente (no Capítulo Dois), os conhecimentos médicos e a informação sobre comportamentos "de risco" baseiam-se principalmente em resultados de estudos epidemiológicos. A aceitação médica dos benefícios de fazer exercício para atrasar o início e prevenir doenças cardiovasculares baseia-se nos estudos epidemiológicos que constataram que as pessoas que têm mais actividade física (definida como actividade feita nos tempos livres) têm menos probabilidades de desenvolver doenças cardiovasculares do que as que têm menos actividade física (Kaplan: 1994, Goldberg & Elliot: 1994).

Note-se que qualquer trabalho pesado não foi incluído ou mencionado na explicação médica como beneficiando a prevenção e tratamento de doenças gerais. A exclusão do trabalho pesado da definição de fazer exercício físico pode dever-se ao facto de ser incerto que as pessoas que faziam trabalho pesado tinham menos probabilidades de desenvolver doenças como resultado de a produção de energia durante o trabalho pesado afectar a saúde e dar alguma protecção contra doenças da mesma forma que fazia o exercício físico nos tempos livres, ou porque o indivíduo que fazia trabalho pesado era mais capaz de resistir a doenças. (Thomas et al.: 1981) Existe incerteza médica quanto à interpretação da relação causal entre estes dois factores, mas isto não nega a inter-relação entre eles.

Nesta secção descrevi o número de participantes que relataram ter ajustado o seu comportamento como medicamente aconselhado em três áreas de comportamento: dieta, consumo de álcool e exercício. Os dados mostram que dois terços dos quarenta informadores tailandeses prosseguiram a sua dieta como habitualmente, pouco mais de metade deixou de consumir álcool e quase metade fez exercício físico.

Mudança de comportamento: as explicações dos informadores

Os pacientes hipertensivos foram aconselhados por profissionais de saúde a evitar ou reduzir algum comportamento particular durante o tratamento da sua doença. Estes ajustamentos foram aconselhados em relação ao tratamento da sua doença e ao atraso do desenvolvimento de doenças secundárias. Este conselho médico foi dado aos doentes e fundamentado no contexto da doença e não no da saúde. Isto é diferente dos conselhos médicos dados a pessoas de boa saúde, que visavam manter ou promover a saúde. Além disso, os factores que influenciam o ajustamento do comportamento das pessoas em relação à doença são diferentes dos que se relacionam com a saúde, uma vez que existem diferenças no contexto e condições em que o conselho foi dado e qual era o estado de saúde das pessoas.

Estudos anteriores sobre a forma como os leigos reagiam aos conselhos médicos envolvendo estilos de vida sugeriam que as suas ideias sobre doenças (Murphy: 1992, Wiles: 1998), a interpretação de mudanças de comportamento em relação às suas doenças (Davison et al. 1991, MacInnes e Milburn: 1994, Murphy: 1992, Lupton & Chapman: 1995, Wiles: 1998) e os factores sociais que influenciam ou limitam as suas mudanças preferidas (Calnan: 1990, Mullen: Calnan & William: 1991, Backett: 1992a) estavam relacionados com o seu comportamento de adaptação, conforme aconselhado. Nesta parte, foram feitas duas perguntas a partir dos dados; (1) será que os informadores percebem o ajustamento do seu comportamento como sendo necessário e relevante para a sua tensão arterial elevada? e (2) como é que os informadores entendem o ajustamento do seu comportamento? Os factores sócio-económicos que afectam a mudança de comportamento serão apresentados separadamente no capítulo oito.

Enquanto três tipos de comportamento que são dieta, consumo de álcool e exercício físico foram apresentados separadamente na secção anterior, eles são apresentados em conjunto nesta secção. Isto porque pretendo usá-los como exemplo das respostas dos pacientes aos conselhos médicos relativos à modificação do estilo de vida em relação às suas ideias de tensão arterial elevada e às suas ideias de modificação do estilo de vida, em vez de explorar cada comportamento em pormenor.

Ideias sobre tensão arterial elevada e mudança de comportamento

Estudos anteriores sugeriram que a compreensão dos pacientes sobre a doença afectava a modificação dos seus estilos de vida. (Murphy: 1992, Wiles: 1998) Os pacientes não diabéticos de insulina no estudo de Murphy (1992), que perceberam a sua doença como um conjunto de sintomas, ajustaram o seu comportamento a fim de erradicar os sintomas que experimentaram e continuaram o seu comportamento habitual, especialmente quando não foram percebidos sintomas. Enquanto que os pacientes que percebiam a sua diabetes como um processo de doença e estavam preocupados com a consequência do desenvolvimento de outras doenças secundárias, era provável que ajustassem o seu comportamento como medicamente aconselhado. Este último grupo continuou a modificar o seu estilo de vida, apesar de não terem sido percebidos quaisquer sintomas por estarem preocupados com as complicações da diabetes a longo prazo. Isto sugere a importância dos sintomas na compreensão da doença por parte dos pacientes e da sua relação com o ajustamento do seu comportamento. Alguns pacientes podem aperceber-se do comportamento que lhes foi aconselhado por estar intimamente relacionado com a causa dos sintomas ou da doença. É provável que os pacientes possam alterar o seu comportamento devido ao seu desejo de evitar a ocorrência de sintomas. Além disso, esta mudança pode não ser necessariamente a longo prazo, uma vez que é afectada pela forma como os pacientes percebem a sua doença como um conjunto de sintomas agudos ou como o processo da doença.

Os pacientes que sofreram sintomas e doenças mais graves mantêm o seu comportamento durante mais tempo do que aqueles cujos sintomas são vistos como menos graves? Alguns pacientes que não sofrem de diabetes sem insulina podem frequentemente não sentir sintomas durante o curso da sua doença e perceber a sua diabetes como uma doença não grave que os pode afectar pouco e, por isso, estão menos preocupados com a modificação do estilo de vida. E os doentes que sofreram o trauma dos sintomas e que enfrentam quase a morte súbita ou incapacidade permanente, por exemplo, os que sofreram ataques cardíacos? Os pacientes que sofreram os seus primeiros ataques cardíacos e foram internados nos hospitais, embora preocupados com a gravidade da sua doença nas primeiras semanas após a sua admissão no hospital, mais tarde perceberam-na como uma doença ligeira (Wiles: 1998). Estes pacientes inicialmente consideraram os ataques cardíacos como sendo frequentemente fatais e resultando em incapacidade permanente, se sobrevivessem. Mas mais tarde desenvolveram uma nova compreensão dos ataques cardíacos com base na informação fornecida pelos profissionais de saúde no hospital e nas suas experiências de sobrevivência a ataques cardíacos. Classificaram um ataque cardíaco em tipos ligeiros e graves, com base nas suas experiências. Os pacientes que não sobreviveram foram vistos pelos informadores de Wiles como tendo um ataque cardíaco grave, enquanto os que sobreviveram o fizeram porque tiveram um ataque cardíaco ligeiro.

Wiles (1998) descobriu que estes pacientes foram informados por profissionais de saúde que a maioria das pessoas podia recuperar totalmente de um ataque cardíaco e ser capaz de voltar às actividades normais, e ao mesmo tempo foram aconselhados a ajustar os seus estilos de vida a fim de evitar um novo ataque cardíaco. Tal como foi dito por Wiles, a mensagem do profissional de saúde sobre a elevada possibilidade de poder completar a recuperação de um ataque cardíaco e a necessidade de mudar os seus estilos de vida para evitar um novo ataque cardíaco pareceu ser contraditória. Isto afecta a compreensão dos doentes sobre os ataques cardíacos e a forma como ajustaram o seu comportamento. Em vez de perceberem os benefícios das modificações do estilo de vida como prevenindo ou reduzindo o risco de um novo ataque cardíaco, como na perspectiva dos profissionais de saúde, os pacientes de ataque cardíaco perceberam que a modificação do seu comportamento os ajudava a uma recuperação completa e rápida dos seus ataques cardíacos. Estes pacientes também consideraram os seus ataques cardíacos como eventos isolados e agudos de novos ataques cardíacos. Além disso, o primeiro ataque cardíaco não foi percebido por estes pacientes como tendo enfraquecido o seu coração, o que poderia então causar um novo ataque cardíaco.

Estudos de pacientes com diabetes não insulínicos e pacientes de ataque cardíaco, do mesmo modo, apresentaram a importância da compreensão dos pacientes sobre a doença que afecta a forma como ajustam o seu comportamento. A compreensão dos pacientes leigos da doença como sendo uma doença aguda ou um conjunto de sintomas afectou a sua prontidão para ajustar os seus estilos de vida. Note-se que estes dois grupos de pacientes foram aconselhados pelos profissionais de saúde a fazer modificações no estilo de vida, a fim de prevenir ou reduzir o risco das doenças secundárias, enquanto que os pacientes leigos relacionaram-no com a sua recuperação das suas doenças actuais. Este acontecimento aparece possivelmente nos pacientes hipertensivos quando também lhes foi dito para ajustarem os seus estilos de vida de modo a prevenir outras doenças associadas.

Como se afirma no Capítulo Dois, da perspectiva médica, a doença de hipertensão é percebida como uma doença assintomática. Isto é muito interessante, uma vez que os dados deste estudo revelaram que os informadores tailandeses consideravam a sua tensão arterial elevada como sintomática. Além disso, estes informadores utilizaram percepções e experiências de sintomas para decidir se e como tratar a sua tensão arterial elevada (tal como apresentado no Capítulo Quatro), incluindo o seu comportamento de ajustamento como medicamente aconselhado.

Os informadores tailandeses neste estudo explicaram como mudaram o seu comportamento com base nas suas percepções dos sintomas da tensão arterial elevada. À semelhança de alguns pacientes não diabéticos de insulina (Murphy: 1992), os pacientes hipertensivos perceberam que tinham recuperado da tensão arterial elevada se não fossem percebidos sintomas, e isto afectou as suas alterações de comportamento. Quatro informadores tailandeses hipertensivos relataram que continuavam a comportar-se como habitualmente porque se aperceberam de que tinham recuperado da tensão arterial elevada.

Muun, um informante masculino mencionou a redução da ingestão de alimentos salgados, uma vez que lhe foi dito pela enfermeira numa clínica de hipertensão que isso afectava a sua tensão arterial elevada. Muun evitou inicialmente comer comida salgada, mas mais tarde relatou ter prosseguido com a sua dieta habitual.

"Estou agora recuperado disso. Sinto-me normal e posso comer como de costume. "

Muun utilizou a ausência de sintomas como indicador da sua recuperação da tensão arterial elevada. Percebeu que a comida salgada não era boa para a sua tensão arterial, mas porque tinha recuperado da sua tensão arterial, pelo que evitar a comida salgada era desnecessário. Este tipo de percepção é também apresentada por outro informante masculino, Sarayut, que sentiu que estava recuperado e podia continuar com a sua dieta habitual.

"Foi-me dito para evitar alimentos oleosos, gordurosos e salgados. Disseram-me que tais tipos de alimentos não eram bons para a tensão arterial elevada. Reduzi a sua ingestão. Agora não sinto nada de errado. Eles (médico) disseram que a minha pressão sanguínea tinha agora descido. Voltei à minha dieta habitual.

Sarayut confirmou a sua percepção de que a sua tensão arterial tinha recuperado, mencionando que foi o seu médico que lhe comunicou a sua tensão arterial normal depois de a ter verificado. Esta situação é semelhante à de Wiles (1998) na medida em que os pacientes de ataque cardíaco foram informados pelos profissionais de saúde da sua recuperação após o ataque cardíaco e da necessidade de mudar os estilos de vida. Os profissionais de saúde podem não estar conscientes de que os seus conselhos parecem contraditórios. Possivelmente, os profissionais de saúde têm dois objectivos na gestão de um ataque cardíaco; tratar o ataque cardíaco e prevenir os futuros ataques. O primeiro foi alcançado à medida que os pacientes sobreviveram agora, talvez com pequenas complicações; o segundo objectivo ainda tinha de ser alcançado. O conselho de mudar o estilo de vida foi então dado aos pacientes a fim de se alcançar o segundo objectivo médico. No entanto, os pacientes podem não perceber isto da mesma forma que os profissionais de saúde o percebem. Em pacientes hipertensivos, um profissional de saúde pode também perceber que a pressão arterial dos pacientes é agora reduzida para um nível seguro. O primeiro objectivo do tratamento é alcançado, mas não o segundo e possivelmente mais importante objectivo. Assim, os doentes hipertensos ainda precisam de mudar os seus estilos de vida a fim de manter o seu nível seguro de tensão arterial e evitar que sofram doenças secundárias. Mas Muun e Sarayut não sentiram a sua doença da tensão arterial da mesma forma que os profissionais de saúde. Tal como os doentes de ataque cardíaco (Wiles: 1998), os doentes hipertensivos sentiam a sua tensão arterial elevada como uma doença aguda não se relacionava com outras doenças, e as mudanças de estilos de vida eram desnecessárias uma vez que tinham recuperado.

A percepção de recuperação de doenças em relação a mudanças de estilos de vida também encontrada no consumo de álcool, bem como no comportamento dietético. O álcool foi considerado como sendo uma causa de aumento da pressão arterial quase todos os informadores tailandeses neste estudo mencionaram que deixaram de consumir álcool quando descobriram que a sua pressão arterial estava alta. No entanto, três informadores recomeçaram a usar álcool quando se aperceberam que tinham recuperado da tensão arterial elevada. Todos estes três declararam que a sua tensão arterial estava normal, pelo que não havia necessidade de evitar o consumo de álcool.

Um informador masculino, Muun declarou

"A minha tensão arterial está recuperada. Posso beber álcool. Inicialmente, o médico disse-me para não beber álcool, eles (outras pessoas) também me disseram para não o usar. Agora posso bebê-lo. Recuperei dele (tensão arterial elevada)".

Pode não estar claro se Muun percebeu que estava totalmente recuperado da tensão arterial elevada ou que percebeu que a sua tensão arterial estava agora controlada. No entanto, é mais provável que Muun tenha percebido que estava agora totalmente recuperado da mesma. Ele declarou mais tarde que a enfermeira verificou a sua tensão arterial quando foi a uma clínica para tratamento e foi-lhe dito que era normal. Afirmou também que o médico também o disse quando lhe foi fornecido tratamento. Muun declarou que lhe foi dito que a sua pressão arterial estava normal durante os últimos seis meses, e que o médico planeou parar a medicação se a sua pressão arterial ainda estivesse normal na próxima consulta.

Assim, é possível que enquanto Muun foi informado pelos profissionais de saúde que a sua pressão arterial estava normal, Muun pode interpretar isto como se a sua pressão arterial tivesse sido recuperada. Enquanto que ao dizer isso, os profissionais de saúde podem significar que a pressão arterial de Muun estava agora controlada, uma vez que estava a um nível seguro. Assim, a palavra "normal" utilizada no encontro médico foi interpretada de forma diferente pelos profissionais de saúde que a utilizaram e pelos pacientes que a compreenderam, e cada um não tinha consciência de que falavam da mesma palavra com significados diferentes. Possivelmente, os pacientes que foram informados pelos profissionais de saúde que a sua pressão arterial estava sob controlo, podem também perceber que tinham recuperado desta doença como Muun.

Outro informante masculino, Jun, também se apercebeu de ter recuperado da tensão arterial elevada, e usou álcool como antes. O caso de Jun é interessante, pois afirmou claramente sobre a sua experiência do efeito do álcool no aumento da pressão arterial. Declarou também que o médico lhe disse para não beber álcool.

> "Eles (profissionais de saúde) disseram-me para não beber álcool. Eu bebo-o.
> Eu bebo quando a tensão arterial não sobe. Se subir, deixo de beber. "

Jun relatou ter consumido álcool, embora o considerasse prejudicial para a sua pressão sanguínea. Inicialmente, deixou de beber álcool quando percebeu que a sua pressão sanguínea tinha aumentado. Este tipo de ajustamento do estilo de vida foi declarado pelos diabéticos não portadores de insulina que deixaram de comer alimentos doces quando o sintoma ocorreu e "testaram" o efeito dos alimentos "proibidos", testando os níveis de glicose no sangue (Murphy: 1992). Mais tarde Jun foi informado pelo médico que a sua pressão sanguínea estava normal. Ele próprio se apercebeu então de que tinha recuperado. Desde então, começou a beber álcool todas as noites.

> "Estou recuperado da tensão arterial elevada. Eu bebo todos os dias. No início
> não bebia quando sentia dores de cabeça ou tonturas. Mas agora a minha pressão
> sanguínea está normal. Eles (profissionais de saúde) disseram-me. Eles
> verificaram-na e disseram-me que não é alta. Agora é normal".

Jun também confirmou a sua recuperação da tensão arterial elevada como

> "Se ainda estivesse elevado, perceberia os seus sinais ou os seus sintomas. Mas
> não, não sinto nada, nenhuma dor de cabeça, nenhuma vertigem. Se ele (tensão
> arterial) aumenta, eu percebo-o".

> "Porque (tensão arterial elevada) está recuperada, não sinto sintomas embora
> beba álcool. Bebo à noite, não sinto nada mesmo de manhã. "

Pong, um informante masculino também relatou ter utilizado álcool como habitualmente, uma vez que se apercebeu de ter recuperado da tensão arterial elevada. Pong também foi informado por enfermeiro e médico numa clínica de hipertensão que a sua pressão arterial estava normal.

"Disseram que a minha tensão arterial estava normal, agora não estava alta".

"Eu bebo álcool e não sinto nada de mal, não tenho dores de cabeça".

Note-se que estes três informadores utilizaram a sua própria experiência de não apresentarem sintomas de aumento da tensão arterial após a utilização de álcool para decidir se estavam recuperados desta doença, e não se basearam apenas no facto de os profissionais de saúde considerarem que a sua tensão arterial era "normal". A percepção de recuperação da tensão arterial elevada pode ser o resultado da sua interpretação do que lhes foi dito pelos profissionais de saúde sobre a sua tensão arterial como "normal, não elevada", mas a percepção de não haver sintomas pareceu convencer mais estes informadores da recuperação da tensão arterial elevada.

Crucialmente, como Murphy (1992) e Wiles (1998) sugeriram, a forma como os pacientes compreendem a sua doença afectou a forma como ajustaram os seus estilos de vida em relação ao aconselhamento médico. Enquanto os informadores acima descritos continuaram o seu comportamento habitual em resultado da sua percepção de terem recuperado a tensão arterial elevada, por outro lado, outros informadores ajustaram o seu comportamento porque sentiam sintomas de tensão arterial, o que significava que ainda não tinham recuperado da mesma.

Thonginn, uma informante feminina mencionou a redução do molho de peixe nas suas refeições, uma vez que provocou o aumento da sua pressão sanguínea.

"Eles (profissionais de saúde) disseram-me para não comer comida salgada.
Não era bom para a tensão arterial elevada. Comi-a e também senti que a minha
pressão arterial subiu e cortei o molho de peixe da minha cozedura. "

Na Tailândia, o molho de peixe é utilizado na cozinha para tornar os alimentos salgados, enquanto o sal é menos utilizado na cozinha, mas principalmente para alimentos conservados. A Thonginn cortou o molho de peixe à medida que experimentou um aumento da pressão sanguínea quando o utilizou. Isto também é mencionado por outra informante fêmea, Dee

"Os alimentos oleosos e salgados não eram bons para a tensão
arterial elevada. Aumenta quando se come. Eu tentei uma vez. Comi
comida salgada e a minha pressão arterial subiu".

Thonginn e Dee perceberam a relação entre comer alimentos salgados e o aumento da sua tensão arterial, e relataram tê-la cortado das suas refeições. Pelo contrário, Som que também percebeu tal relação reduziu a ingestão de comida salgada em vez de a cortar.

"Disseram-me para não comer comida salgada. Aumenta a pressão sanguínea.
Como-a mas não muito. Penso que devíamos comer um pouco, não cortá-lo
totalmente".

Isto também foi mencionado por Sawat que reduziu os seus alimentos gordurosos e oleosos em vez de os cortar.

"Foi-me dito para evitar comer a comida oleosa ou a gorda. Por
vezes comia-os. Disseram-me que tais alimentos aumentam a
pressão sanguínea. Eu não os comia muito. "

Os relatos de Sawat e Som apresentam que eles perceberam o efeito negativo de comer alimentos salgados, oleosos e gordurosos na sua tensão arterial elevada, e também perceberam que a quantidade de tais alimentos tomados estava relacionada com o aumento da tensão arterial. Assim, com base nestes dados, estes informadores não se aperceberam como tendo recuperado da tensão arterial elevada, mas ajustaram os conselhos dados pelos profissionais de saúde para se adaptarem à sua tensão arterial elevada. A quantidade de alimentos que foram aconselhados a evitar tomar foi percebida pelos informadores em relação ao nível de aumento da tensão arterial. É provável que estes informadores tenham percebido que "não estou recuperado, mas tomá-lo um pouco não importa para a minha tensão arterial elevada".

As percepções dos informadores sobre o nível a que fazem tomar certos alimentos sem proibirem a sua tensão arterial elevada são também indicadas no seu ajuste do consumo de álcool. Os cinco informadores que relataram o seu consumo ocasional de álcool estavam todos conscientes do efeito do álcool no aumento da sua tensão arterial e também enfatizaram o consumo de menos álcool, por exemplo, Boonchoei e Boonma

> "Eu bebo álcool. Não é frequente. Utilizei-o numa reunião social. "(Boonchoei)

> "Por vezes bebo álcool com os meus amigos, mas não frequentemente".
> (Boonrna)

Tanto Boonchoei como Boonma relataram também que o médico lhes tinha dito para evitarem beber álcool. Além disso, estavam conscientes de que o álcool aumentava a sua pressão arterial, mas ambos declararam que "não o uso muito ou com frequência. Isso não importa. "

Enquanto Boonchoei e Boonma relatavam o seu uso de álcool ocasionalmente em reuniões sociais, Junkuum, uma informante feminina declarou que usava medicamentos à base de ervas que tinha de misturar com álcool, e por vezes bebia cerveja para ajudar o seu apetite antes do jantar. A quantidade de álcool foi realçada no seu relato.

> "Por vezes uso "Ya-duong" (um tipo de medicamento que precisa de ser misturado com álcool. Este tipo de medicina herbácea é percebido como ajudando a fortalecer a saúde). Mas eu não o uso frequentemente, não gosto do seu cheiro. "

> "Por vezes bebo cerveja antes do jantar, mas não muito, não frequentemente".

A Junkuum também estava ciente do efeito do álcool na subida da pressão arterial, mas disse que a cerveja é mais leve do que outros tipos de álcool e "não sinto vertigens quando a bebo".

Entre estes informadores, a quantidade de álcool tomada foi percebida em relação ao aumento da pressão arterial. Note-se que todos eles mencionaram que não utilizavam muito ou com frequência o álcool. Além disso, foi mencionada a percepção de ausência de sintomas de aumento da tensão arterial após o uso de álcool. É possível que, embora estes informadores estivessem cientes do consumo de álcool em relação à subida da tensão arterial, tenham utilizado a sua própria experiência para confirmar as suas ideias de que o álcool não prejudicava a sua tensão arterial elevada, se não fosse tomado em excesso ou se fosse tomado a um nível "seguro".

Por outro lado, alguns informadores mencionaram o grave efeito negativo do álcool no aumento da pressão arterial, independentemente da quantidade ingerida. Este grupo de informadores afirmou claramente que deixaram de o utilizar em vez de reduzirem a quantidade de álcool que utilizavam. Note-se que estes informadores mencionaram a sua própria experiência e a experiência de outros em relação a um grave aumento da pressão sanguínea após o uso de álcool.

Outros dois informadores masculinos, Sarayut e Chan deixaram de beber álcool ao perceberem que a sua pressão arterial tinha subido.

> "Eu costumava beber cerveja à noite. Parei-a. Por vezes sentia
> tonturas quando a bebia". (Sarayut)

> "Deixei de usar álcool há cinco ou seis anos. As pessoas com tensão
> arterial elevada não a devem usar. Aumenta a pressão sanguínea.
> Tive uma dor de cabeça quando a usei". (Chan)

Chan percebeu os sintomas de uma dor de cabeça como um sinal de aumento da pressão arterial, e Sarayut percebeu tonturas. É o significado dos sintomas que tanto Chan como Sarayut interpretaram como implicando que se encontravam numa fase prejudicial. Chan e Sarayut mencionaram a morte ou a paralisia como resultado de uma subida demasiado alta e rápida da tensão arterial. Deixaram de consumir álcool porque sentiram sintomas de aumento da tensão arterial que preferiram parar antes de "a tensão arterial ficar demasiado alta" (Chan).

Outra informadora feminina, Som, embora ela própria não tenha sentido os sintomas de aumento da tensão arterial, deixou de usar álcool. Ela declarou

> "Por vezes usei álcool, apenas numa reunião social. Não o utilizo
> agora. Conheci um homem velho. A sua tensão arterial estava muito
> alta. Ele bebia álcool e morreu. Disseram que o seu vaso sanguíneo
> estava partido porque a pressão arterial estava muito alta. "

Som apresentou a sua decisão de deixar de usar álcool porque ouviu falar da morte de um homem hipertenso como resultado do uso de álcool. Enquanto alguns mencionaram uma dieta segura e a quantidade de álcool que podia ser ingerida, alguns confirmaram o grave efeito negativo do álcool, qualquer que fosse a quantidade ingerida. Note-se que a percepção dos sintomas é um factor crucial no ajustamento da dieta e do consumo de álcool por parte dos informantes. Os conhecimentos dos informantes sobre a tensão arterial elevada em relação aos conselhos médicos do exercício foram influenciados pelas suas ideias sobre as causas do aumento da tensão arterial, e não pela percepção dos sintomas. Alguns informadores mencionaram as suas preocupações em não exercitar demasiado, pois causava cansaço, fazendo aumentar a tensão arterial.

Os informantes apresentaram as suas ideias sobre o nível de ajustamento do comportamento adequado à sua tensão arterial elevada, com base nas suas experiências de sintomas e nas suas ideias sobre a causa do aumento da tensão arterial. Como resultado da percepção dos sintomas de aumento da tensão arterial, alguns informadores ajustaram o seu comportamento a um nível que comprometeu os sintomas. Enquanto que alguns informadores continuaram com o seu comportamento habitual porque não sentiam sintomas, o que significava que tinham recuperado e, portanto, era desnecessário ajustar o seu comportamento. Tal comportamento também foi encontrado entre os pacientes diabéticos não insulínicos e os pacientes que sofreram um ataque cardíaco (Murphy: 1992, Wiles: 1998).

A interpretação da mudança de comportamento

Do ponto de vista médico, os pacientes hipertensivos foram aconselhados a modificar o seu comportamento a fim de prevenir outras doenças. No entanto, os leigos podem perceber os benefícios da modificação do comportamento de forma diferente dos profissionais de saúde. Por exemplo, as pessoas que sofreram um ataque cardíaco perceberam o ajustamento dos estilos de vida como um meio de os tornar totalmente recuperados (Wiles: 1998). Do mesmo modo, a maioria dos informadores tailandeses hipertensivos neste estudo relacionava a modificação do comportamento à saúde e outras doenças, em vez de baixar a tensão arterial elevada e a prevenção de outras doenças associadas à tensão arterial elevada.

Benefícios da mudança de comportamento

Uma informante feminina, Noi, reduziu os alimentos salgados e doces ao perceber que tais alimentos podem causar-lhe outras doenças.

> "Reduzi os alimentos açucarados. Podem fazer-me ficar doente com diabetes. Também não como muito de comida salgada. Essa comida causa problemas renais".

Suum, outra informante feminina também mencionou a redução dos alimentos gordurosos como um meio de prevenir problemas cardíacos.

> "Não como comida gordurosa. Pode causar problemas para o meu coração. "

Noi e Suum ajustaram a sua dieta a fim de prevenir outras doenças. Notou-se que as doenças que mencionaram, tais como problemas renais e cardíacos, podem estar associadas a ter tensão arterial elevada do ponto de vista médico. Mas tanto Noi como Suum não os aperceberam de estarem associados à sua tensão arterial elevada, pelo contrário, estas doenças pareciam estar separadas. Três outros informadores masculinos, Jumlong, Chan e Ta também relataram a redução de alimentos gordurosos das suas refeições. Embora as suas percepções sobre os objectivos da redução de alimentos gordurosos fossem compatíveis com a perspectiva médica, explicaram o seu processo benéfico de forma diferente. Por exemplo, dois destes três informadores; Jumlong e Chan, reduziram os alimentos gordos de modo a ajudar a sua tensão arterial, mas explicaram o efeito dos alimentos gordos na sua condição de forma diferente.

A explicação do efeito negativo da gordura na pressão sanguínea foi declarada por Jumlong como

> "Comer alimentos gordurosos engorda. Quando se tem excesso de peso, a pressão arterial também aumenta. O médico disse porque a gordura estará no vaso sanguíneo e a pressão sanguínea aumenta".

Enquanto Chan o explicava desta forma.

> "A gordura irá para o vaso sanguíneo e isto torna o problema da circulação do sangue. Causará o problema do coração. Quando o coração fica com problema, irá aumentar a pressão sanguínea".

Notou-se que tanto o Jumlong como o Chan reduziram os alimentos gordurosos, pois estavam conscientes do efeito negativo da gordura na sua tensão arterial elevada. Jumlong mencionou o excesso de peso como resultado de comer alimentos gordurosos que contribuíram para o aumento da sua pressão sanguínea. Enquanto que Chan mencionou a relação entre problemas cardíacos, circulação sanguínea e hipertensão arterial, devido à presença de gordura nos vasos sanguíneos. Em vez de perceber os problemas cardíacos como resultado de ter a tensão arterial elevada como na perspectiva médica, Chan percebeu a sua relação inversa; os problemas cardíacos causavam a tensão arterial elevada.

Wiles (1998) interpretou o comportamento de pacientes que sofreram um ataque cardíaco e que se relacionaram com o ajustamento dos estilos de vida para ajudar à recuperação do seu actual ataque cardíaco, em vez de prevenir outro ataque cardíaco, como sendo possivelmente um resultado do contexto em que o aconselhamento é fornecido a estes pacientes. Os profissionais de saúde forneceram informações sobre estilos de vida ao mesmo tempo que estes pacientes estavam a ser tratados para os seus ataques cardíacos, pelo que os pacientes podem relacionar o ajustamento dos estilos de vida com a recuperação dos seus ataques cardíacos. No entanto, esta interpretação pode não ser apropriada no caso de pacientes hipertensivos. Os informadores com tensão arterial elevada neste estudo também receberam conselhos sobre estilos de vida durante o seu tratamento de tensão arterial elevada numa clínica de hipertensão, mas houve alguns informadores que perceberam o ajustamento do estilo de vida em relação a outras doenças. As outras doenças que estes informadores perceberam em relação à modificação do estilo de vida podem também ser percebidas como separadas ou sem relação com a sua tensão arterial elevada. Portanto, isto sugere que não é o contexto em que o conselho médico é fornecido, mas a compreensão das pessoas sobre a modificação do comportamento - quer a mudança de estilo de vida relacionada com a doença actual ou com outras doenças - que influencia o seu estilo de vida de ajustamento.

Apenas três informadores tailandeses mencionaram fazer exercício como meio de controlar a sua tensão arterial. Estes informadores explicaram o efeito de fazer exercício sobre a tensão arterial de duas maneiras diferentes. Primeiro, dois informadores perceberam a perda de peso como resultado da prática de exercício que depois reduziu a sua tensão arterial. Em segundo lugar, um informante percebeu que fazer exercício como forma de "queimar" gordura, e que a pressão sanguínea "desce" devido à redução da gordura.

Duas informadoras, Pramual e Sunee, mencionaram a relação entre perda de peso e pressão sanguínea mais baixa.

> "A prática de exercício ajuda a reduzir a pressão arterial. A prática de exercício faz perder peso e quando o peso é reduzido, a pressão arterial também diminui"(Pramual)
> "Se faz exercício, perde peso e isso reduz a pressão arterial". (Sunee)

Um informador masculino, Jumlong explicou o exercício como um meio de "queimar gordura".

> "Tomar exercício 'queima' gordura no vaso sanguíneo, e quando a gordura foi queimada, vai ajudar a pressão sanguínea".

Enquanto alguns informadores perceberam o ajustamento dos estilos de vida em relação a outras doenças, outros informadores perceberam-no em relação à promoção da saúde. Tal como apresentado anteriormente, Jumlong e Chan relacionaram o consumo de alimentos gordos com doenças, Ta, um informante masculino, mencionou-o, inversamente, em relação à sua saúde. O Ta reduziu os alimentos gordurosos porque sentiu que ter muita gordura o tornava inactivo.

> "Eu não como muita comida gordurosa. Dá-me uma grande barriga. Não gosto dela. Sinto-me inactivo quando estou com excesso de peso. "

Ta relacionava a ingestão de alimentos gordurosos com o seu sentimento de inactividade. No relato de Ta sobre a saúde, ele mencionou o sentimento de inactividade como um sinal de saúde precária. Ta percebeu que a saúde era sentir-se bem e activo, pelo que evitou comer alimentos gordurosos porque isso afectava a sua saúde. Também se nota que Ta se concentrou principalmente na sua saúde, em vez da sua tensão arterial elevada, na entrevista. Também mencionou o incentivo ao suor e à defecação regular como meio de promover a saúde. Não é explícito no relato de Ta se ele promoveu a sua saúde para ajudar ou não a sua tensão arterial.

Uma compreensão da mudança de comportamento em relação à saúde encontra-se mais no relato de exercício físico dos pacientes. Isto pode dever-se ao facto de, na perspectiva dos leigos, a prática regular de exercício físico e de aptidão física terem sido vistos como os elementos-chave para manter a saúde em vez de tratar a doença. (Calnan: 1990) Vinte e um informadores tailandeses hipertensivos neste estudo mencionaram a prática de exercício físico como estando relacionada com a saúde. Entre estes vinte e um, três relacionaram a prática de exercício físico indirectamente com a tensão arterial elevada, como resultado de terem uma saúde mais forte. Os dezoito restantes relacionavam apenas a prática de exercício físico com a manutenção da sua saúde. O efeito da prática de exercício sobre a saúde foi explicado pelos informantes em termos de aspecto psicológico, como sentir-se bem, sentir-se em forma e o aspecto funcional, em vez de explicar em termos da ausência de doença.

"Ando pela casa à noite e balanço os dois braços. Faço-o e sinto-me bem". (Knowkeaw)

"Fazer exercício faz-me sentir bem". (Chan)

"Fazer exercício todos os dias, pouco a pouco, torna a minha saúde mais forte". (Jumrat)

"Eu corro todas as noites. Se não o faço, não me sinto bem". (Jumlong)

Enquanto alguns perceberam os benefícios de fazer exercício físico para a saúde, oito participantes tailandeses relataram ser incapazes de fazer exercício físico devido à sua saúde precária. Por exemplo, uma informante feminina, Somjit declarou que não podia fazer exercício porque "não sou forte. Não o posso fazer". Isto também foi afirmado por um informante masculino, Saman, que "não me sinto bem". Sou fraco. Penso que vou fazer exercício quando a minha saúde ficar mais forte". Estes informantes também mencionaram o benefício do exercício no fortalecimento da saúde, mas isso não foi prático nos seus casos. É provável que os leigos falem de saúde e doença em geral, de forma diferente de falar sobre ela nos seus contextos particulares. Embora a prática de exercício seja vista como benéfica para a saúde das pessoas em geral, pode não ser boa para um indivíduo em particular. Isto também é afirmado pelos informadores que declararam não poder fazer exercício devido às suas doenças ou sintomas.

Por exemplo, um informante masculino, Pong mencionou o seu estado de asma em relação ao exercício.

"Não posso correr pela manhã. No passado, fi-lo mas não com demasiada frequência e não podia correr longe. Não o posso fazer agora. Tenho asma e não é bom quando faço exercício. "

Outro informante masculino, Boonma mencionou a dor nos músculos quando fazia exercício

"Eu não faço exercício. Não me sinto bem. Dá-me dores nos músculos".

Da mesma forma, alguns informadores tailandeses não puderam facilmente ajustar a sua dieta devido a preocupações de saúde. Dos vinte informadores que relataram uma dieta normal, seis mencionaram, na sequência de sugestões médicas como as que afectam a sua saúde, tais como Sunee e Preeda.

> "O médico disse-me para reduzir os alimentos gordurosos, leite de
> coco e alimentos doces. Eu gosto. Quando o reduzi das refeições,
> não gosto de comer. Como menos e perco peso. Sinto-me
> cansado"(Sunee)

> "No início comi menos como me disseram, mas agora como como
> como como de costume. Não me sinto bem quando como
> menos"(preeda)

Sunee e Preeda mencionaram o efeito de seguir a dieta médica sugerida sobre a sua saúde, devido à sua preferência e à menor quantidade de alimentos que poderiam tomar. Notou-se que enquanto os profissionais de saúde sugeriram aos pacientes que evitassem alguns tipos de alimentos, uma vez que afectam a sua tensão arterial elevada, os pacientes sentiram que seguir tais sugestões afectava negativamente a sua saúde. É provável que a ênfase entre os pacientes e os profissionais de saúde seja diferente. Enquanto os profissionais de saúde concentram o seu tratamento na doença, os pacientes concentram-se na sua saúde. Como resultado desta ênfase diferente, é provável que o seguimento das sugestões médicas seja negligenciado pelos pacientes se isso afectar negativamente a sua saúde. Esta questão também foi claramente afirmada pela Boonma

> "Não se pode comer menos, como os médicos lhe disseram. Estará cansado e
> fraco. Se comer menos, também não conseguirá dormir à noite. Penso que se eu
> tivesse comido como o médico disse, já estaria morto".

A outra forma pela qual o informante percebe que comer menos em relação à saúde foi declarada por Muun

> "Eles (profissionais de saúde) disseram-me para reduzir a ingestão de alimentos
> salgados, gordurosos e doces. Disseram-me para comer menos. Como pode o
> corpo trabalhar sem comida suficiente"?

Muun mencionou comer alimentos como combustível para a carroçaria que ele percebeu como sendo o mesmo que um motor. Comer menos era, portanto, entendido como a carroçaria que recebia menos combustível, o que afectaria a função da carroçaria.

Para além da percepção de comer menos em relação à saúde, alguns informadores também mencionaram comer menos em relação a uma determinada doença. Kumnoi e Boonchoei mencionaram a sua percepção de ter uma úlcera péptica como resultado de comer menos.

> "O médico disse-me para comer menos. Não estou cheio com essa quantidade.
> Tenho medo de acabar com uma úlcera péptica se ainda comer como eles
> disseram". (Kumnoi)

> "O médico disse-me para reduzir o meu peso, comer menos. É difícil. Se como
> menos, especialmente ao jantar, sinto fome à noite. Não consigo dormir. Posso
> estar doente com uma úlcera péptica". (Boonchoei)

Crucialmente, os dados ilustram claramente que a compreensão dos leigos sobre a modificação do comportamento difere significativamente dos profissionais de saúde. Os profissionais de saúde aconselham as pessoas com tensão arterial elevada a alterarem o seu comportamento a fim de baixar a tensão arterial elevada e prevenir complicações, enquanto que os leigos se relacionam com a modificação do comportamento à sua saúde. Além disso, embora a modificação de comportamento possa ser vista como benéfica para a saúde, também pode ser limitada pelo estado de saúde e de doença.

Diferentes definições de mudança de comportamento, em particular a realização de exercício, foram mostradas nas contas dos participantes tailandeses. Isto apresenta as ideias complexas sobre a modificação de comportamento na posse dos leigos. Tomando o exercício como exemplo, mostrarei que os leigos compreendem a modificação do comportamento de forma diferente dos profissionais de saúde.

Os informadores tailandeses neste estudo mencionaram dois aspectos importantes quando falaram em fazer exercício. Um era movimento corporal e o outro era suar. Em relação ao movimento do corpo, os informadores mencionaram vários tipos e níveis. Os tipos e níveis de fazer 'exercício' através do movimento do corpo variavam desde andar e fazer algumas tarefas leves na casa até trabalhar no jardim, o que consumia muita energia.

Somdee, uma informadora mencionou ter feito exercício ao fazer tarefas domésticas.

"Entro nesta casa, fazendo isso, fazendo isto. Está a fazer exercício".

Somboon fez exercício cortando a relva à volta da sua casa.

"Eu corto a relva à volta da casa, pouco a pouco todos os dias".

Enquanto Kumnoi fazia concomitantemente o seu exercício e trabalhava no seu jardim.

"Caminho a cerca de meio quilómetro desta casa para trabalhar no meu jardim de flores todos os dias. Parto o chão, cultivo plantas e arrasto um longo plástico de água para regar as plantas todos os dias. Eles (profissionais de saúde) disseram que isso não é exercício. Trabalho é trabalho. Exercício é exercício físico. Trabalho não é exercício físico. Disseram que arrastar um tubo de água é arrastar, não é exercício. Sabem, quanto exaustão tenho de o fazer. Mas eles disseram que não é exercício".

Kumnoi apresentou claramente diferentes ideias de exercício realizadas entre ela e os profissionais de saúde. Isto implica que os leigos podem estar conscientes de que a definição de exercício a partir das suas perspectivas difere da dos profissionais de saúde". Isto também é apresentado nos relatos dos informadores que relataram não fazer exercício, por exemplo, Boonrna e Dee.

Boonma declarou

"Eu não faço exercício. Ando na minha casa. É como o exercício".

Notavelmente, a palavra "exercício" na primeira frase foi utilizada pela Boonma, significa "exercício" tal como definido pelos profissionais de saúde, enquanto que a palavra "exercício" na última frase foi utilizada no sentido de leigos.

Dee declarou

"Disseram-me que fizesse exercício. Não posso correr. Penso que fazer as
tarefas domésticas é exercício".

Descobriu-se que a maioria dos informadores, como Dee, mencionou primeiro o jogging
quando lhes foi pedido para falar sobre fazer exercício. É provável que os informadores
tailandeses tenham percebido o jogging como um meio de fazer exercício dos profissionais de
saúde, o que afirmaram não poder fazer. Isto indica que os informadores estavam preocupados
com o facto de as actividades que eram contadas como exercício, diferirem nas suas ideias dos
"profissionais de saúde".

Houve também informadores tailandeses que afirmaram claramente que o exercício e o
trabalho eram actividades diferentes e não podiam ser feitos concomitantemente.

> "Caminho no parque (perto da sua casa) todas as noites, quando volto do
> trabalho". (Pramual)

> "Eu corro à noite ao longo da estrada na minha aldeia. Faço-o quando volto para
> casa". (Jumlong)

> "Caminho ou às vezes faço jogging em minha casa. Faço-o quando volto do
> trabalho". (Chan)

Estes três informadores trabalhavam no edifício do governo e estavam em trabalho sedentário.
Havia outros dois informadores que estavam agora reformados e separados, exercendo e
trabalhando.

> "Caminho cerca de quatrocentos metros de manhã cedo, antes de fazer as tarefas
> domésticas". (Sunee)

> "Não posso correr. O meu filho comprou-me o ciclo de exercício. Monto-o
> pouco a pouco quando termino as tarefas da casa". (Buakeaw)

Para além do movimento corporal, o suor era percebido pelos informadores em relação ao
exercício. É provável que o suor possa ser percebido como um sinal de utilização de energia
durante o 'exercício'. Assim, definir o trabalho como exercício "por alguns informadores pode
ser influenciado pela ideia de suar, na medida em que tanto o trabalho como o exercício fizeram
suar.

> "Eu corro para suar e sinto-me bem". (Ta)

> "Fazer exercício para suar". Corto a relva para me fazer suar". (Somboon)

> "Acorda de manhã, depois faz algumas tarefas domésticas para suares e eu
> sinto-me bem". (Pong)

No entanto, três informadores tailandeses afirmaram que embora trabalhar ou fazer casa os
fizesse suar, não era a mesma coisa que fazer exercício. Explicaram que a prática de exercício
deveria mover todas as partes do corpo enquanto se faz o trabalho doméstico, move apenas uma
ou duas partes tais como mãos ou pernas, embora ambas as partes os fizessem suar.

> "Fazer as tarefas domésticas utilizadas apenas com as mãos, não é o mesmo que
> exercício". (Sarayut)

> "Suar do exercício não é o mesmo que fazer as tarefas domésticas. O exercício

move todas as partes do corpo". (Pramual)

"Fazer as tarefas domésticas faz suar. É verdade, mas não é exercício". (Sunee)

Os informadores não só definiram a mudança de comportamento relacionado com os benefícios da modificação de comportamento de forma diferente dos profissionais de saúde, o significado de comportamento entendido como "bom" ou "saudável" era também diferente. Como mencionado anteriormente, os informadores declararam a quantidade de alimentos salgados e gordurosos e álcool que, segundo eles, não prejudicariam a sua tensão arterial. Isto também sugere as ideias dos doentes de "tudo está bem com moderação" (Mullen: 1990, Calnan: 1990). Os informadores tailandeses relataram as suas percepções de que era importante comer vários tipos de alimentos em equilíbrio, em vez de cortar alguns tipos de alimentos que lhes foi dito não serem bons para a sua tensão arterial elevada. Por exemplo, Pong, um informante masculino e Buakeaw, uma informante feminina declararam

"O médico disse-me 'não comer comida salgada, gordurosa, carne de porco gorda, pele de galinha', eu como-a. Penso que devíamos comer todo o tipo de comida"(Pong)

"Penso que devemos comer todo o tipo de alimentos. O médico sugere que eu reduza os alimentos gordurosos. Como-a por vezes, penso que não devemos cortá-la totalmente". (Buakeaw)

Os informadores tailandeses neste estudo definiram uma "dieta equilibrada", uma vez que a quantidade de variedade de alimentos era semelhante a duas definições dadas por mulheres saudáveis em Calnan (1990). As mulheres saudáveis no estudo de Calnan definiram uma "dieta equilibrada" como tendo três qualidades. Elas eram equilibradas em termos de nutrição, a variedade de alimentos e a quantidade "certa". Calnan relatou que as mulheres saudáveis da classe média dão mais ênfase a uma dieta equilibrada em termos de nutrição, enquanto que as mulheres saudáveis da classe trabalhadora dão mais ênfase à quantidade e à variedade de alimentos. A diferença entre este estudo e o de Calnan é que os contextos de falar de dieta são diferentes. As mulheres do estudo de Calnan foram convidadas a falar das suas definições de dieta equilibrada em relação à saúde, mas as informadoras hipertensivas deste estudo falaram das suas ideias de dieta em relação à sua tensão arterial elevada. Apesar do contexto diferente, foram encontradas ideias semelhantes relativas a uma quantidade moderada de alimentos.

A ideia de tudo com moderação foi alargada no estudo de Mullen sobre o consumo de álcool. (Mullen: 1990) Os informadores masculinos saudáveis perceberam tanto os benefícios como os danos do consumo de álcool, pelo que beber álcool era "tudo bem com moderação". Além disso, os informadores masculinos saudáveis apresentaram as suas ideias sobre moderação que não eram absolutas, mas um nível "certo" de moderação foi percebido em relação ao sexo e idade das pessoas que bebiam e à personalidade das pessoas sob a influência do álcool. O conceito de moderação encontra-se também nos informadores hipertensivos deste estudo. É provável que a moderação na dieta e no consumo de álcool percebida pelos informadores hipertensivos tenha variado entre indivíduos. O estado de saúde foi tido em conta quando os informadores mencionaram a quantidade de alimentos na dieta ou de álcool que podiam ou não ser tomados. Por exemplo, os informadores mencionaram a quantidade e variedade de alimentos que deveriam ser consumidos para manter a saúde, em vez de evitar um tipo de alimento ou reduzir a quantidade, uma vez que ao fazê-lo podem causar-lhes problemas de saúde. Os informadores mencionaram deixar de consumir álcool porque estavam de má saúde, e alguns usaram-no "pouco" ou "pouco" porque "está tudo bem".

Vulnerabilidade à doença e mudança de comportamento

O conceito médico de prevenção baseia-se em resultados epidemiológicos que descobriram que tipos de comportamento são estatisticamente significativos e relacionados com a etiologia e o desenvolvimento da doença. O conselho médico sobre modificação do estilo de vida é uma transposição da associação epidemiológica derivada de toda a população para um indivíduo. (Davison et al. 1992a) No entanto, os leigos interpretam de forma diferente a sua vulnerabilidade à doença ou a prevenção de doenças devido ao seu comportamento. Em vez de se basearem nos resultados retirados de toda a população, os leigos interpretam o risco de desenvolver uma doença com base na sua observação de rotina das suas próprias experiências e de outras experiências de doença, bem como em provas formais e informais de outras fontes, tais como a televisão e revistas (Frankel et al.: 1991) Com base nas provas da sua vida quotidiana, os leigos constataram que os conselhos médicos sobre o estilo de vida não eram compatíveis com as suas observações. Eles experimentaram que algumas pessoas que demonstraram comportamento arriscado podem viver muito tempo enquanto aqueles que sempre demonstraram comportamento saudável sucumbem à doença.

A ideia de "candidatura" dos leigos à doença (Davison et al: 1991) pode ser diferente quando falam da doença dos outros em geral do que quando falam das suas próprias doenças nos seus próprios contextos. Como relatado por informadores tailandeses neste estudo, o álcool foi mencionado pela maioria deles como sendo prejudicial para as pessoas com tensão arterial elevada, mas as provas de que algumas pessoas poderiam estar bem apesar de ainda o utilizarem também foram mencionadas. Por exemplo, uma informadora feminina, Kumnoi, afirmou

> "Foi-me dito que o álcool não era bom para a tensão arterial elevada.
> Mas pode não ser. Vi o meu vizinho bebê-lo, embora o seu médico
> lhe tenha dito para o evitar. Ele está bem".

Outros dois informadores masculinos, Pong e Muun também declararam

> "O médico disse-me para não beber. Vejo algumas pessoas a beber depois de
> cada três refeições. Elas estão bem, nunca foram ao hospital",(Pong)
> "Vi pessoas com tensão arterial elevada usarem sempre álcool. Elas estão bem e
> ainda saudáveis"(Muun)

Estes informadores levantaram a incerteza sobre o efeito do álcool na tensão arterial elevada, enquanto que os profissionais de saúde os aconselharam a evitar o uso de álcool, uma vez que este era prejudicial para a sua tensão arterial elevada. Estes informadores questionaram a fiabilidade dos efeitos do álcool sobre a tensão arterial elevada. Isto também foi encontrado quando falaram sobre dieta e hipertensão arterial. Vários informadores avaliaram a eficácia de seguir sugestões médicas sobre a dieta, mencionando a experiência da outra pessoa.

> "Conheço uma pessoa que come o que o médico lhe disse para reduzir". Ele está
> bem.
> Nada lhe acontece". (Sarayut)

É provável que os leigos estejam inclinados a acreditar no que sentem e no que vêem mais do que aquilo que lhes é dito pelos profissionais de saúde. Aprendem com as suas experiências que a existência de factores de risco no estilo de vida não resulta necessariamente no aparecimento de doenças (Wiles: 1998) e por vezes contradiz a sua própria experiência e observação (MacInnes e Milburn: 1994). Alguns pacientes não diabéticos de insulina também utilizaram as suas próprias experiências para avaliar os conselhos médicos sobre o estilo de vida quanto ao seu cumprimento ou não. Os pacientes diabéticos também avaliaram os conselhos médicos em relação à forma como se sentiam em vez de testes de glicose "objectivos". (Murphy: 1992) À semelhança dos doentes, os informadores escoceses rejeitaram os conselhos médicos sobre dieta porque "nada na minha experiência me disse isso". (MacInnes e Milburn: 1994) Isto mostra a complexidade das ideias dos leigos sobre a modificação do estilo de vida em relação à prevenção. Os dados deste estudo mostram que os participantes tailandeses não aceitaram de todo o coração o que lhes foi dito por especialistas médicos. Avaliaram os conselhos sobre se era "verdadeiro" ou não. As experiências de doença das pessoas e o resultado de ajustamentos de comportamento foram cruciais na avaliação dos conselhos médicos. As decisões dos leigos relativamente às mudanças de estilo de vida são mais complexas do que a apresentação médica que simplifica e distorce a informação epidemiológica (Davison et al.: 1991).

Conclusão

Este capítulo destaca as diferentes ideias sobre a modificação do comportamento em relação à tensão arterial elevada detidas por leigos e profissionais de saúde. Os dados relatam que vários participantes tailandeses continuaram o seu comportamento como habitualmente. Verifica-se que pessoas hipertensivas e outros doentes crónicos, tais como doentes não diabéticos de insulina e doentes de ataque cardíaco, têm ideias sobre a modificação do comportamento em comum. Estes doentes tomam a decisão de seguir conselhos médicos com base na sua compreensão e experiência de modificação do comportamento. Crucialmente, as pessoas com tensão arterial elevada alteraram o seu comportamento em relação aos sintomas da doença, e a percepção dos benefícios da mudança de comportamento para a sua doença baseou-se no facto de ser verdadeiramente evidente nas suas experiências quotidianas.

Os dados sobre as respostas à tensão arterial elevada apresentados no capítulo anterior e neste capítulo apontam para a importância de os leigos compreenderem a tensão arterial elevada como sendo uma das explicações fundamentais para a forma como estes doentes se comportaram. Alguns informadores consideravam-se como tendo recuperado da tensão arterial elevada, pelo que era desnecessário tomar medicamentos ou ajustar os seus estilos de vida. Outros informadores avaliaram a eficácia quer dos medicamentos à base de plantas quer dos medicamentos médicos, através da percepção da recuperação ou não da sua tensão arterial. Como é que estes pacientes percebem a sua recuperação da hipertensão arterial? Vários participantes mencionaram os sintomas da tensão arterial elevada em relação às respostas a esta doença. Isto contradiz completamente a perspectiva médica da hipertensão arterial como uma doença assintomática. Então, como é que os leigos compreendem a sua tensão arterial elevada; é uma doença aguda com um conjunto de sintomas ou uma doença crónica assintomática? Esta é a questão principal que irei abordar no próximo capítulo.

CAPÍTULO SEIS

TENSÃO ARTERIAL ELEVADA: AS PESSOAS AGEM DE ACORDO COM AS SUAS CRENÇAS

Nos capítulos anteriores, apresentei como os informadores hipertensivos se comportavam em resposta à sua tensão arterial elevada. Um tema importante que emergiu dos dados foi que, em resposta ao seu diagnóstico médico e ao tratamento da hipertensão, incluindo conselhos médicos sobre modificações no estilo de vida, o comportamento destes informadores estava relacionado com a sua compreensão da tensão arterial elevada e experiências dos seus sintomas.

Neste capítulo, a ênfase é colocada em ideias sobre a tensão arterial elevada. Foram feitas três perguntas específicas sobre os dados. Em primeiro lugar, como é que os informadores perceberam os sintomas da hipertensão arterial? Segundo, quais são as suas ideias sobre as causas e os efeitos da hipertensão arterial? Em terceiro lugar, como é que as suas ideias sobre a tensão arterial elevada diferem do modelo médico de hipertensão?

Os sentimentos dos participantes tailandeses ao serem inicialmente diagnosticados como tendo tensão arterial elevada são descritos primeiro, uma vez que reflectem a sua compreensão da tensão arterial elevada. Em segundo lugar, exploro ideias sobre os sintomas da tensão arterial elevada; os tipos de sintomas que os participantes tailandeses percebem em relação à tensão arterial elevada e o que significam estes sintomas. Na terceira parte, examino as suas ideias sobre as causas e efeitos da hipertensão arterial; nomeadamente o que os leva a ter hipertensão arterial, o que provoca o aumento da sua pressão arterial e as suas ideias sobre os efeitos da hipertensão arterial. Concluirei este capítulo com uma discussão sobre a diferença de ideias sobre a tensão arterial elevada na posse do povo tailandês e dos profissionais de saúde. Tal como no capítulo anterior, a literatura existente é discutida juntamente com os resultados deste estudo. Além disso, gostaria de notar aqui que a afirmação "aumento da tensão arterial elevada" utilizada pelos participantes tailandeses neste estudo é um termo de leigo que indicava um juízo subjectivo de que a tensão arterial tinha aumentado em vez de uma avaliação do nível de tensão arterial, com base num instrumento médico.

Estudos existentes relataram a natureza complexa das ideias dos leigos sobre doenças e a sua diferença em relação ao modelo médico (Kleinman: 1980, Blaxter: 1983, Helman: 1986). Verificou-se que embora as ideias dos leigos sobre a doença fossem provisórias, flexíveis, pragmáticas e mutáveis, eram também inconsistentes. Por exemplo, os participantes hipertensivos em Blumhagen (1980) mencionaram nas suas entrevistas modelos de hipertensão não relacionados em diferentes fases e não trataram as inconsistências entre as diferentes partes das suas explicações como sendo problemáticas. A complexidade e inconsistência dos conceitos dos leigos estão relacionadas com as suas várias fontes díspares e distintas. As pessoas seleccionadas retiram ideias de uma variedade de tradições diferentes e ajustaram-nas de acordo com as suas preocupações actuais. Além disso, as ideias dos leigos sobre doenças são cumulativas e transmitidas de uma geração para outra. O conteúdo dos conceitos dos leigos pode não reflectir as suas origens, uma vez que foram integrados e ajustados para se adaptarem às circunstâncias do indivíduo.

A distinção feita entre os dois termos - doença ou "o que o doente sente quando vai ao médico" e doença como "o que tem a caminho de casa do consultório médico" (Cassel: 1976) - fornece - uma ilustração de como os leigos e os profissionais de saúde vêem a doença de forma diferente. Health Care Systems and The Explanatory Model of illness (Kleinman: 1980) também explica

98

a distinção e complexidade das ideias dos leigos sobre a doença e a diferença, bem como a integração entre os leigos e o modelo médico da doença. Os participantes hipertensivos em Blumhagen (1980), Morgan & Watkins (1988) e Heurtin-Roberts & Reisin (1990) mostraram uma compreensão diferente da doença hipertensiva da do modelo médico, enquanto Schoenberg (1997) relatou a integração entre os leigos e o modelo médico da hipertensão.

A importância das ideias sobre a causa da doença foi sugerida por estudos anteriores sobre a interpretação e o sentido dos sinais e sintomas por parte dos leigos e a influência significativa nas respostas à doença (Blumhagen: 1980, Kleinman: 1980, Lewis: 1980, Bury: 1997). Foi também relatado que os leigos tinham múltiplas ideias sobre a causa da doença. As causas da doença foram mencionadas de várias maneiras, desde o nível micro individual até ao nível macro social e natural. Por exemplo, as mulheres trabalhadoras no Reino Unido. (Blaxter: 1983) mencionou a hereditariedade, a menopausa, o comportamento pessoal, a procriação, os efeitos secundários de outras doenças, o stress, os riscos ambientais e os constrangimentos da pobreza como as causas das doenças. Do mesmo modo, estudos realizados em Hong Kong (Koo: 1987, e nas Filipinas (Hardon: 1991) também relataram as múltiplas ideias de causas de doença sustentadas por leigos, nas quais os conceitos tradicionais de doença como o desequilíbrio das forças do corpo (Koo: 1987) e as perturbações do sangue (Hardon: 1991), também foram mencionados como as causas das doenças.

Em suma, estudos anteriores relataram a natureza complexa das ideias dos leigos sobre a doença e a sua diferença em relação ao modelo. No entanto, a influência das ideias sobre a causa da doença nas respostas dos leigos à doença, embora tenha sido ilustrada em estudos anteriores acima mencionados, pode não ser evidente no caso de doença hipertensiva. Tal como apresentado nos Capítulos Quatro e Cinco, as ideias sobre os sintomas da tensão arterial elevada desempenham um papel significativo nas respostas dos participantes tailandeses ao tratamento com medicamentos e nos conselhos médicos sobre modificações de comportamento. Isto será examinado neste capítulo.

Sentimentos sobre ter a tensão arterial elevada

A hipertensão, de acordo com o modelo médico, é significativa uma vez que as pessoas que dela sofrem também correm o risco de desenvolver doenças secundárias mais graves. Mas, como se sentem os doentes cuja pressão arterial é elevada? Ao contrário da preocupação médica com os efeitos da hipertensão, a maioria dos informadores hipertensos (47 a 60) no estudo da Morgan (1996a) relataram que não se preocupavam muito com a tensão arterial elevada, e sentimentos semelhantes foram também encontrados entre quase todos os pacientes tailandeses neste estudo. A sensação de não estarem preocupados com a tensão arterial elevada estava relacionada com a compreensão da tensão arterial elevada, juntamente com questões de saúde e outras doenças que os participantes tinham, bem como com a fé na eficácia do tratamento medicamentoso médico.

Trinta e sete dos quarenta informadores tailandeses informaram que não se sentiam preocupados com o facto de a sua tensão arterial estar alta, quer quando foram inicialmente diagnosticados, quer mais tarde. Há três informadores que relataram estar preocupados por terem a tensão arterial elevada no primeiro diagnóstico, mas mais tarde esta preocupação parece ter desaparecido depois de terem sofrido as suas doenças durante um período de tempo. Destes três, dois eram mulheres atendentes intermitentes do grupo de estatuto económico inferior e o terceiro era um atendente contínuo do sexo masculino, estando no grupo de estatuto económico superior. Jumlong, um participante masculino, por exemplo, falou em seguir rigorosamente o tratamento médico quando lhe foi inicialmente diagnosticada uma hipertensão. Leu atentamente o folheto de informação médica fornecido aos pacientes na clínica de hipertensão e aderiu às sugestões médicas apresentadas.

"Ter a tensão arterial elevada é perigoso. Li isto no folheto fornecido na clínica.
Dizia que a hipertensão arterial pode causar-lhe insuficiência cardíaca ou renal.
A gordura é o importante, aderirá às paredes do vaso sanguíneo. Se a pressão
sanguínea não estiver controlada, também causa paralisia".

No entanto, quando falou da sua tensão arterial elevada após um ano de tratamento, os seus
sentimentos sobre a tensão arterial elevada tinham mudado significativamente. Ele mencionou
a possibilidade de parar o tratamento.

"Se os medicamentos acabarem, também vou deixar de ir ao médico.
Sinto-me normal. Sei que o médico insiste no consumo prolongado
de drogas e foi-me dito que eu teria de tomar drogas para sempre.
Mas eu quero testar isto. O que aconteceria se eu deixasse de os
tomar? Se a minha tensão arterial elevada subir, recomeçarei o
tratamento".

Do relato de Jumlong, a doença hipertensiva que inicialmente era vista como perigosa ou
ameaçadora de vida, mas mais tarde veio a ser vista por ele como sendo menos grave ou
perigosa e ele sentiu-se confiante em deixar de tomar os medicamentos. O seu sentimento de
confiança em ser ele próprio capaz de gerir a tensão arterial elevada pode ser influenciado pelo
seu maior conhecimento e experiência de tensão arterial elevada. Isto também revela que ele
não mostra uma aceitação sincera da gestão médica da sua tensão arterial elevada.

Além disso, Jumlong apresenta o seu plano de deixar de seguir conselhos médicos. Ele
mencionou a adopção de uma dieta normal se a sua tensão arterial estivesse estável. No entanto,
Jumlong insistiu em continuar a correr porque isso o fazia sentir-se em forma e activo. A
intenção de parar de seguir os conselhos médicos sobre dieta mas continuar a fazer exercício
apresentou as diferentes interpretações de cada conselho médico, em que a redução de
alimentos salgados e gordurosos era vista como uma resposta à tensão arterial elevada,
enquanto a prática de exercício era vista como uma forma de melhorar a saúde. Examinarei
posteriormente ideias sobre a causa da tensão arterial elevada e a relação entre a saúde e a
tensão arterial elevada.

Das outras duas informadoras que também relataram que se sentiam preocupadas por terem
tensão arterial elevada no primeiro diagnóstico, Suum, explicou que se sentia assim porque lhe
foi dito que se tratava de uma doença incurável e que, como resultado, iria desenvolver uma
doença cardíaca. No entanto, mais tarde Suum declarou que

"Não estava preocupado com a tensão arterial elevada porque voltou
ao normal. Estava preocupado com a dor no meu joelho. Tornou o
movimento difícil". (Suum)

Aqui, Suum não fez qualquer referência a preocupações sobre doenças cardíacas, apesar de ter
relatado que esta tem sido uma fonte significativa de ansiedade quando lhe foi diagnosticada
pela primeira vez. Isto sugere que quando a sua tensão arterial voltou a um nível normal, já não
se sentia vulnerável a doenças cardíacas. Outra informante feminina, Somma inicialmente
também se sentiu preocupada em ter uma tensão arterial elevada porque tinha sentido uma forte
dor de cabeça e o médico disse-lhe que a sua tensão arterial estava muito elevada. Mais tarde,
Somma declarou

"Não me preocupei a primeira vez que me falaram da minha tensão
arterial elevada. Podia controlá-la tomando medicamentos e as
enfermeiras disseram que podia ser impedida de subir demasiado

alto". (Somma)

A maioria dos informadores tailandeses não expressou preocupação com a tensão arterial elevada, nem no primeiro diagnóstico nem mais tarde, quando tiveram alguma experiência. Isto levanta a questão de saber porque é que estes informadores não se sentiram preocupados com esta doença. Dados apresentados por Jumlong, Suum e Som sugerem que eles tinham algumas ideias sobre a gravidade da tensão arterial elevada e a sua associação com outras doenças. Portanto, podemos assumir que a sua falta de preocupação não reflectia ignorância sobre os potenciais efeitos da hipertensão arterial.

Todos os trinta e sete informadores descreveram não se sentirem preocupados com a tensão arterial elevada em relação a quatro temas. Estes temas são (1) a eficácia do tratamento medicamentoso, (2) a tensão arterial elevada ser vista como menos grave quando comparada com as outras doenças crónicas que efectivamente têm, (3) a percepção de que a tensão arterial elevada teve pouco ou nenhum efeito na sua saúde, e (4) a familiaridade com a tensão arterial elevada e a percepção de que é normal sofrer da mesma.

Não há diferença significativa no estatuto económico dos participantes e na frequência da clínica de hipertensão em cada um dos quatro temas. As participantes do sexo feminino eram provavelmente as mais familiarizadas com a hipertensão arterial do que os homens, enquanto que os participantes do sexo masculino eram mais susceptíveis de mencionar a eficácia do tratamento medicamentoso do que as mulheres.

A eficácia do tratamento medicamentoso

Trinta e sete informadores explicaram que não estavam preocupados com a tensão arterial elevada devido às suas crenças na eficácia do tratamento medicamentoso. A afirmação de que "tomar drogas pode controlá-la ou baixá-la" foi amplamente utilizada entre este grupo de informantes. Note-se que a eficácia da droga é avaliada pela percepção dos informantes de que os seus sintomas eram ligeiros ou inexistentes após o consumo de drogas.

Por exemplo, uma informadora feminina, Som afirmou que
"Não me sinto muito preocupado com isso (tensão arterial elevada).
Desce depois de tomar drogas. Quando tomo drogas, sinto-me
melhor depressa; sem dores de cabeça, sem tonturas. "

A outra mulher, Kumnoi explicou

"Não me sinto preocupado com a minha tensão arterial elevada. Tomo drogas e não sinto sintomas. A pressão sanguínea não aumenta. "

Estes dois informadores perceberam que a ausência de sintomas indicava que a sua tensão arterial elevada se tinha estabilizado, confirmando a eficácia do tratamento medicamentoso. Além disso, isto pode influenciar as suas crenças de que a tensão arterial elevada pode ser controlada e podem sentir-se menos preocupados em tê-la. Os informadores hipertensivos no estudo de Morgan (1996a) relataram igualmente não se sentirem preocupados com a sua tensão arterial elevada devido à sua fé na eficácia das drogas. Morgan (1996a) discutiu que a falta de preocupação entre os informadores parecia reflectir a garantia do médico de que a tensão arterial não estava perigosamente elevada e podia ser controlada através do consumo de drogas. No entanto, tal influência da informação sanitária não se reflectiu nos relatos dos informadores tailandeses no presente estudo. Constata-se que, apesar de relatarem ter sido informados pelos médicos sobre o significado do consumo de drogas, os informadores tailandeses não se referem a ela nos seus relatos sobre a avaliação da eficácia das drogas. Em vez disso, as suas experiências e a ausência de sintomas de tensão arterial elevada foram provavelmente mais cruciais na avaliação da eficácia dos informadores em relação aos medicamentos.

Além disso, nota-se que o AVC e a paralisia são mencionados pela maioria dos informadores tailandeses como os efeitos de ter a tensão arterial elevada. No entanto, estes informantes sentiam-se menos preocupados com a hipertensão, embora soubessem da possibilidade de ter um AVC e de ficarem paralisados. Curiosamente, estes informadores também parecem perceber que podem impedir a si próprios de ter um AVC ou ficar paralisados. Por exemplo, um informador masculino; Preeda declarou

> "Não me sinto preocupado com isso (tensão arterial elevada). Eu sei que é perigoso. Pode fazer-me ficar paralisado. Tenho de ser cuidadoso. "

Em resposta à questão do que ele quis dizer com "ter cuidado", Preeda explicou

> "Tenho de ter o cuidado de cair. Se sentir vertigens ou que estou prestes a cair, tenho de me sentar ou deitar-me imediatamente. Não devo cair. Se eu cair, um vaso sanguíneo no cérebro parte-se e eu ficarei paralisado. "

Note-se que os informadores tailandeses percebem a queda e não a subida da pressão arterial como a causa da paralisia. Parece que por mais alto que o nível da pressão arterial aumente, se o doente não cair, provocando a ruptura de um vaso sanguíneo, ele será salvaguardado da paralisia. Tais crenças entre os informadores parecem ser influenciadas por informações recebidas de profissionais de saúde, que interpretaram de uma forma diferente da pretendida. Os informadores tailandeses relatam que durante o seu tratamento médico, médicos e enfermeiros sempre enfatizaram a elevada possibilidade de paralisia se a sua pressão sanguínea permanecesse descontrolada ou subisse muito alto. O exemplo de um relato de profissionais de saúde sobre a relação entre paralisia e tensão arterial elevada é apresentado por um informador masculino Saman. Saman recorda o relato do enfermeiro durante o seu tratamento numa clínica de hipertensão, desta forma.

> "Houve uma vez em que fui à clínica. A minha tensão arterial estava alta. Eu sei porque não vim para receber a receita no mês passado, como combinado. A enfermeira disse-me: "Não tem medo disso? Se ficar alta, se cair, ficará paralisada".

Segundo o relato da enfermeira, a queda é a consequência comportamental de um vaso sanguíneo partido causado quando a pressão arterial sobe demasiado, e a paralisia é o resultado final da pressão arterial descontrolada. Por outras palavras, no relato da enfermeira, é provável que a tensão arterial elevada seja a causa fundamental e que o vaso sanguíneo partido seja o primeiro resultado mecânico que, por sua vez, provoca paralisia, enquanto que a queda é apenas o evento evidente resultante do vaso sanguíneo partido. (De facto, é impossível para uma pessoa permanecer de pé se um grande vaso sanguíneo se partir). Mas a descrição dos profissionais de saúde do evento de queda ao mesmo tempo que descreve as consequências da tensão arterial elevada, ou seja, AVC e paralisia, é mal interpretada pelos doentes tailandeses. Em vez de perceberem que a tensão arterial descontrolada é perigosa por poder causar paralisia, os pacientes percebem a queda como o evento perigoso porque pode romper um vaso sanguíneo e depois provocar a sua paralisia. Este tipo de crença não se encontra em estudos anteriores realizados quer na Tailândia quer no Ocidente.

A maioria dos informantes tailandeses acreditava que a paralisia era o principal efeito de ter a tensão arterial elevada. Isto demonstra que estes informadores têm algum conhecimento sobre a tensão arterial elevada e embora estejam justamente preocupados com os seus perigos, não se sentiram preocupados com ela porque consideravam este risco como evitável. De acordo com isto, a alegação de que os doentes não se sentiram preocupados com a tensão arterial elevada por não a terem compreendido não é confirmada. É discutível que os dados deste estudo sugerem claramente que a compreensão e interpretação das pessoas sobre a sua pressão arterial são fundamentais para os seus sentimentos sobre a tensão arterial elevada.

Em comparação com outras doenças, a tensão arterial elevada causa apenas um problema menor.

Quinze dos trinta e sete informadores deste estudo descreveram sentir-se menos preocupados com a tensão arterial elevada do que com outras doenças crónicas que também têm. Como os informantes deste estudo têm 50 anos ou mais e a maioria deles sofre de outras doenças crónicas, bem como de tensão arterial elevada, a sua idade e estado de saúde influenciam fortemente tanto as suas ideias como os seus sentimentos acerca da tensão arterial elevada. O significado da idade em relação ao sentimento sobre a doença também foi encontrado nas ideias dos leigos sobre a ocorrência de um AVC. (Pound et at: 1998) A maioria dos informantes, com uma idade média de 70 anos, no estudo de Pound et al. relataram os seus sentimentos sobre o AVC que experimentaram, pois as coisas não são assim tão más" (p 495). É interessante

que, apesar de os informadores terem sofrido o impacto considerável de um AVC, não se sentiram demasiado preocupados. Este baixo grau de preocupação pode estar relacionado com a sua percepção de um AVC como uma doença aguda em que não existe qualquer relação entre o AVC anterior e um outro. (Wiles: 1998) Outra explicação para esta questão proposta por Pound et al. (1998) é que estes informadores mais velhos têm múltiplas doenças crónicas e as suas vidas estão habituados a lidar com a doença. Assim, no contexto da velhice, com a vida já marcada pela doença, estes informadores estavam familiarizados com o sofrimento físico e podiam ter como efeito minimizar o significado de um AVC. A familiaridade com a doença entre estes informadores mais velhos está também relacionada com as suas ideias sobre a normalidade da doença, que discutirei na secção seguinte.

Os meus dados mostram que os pacientes parecem minimizar o significado da tensão arterial elevada comparando os problemas menores resultantes de ter tensão arterial elevada com os problemas mais graves que outras doenças crónicas trazem. Note-se que os informadores tailandeses estão mais preocupados com os problemas resultantes de outras doenças crónicas que têm, tais como gota, doença renal, dores nas articulações e dores no joelho, do que com as da tensão arterial elevada que percebem como sendo controláveis através do consumo de drogas. Os problemas de outras doenças crónicas que estes informadores mais levantaram e expressaram preocupação são problemas funcionais e o sofrimento decorrente dos sintomas, especialmente a dor. Por exemplo, Chan informante masculino relatou que

> "Não me sinto preocupado com a tensão arterial elevada. Tomo drogas e depois, a dor de cabeça ou as tonturas são aliviadas. Mas esta dor no joelho e nas minhas costas, não recuperam. Sinto sempre dor nele".

Jumrat, outro informante masculino declarou que

> "Não creio que a tensão arterial elevada me cause problemas.
> Sinto-me muito mais preocupado com a minha gota. É muito
> dolorosa e não posso andar depressa ou longe, ou no caminho que
> quero".

Os relatos destes informadores apresentam que estão mais preocupados com o sofrimento causado pelos sintomas e funções físicas prejudicadas que resultam de outras doenças. Não se preocupar com a tensão arterial elevada está ligado às suas experiências de tensão arterial elevada, pois raramente lhes causa estes problemas. Além disso, as suas preocupações com as funções físicas podem estar relacionadas com as suas ideias de saúde. É possível que estes informadores possam definir saúde em termos de função física, e doença em que o seu funcionamento físico deteriorado é tão mais preocupante quanto afecta a sua saúde. Os conceitos de saúde serão discutidos mais aprofundadamente no próximo capítulo.

Curiosamente, embora os informadores tenham descrito as suas preocupações acerca dos sintomas e do funcionamento deficiente, existe outra doença crónica com características semelhantes à tensão arterial elevada que também não parece afectar a sua função física nem causar-lhes muito sofrimento, mas os informadores tailandeses relataram estar mais preocupados com esta doença do que com a tensão arterial elevada. Esta doença é diabetes. Por exemplo, tanto Som como Saman relataram que estavam mais preocupados com a diabetes do que com a hipertensão arterial.

> "A minha tensão arterial ainda está boa, apesar de não tomar drogas. Mas para a diabetes, não é assim. Não posso deixar de tomar medicamentos. Tenho de tomar medicamentos para ela (diabetes) para sempre". (Som)

> "A diabetes é mais perigosa do que a hipertensão arterial. A tensão arterial elevada não me faz sentir nada. Tomo drogas quando a tensão arterial aumenta e
>
> depois desce. Mas a diabetes, dá-me uma sensação estranha no meu coração. Não consigo descrever a sensação, mas não gosto dela. Gosta como se eu fosse morrer. Quando o açúcar no sangue sobe, sinto-me muito fraco e não posso fazer nada. Não consigo andar até lá abaixo, é como se me sentisse desmaiado" (Saman)

Som e Saman descreveram a preocupação com a sua diabetes mais do que a tensão arterial elevada. Os seus relatos implicam que eles percebem que podem controlar a sua tensão arterial elevada enquanto sentem que a diabetes é um pouco mais difícil de controlar e, portanto, mais perigosa. Saman experimenta sintomas quando o seu nível de açúcar no sangue aumenta e percebe que estes sintomas são mais problemáticos do que os associados à hipertensão arterial. Mais uma vez, a percepção dos sintomas é considerada crucial na comparação da gravidade entre a diabetes e a hipertensão, embora, de uma perspectiva médica, os sintomas sejam uma preocupação relativamente marginal na gestão de ambas as condições.

A tensão arterial elevada não afectou a minha saúde

Quatro dos trinta e sete informadores deste estudo explicaram que ter uma tensão arterial elevada não afectava a sua saúde e que isto significava que não se preocupavam com a sua tensão arterial elevada. Todos estes quatro informadores descreveram a sua força física como prova de que ainda estavam saudáveis apesar de terem a tensão arterial elevada. Por exemplo, Thong-inn, uma informante feminina declarou que

> "Não me preocupa tê-la (tensão arterial elevada). Apesar de ter a tensão alta, sou mais forte do que alguns dos meus amigos que não a têm".

Thong-inn menciona a sua força física apesar da tensão arterial elevada, que a sua percepção, que a tensão arterial elevada não causou a deterioração da sua saúde e, portanto, não havia necessidade de se preocupar com isso. Como é que Thong-inn avalia a sua saúde como sendo ainda saudável e não afectada pela sua tensão arterial elevada? Isto está relacionado com a forma como ela define a saúde, bem como a sua percepção de tensão arterial elevada. Por outras palavras, Thong-inn poderia estar mais preocupada com a tensão arterial elevada se definisse a saúde como uma ausência de doença e também percebe a tensão arterial elevada como a doença que ameaça a sua saúde.

Além disso, é possível que, da perspectiva dos leigos, estes se tornem preocupados e respondam a doenças se estas afectarem a saúde. Assim, há algumas doenças que são mais susceptíveis de serem respondidas por leigos do que outras. É altamente possível que uma doença que afecta a função física ou uma doença em que as pessoas sofrem de sintomas de forma contínua ou grave, seja mais preocupante e à qual se reaja rapidamente, porque prejudica a sensação de saúde das pessoas. Assim, as pessoas cuja tensão arterial está sob controlo podem estar menos preocupadas e responder a ela, uma vez que não sofrem dos seus sintomas.

A *normalidade de ter a tensão arterial elevada*

Doze dos trinta e sete informadores explicaram a sua falta de preocupação com a tensão arterial elevada de uma forma que sugeria que consideravam ter uma tensão arterial elevada como sendo uma ocorrência normal na velhice. A afirmação "a maioria das pessoas na velhice tem tensão arterial elevada" é normalmente mencionada por informadores tailandeses. A ideia da normalidade da hipertensão arterial foi também encontrada entre os informadores hipertensivos em Morgan (1996a) e em doentes com AVC (Pound et al.: 1998).

A elevada prevalência de tensão arterial elevada foi também mencionada por informadores tailandeses em relação à percepção de uma normalidade de ter tensão arterial elevada. Por exemplo, uma participante do sexo feminino, Somboon declarou que

> "Muitas pessoas têm a tensão arterial elevada. A minha irmã, sobrinho e meu irmão mais velho também a têm. Penso que quase todas as pessoas desta aldeia a têm. Muito poucas delas que não a têm. É normal. Falamos uns com os outros como se fosse uma coisa normal".

Somboon explicou que não estava muito preocupada com a tensão arterial elevada porque a maioria das pessoas a tinha. Ela exemplifica tanto os seus familiares como outras pessoas da sua aldeia como tendo tensão arterial elevada e também refere que as pessoas falam de tensão arterial elevada como um acontecimento comum para confirmar a normalidade de ter tensão arterial elevada. Referindo-se aos outros membros da família que também têm tensão arterial elevada como explicação para não estarem preocupados com ela, Sunee e Boonchoei também o afirmam.

Enquanto Somboon, Sunee e Boonchoei citaram os seus familiares como tendo também tensão arterial elevada, oito outros informadores explicaram que a maioria dos idosos em geral tinha tensão arterial elevada. A percepção de tensão arterial elevada em relação à velhice pode afectar o grau em que estes participantes aceitam a sua tensão arterial elevada e depois sentem-se menos preocupados com ela. Além disso, as restrições ou inconvenientes decorrentes da hipertensão arterial, bem como outras doenças crónicas, podem ser interpretados pelos informadores idosos como um acontecimento normal na sua velhice. Isto também se encontra nos informadores diabéticos do estudo de Kelleher (1988), alguns dos quais aceitaram a sua diabetes como normal e não se preocuparam ou agonizaram com ela. (p. 148) Além disso, algumas pessoas idosas que sofreram um AVC percebem-no como uma "doença antecipada" (Pound et al. 1998).

Possivelmente, há três factores importantes que podem influenciar a percepção das pessoas sobre a normalidade da doença. O primeiro é o significado de ser idoso. Os dados de doentes hipertensos neste estudo, os doentes diabéticos no estudo de Kelleher (1988) e as pessoas que sofreram um acidente vascular cerebral no estudo de Pound et al. (1998) mostram todos a influência da noção de velhice nas percepções das pessoas sobre a normalidade da doença crónica. Em segundo lugar, os conceitos de saúde das pessoas que são sugeridos no estudo de Cornwell's *Hard-Earned Lives* (1984). Verificou-se que algumas doenças eram mais aceites ou esperadas pelos informadores no East End de Londres porque percebiam tais doenças como "doença normal" (p.130) ou como "problemas de saúde que não são doença" (p.131). Terceiro é o significado do contexto situacional da vida das pessoas. Entre as pessoas desfavorecidas, cujas vidas são em grande medida uma luta contra a privação material, doenças como o AVC são vistas como "uma crise mas uma crise normal" (Pound et al. : 1998) ou doenças são vistas como "trabalho árduo" que não deve ser motivo de lamúrias. (Cornwell: 1984)

Ao contrário do estudo de Pound et al., não há diferença significativa entre os participantes tailandeses com estatuto económico variado e que frequentam a clínica de hipertensão, e a percepção de tensão arterial elevada como uma ocorrência normal, mas as informadoras femininas relataram essa percepção mais do que os homens.

Nesta secção, apresentei como os pacientes tailandeses relataram sentimentos quando foram diagnosticados como hipertensivos. Os dados mostram que quase todos os informadores tailandeses (37 de 40) não relataram estar preocupados com a hipertensão arterial. Discuti possíveis explicações sobre a razão pela qual estes informadores não se sentiram preocupados com a sua tensão arterial elevada em quatro temas principais. Não havia diferença no estatuto económico dos participantes em relação a cada um dos quatro temas, mas havia no género dos participantes e a sua presença na clínica de hipertensão em alguns temas. Acima de tudo, tais explicações estão intimamente relacionadas com a forma como os informantes percebem e definem a saúde, como compreendem e interpretam a sua tensão arterial elevada e como a tensão arterial elevada é considerada à luz dos seus contextos de velhice, múltiplas doenças crónicas e privação material.

A parte seguinte diz respeito aos sintomas de tensão arterial elevada. Tal como discutido nos Capítulos Quatro e Cinco, a compreensão dos informadores tailandeses da tensão arterial elevada é fundamental para as suas respostas a esta condição e é a percepção dos sintomas que desempenha um papel importante na sua compreensão e interpretação sobre se devem continuar a tomar medicamentos prescritos medicamente ou seguir conselhos médicos. Também, na secção anterior deste capítulo, a percepção dos informadores tailandeses dos sintomas da tensão arterial elevada está relacionada com a sua avaliação sobre se a tensão arterial elevada afecta a sua saúde ou lhes causa ou não problemas. Por conseguinte, passo a apresentar as ideias dos pacientes tailandeses sobre os sintomas da sua tensão arterial elevada.

Ideias sobre os sintomas da tensão arterial elevada

Vários estudos sobre tensão arterial elevada realizados tanto na sociedade tailandesa como na ocidental descobriram de forma semelhante que as pessoas podiam saber quando a sua tensão arterial estava alta. Estes estudos relataram uma variedade de sintomas que as pessoas descreveram como sinais de aumento da tensão arterial. Curiosamente, dores de cabeça e tonturas são os principais sintomas da tensão arterial elevada relatados tanto por tailandeses como por hipertensos ocidentais (Vanichanookom: 1993, Pooribancha: 1994, Mahasakphun: 1995, Blumhagen: 1980, 1982, Meyer et at: 1985, Nations et al 1985, Garro: 1988, Morgan & Watkins: 1988, Heurtin-Roberts & Reisin: 1990, Schoenberg: 1997).

Após dores de cabeça e tonturas, sintomas de distúrbios visuais, um coração palpitante, nervosismo e cansaço são relatados pela maioria dos pacientes tailandeses e ocidentais em estudos anteriores como sintomas de tensão arterial elevada. Além disso, existem vários sintomas que apenas alguns pacientes em diferentes estudos realizados no Ocidente relataram quando a sua tensão arterial subiu. Por exemplo, os black-outs e a sensação de ardor foram relatados apenas em Nations et al. (1985), enquanto que as náuseas foram relatadas apenas em Nations et al. (1985) e Garro (1988). Os sintomas de dores no peito foram relatados em Heurtin-Roberts & Reisin (1990) e Garro (1988:), enquanto que apenas pacientes no estudo de Heurtin-Roberts & Reisin (1990) relataram ver manchas ou brilho, "glary" e sonolência como sintomas de tensão arterial elevada. Enquanto um pulso de corrida e um zumbido nos ouvidos foram mencionados apenas em Schoenberg (1997), o suor foi mencionado em Garro (1988) e Schoenberg (1997). Apenas os participantes em Garro (1988) relataram os sintomas de formigueiro nas mãos ou nos pés.

As provas destes estudos sugerem que pode haver três tipos de sintomas de tensão arterial elevada percebidos por pessoas hipertensivas. O primeiro é o tipo de sintomas que quase todas as pessoas em qualquer cultura consideram estar relacionados com o aumento da tensão arterial, tais como dores de cabeça e tonturas. O segundo é o tipo de sintomas que a maioria dos pacientes em muitas culturas percebem como sintomas de tensão arterial elevada. Estes tipos de sintomas incluem distúrbios visuais, um coração palpitante, nervosismo e cansaço. Finalmente, é o tipo de sintomas que alguns pacientes numa determinada cultura mencionaram como sintomas da sua tensão arterial elevada. Estes sintomas, por exemplo, são os acima indicados em Nations et al. (1985), Garro (1988), Heurtin-Roberts & Reisin (1990) e Schoenberg (1997).

Relativamente a este tipo de sintomas, pode-se afirmar que embora nenhum sintoma esteja aceitavelmente relacionado com a hipertensão no modelo médico, as dores de cabeça e as tonturas são os seus principais sintomas no modelo de tensão arterial elevada dos leigos. Além disso, constata-se que uma série de sintomas é mencionada pelas pessoas em relação ao aumento da pressão arterial. Ao comparar as conclusões sobre sintomas apresentadas em estudos tailandeses (Vanichanookom: 1993, Pooribancha: 1994, Mahasakphun: 1995) e estudos baseados no Ocidente (Blumhagen: 1980, 1982, Meyer et al: 1985, Nations et al..: 1985, Garro1988, Morgan & Watkins: 1988, Heurtin-Roberts & Reisin: 1990, Schoenberg: 1997), há pouca diferença nos sintomas relatados entre eles. Alguns pacientes tailandeses mencionaram a sensação de desmaio e cansaço como sintomas de aumento da tensão arterial, e estes sintomas também foram relatados em Schoenberg (1997) e Morgan & Watkins (1988).

Inicialmente, estou relutante em concluir que tanto os pacientes tailandeses como os ocidentais percebem e mencionam uma gama quase semelhante de sintomas de tensão arterial elevada. Isto porque os dados sobre as percepções de sintomas relatados nos estudos tailandeses anteriores acima mencionados são de certa forma insuficientes. O principal problema vem da metodologia de estudo em que estes estudos tailandeses se baseiam. Estes estudos tailandeses analisaram principalmente o que faz com que os pacientes tailandeses não cumpram o tratamento médico com base na perspectiva médica, e utilizando entrevistas estruturadas. Foram encontrados dados sobre a percepção dos sintomas da tensão arterial elevada, embora contivessem menos detalhes, uma vez que não era o foco do estudo e a metodologia não permitia aos pacientes relatar sobre o mesmo por si próprios. Por exemplo, com base na perspectiva médica, o estudo de Mahasakphun (1995) testou os conhecimentos dos pacientes sobre a tensão arterial elevada, utilizando um questionário de escolha forçada. Trinta e quatro pacientes (N=217) mencionaram dores de cabeça como o sintoma de aumento da tensão arterial (Quadro 9, p. 53, em tailandês), e os dados sobre dores de cabeça foram tratados como mal-entendidos ou falta de conhecimento entre estas pessoas, em vez de examinar em pormenor a informação sobre dores de cabeça ou outros sintomas que as pessoas poderiam mencionar.

Todos os quarenta informadores tailandeses neste estudo, excepto um relatou sintomas ou sinais em relação ao aumento da pressão arterial e um número total de sintomas e sinais era de dezoito. Nenhum informante mencionou apenas um sintoma em relação à subida da pressão arterial. Os seis sintomas principais mencionados por doentes tailandeses neste estudo são tonturas, dores de cabeça, coração palpitante, olhos desfocados, vómitos e irritabilidade. Os outros sintomas ou sinais são sensação de calor ou temperatura elevada, suor, cansaço, olhos vermelhos ou quentes, falta de apetite, rosto vermelho, tremores no corpo ou nas mãos, pulso de corrida, voz rouca e dificuldade em dormir. (Tabela 6.1)

Notavelmente, foram mencionadas neste estudo variações significativas de sintomas por informadores tailandeses em relação aos encontrados em estudos tailandeses anteriores (Mahasakphun: 1995, Pooribancha: 1994, Vanichanookom: 1993). Além disso, dores de cabeça e tonturas são também mencionadas por informadores tailandeses neste estudo como sintomas de tensão arterial elevada semelhantes aos encontrados em estudos ocidentais anteriores (Blumhagen: 1980, 1982, Meyer et al: 1985, Nations et al: 1985, Garro: 1988, Morgan & Watkins: 1988; Heurtin-Roberts & Reisin: 1990, Schoenberg: 1997).

No entanto, embora fosse provável que dores de cabeça e tonturas fossem relatadas como sintomas de aumento da pressão arterial pela maioria dos pacientes, tanto neste estudo como em estudos anteriores, ambos os sintomas podem não ser percebidos em cada paciente. Por outras palavras, o paciente pode perceber que tem apenas um deles, e não ambos, como sintoma da sua tensão arterial. Por exemplo, seis informantes tailandeses neste estudo mencionaram ter apenas tonturas (mais outros tipos de sintomas), sem ter o sintoma de uma dor de cabeça, enquanto um informante referiu apenas o sintoma de uma dor de cabeça sem tonturas.

Não foram observadas diferenças entre os informadores por sexo, estatuto económico e assistência a uma clínica de hipertensão, na sua menção sobre sintomas de aumento da pressão arterial em geral.

Quadro 6.1 Sintomas e sinais de aumento da pressão arterial mencionados por informadores tailandeses neste estudo.

Sintomas ou sinais	Número de pacientes mencionados (N=39)
Dizziness	34
Dores de cabeça	30
Coração de libra	14
Olhos desfocados	11
Vómito	9
Temperatura ou irritação	9
Sentir-se quente ou com febre	7
Transpiração	6
Cansaço	5
Olhos vermelhos ou quentes	5
Falta de apetite	5
Rosto vermelho	5
Aperto do corpo ou das mãos	4
Pulso de corrida	1
Voz rouca	1
Dificuldade em adormecer	1

De todos os sinais e sintomas mencionados, os informadores tailandeses neste estudo descreveram as suas percepções dos sintomas de uma dor de cabeça com maior detalhe, em particular a localização das suas dores de cabeça. A maioria dos informantes, como Noi e Bua-keaw, duas informantes femininas descreveram os seus sintomas de dores de cabeça como sentindo dor na parte de trás do crânio inferior.

> "Eu sei quando (pressão arterial) aumenta. Sinto uma dor nas costas da parte inferior do crânio". (Noi)
> "Sinto as minhas dores de cabeça quando sobe. Sinto dores na parte de trás do crânio inferior". (Bua-keaw)

Enquanto Bua-Keng, outra informante feminina descreve a sua dor de cabeça como

> "Quando se levanta, tenho uma dor de cabeça. Sinto dor entre as sobrancelhas".

Enquanto que Jun-som explicou a sua dor de cabeça desta forma.

> "Quando se levanta, sinto uma dor de cabeça. Sinto dores na parte superior da

parte de trás da minha cabeça".

Mas, Wong, um informador masculino declarou que

> "Sinto dores no templo de cada lado da minha cabeça".

Além disso, Jatupom, uma informadora feminina descreve-o como

> "Sinto dor de cabeça quando a pressão arterial sobe. É como uma sensação de
> algo pesado na minha cabeça ou algo a pressionar a minha cabeça".

Notavelmente, houve uma considerável variação nas áreas em que os informadores tailandeses tiveram dores de cabeça. O sintoma de uma dor de cabeça foi descrito como dores atrás do crânio inferior ou atrás do crânio superior, na frente do crânio1; entre as sobrancelhas, nos lados do crânio, nas têmporas, e também em todo o crânio. Embora as dores de cabeça também tenham sido mencionadas em relação ao aumento da pressão arterial pelos participantes em estudos anteriores, os dados deste estudo alargam os locais específicos do sintoma de uma dor de cabeça que as pessoas relacionavam com a sua pressão arterial elevada. Além disso, a capacidade das pessoas de descrever especificamente a sua localização ilustra que podem perceber e ser capazes de diferenciar uma dor de cabeça geral da dor de cabeça resultante da subida da pressão arterial.

Cinco informadores tailandeses neste estudo distinguiram entre os sintomas de uma dor de cabeça geral e a dor de cabeça associada ao aumento da pressão arterial. A localização da dor e a duração dos sintomas são aqui referidas. Kumnoi, uma informante feminina faz a distinção entre o seu sintoma de uma dor de cabeça geral e uma dor de cabeça de aumento da pressão arterial desta forma.

> "Uma dor de cabeça geral dá-lhe dores à volta da cabeça, mas uma dor de
> cabeça causada pela subida da pressão arterial produz dores na parte de trás do
> crânio inferior".

Contudo, há um contraste na explicação da localização da dor que ajudou a diferenciar dois tipos de dores de cabeça mantidas por dois informadores. Somdee, uma informadora feminina declarou que

> "Sentir dor no templo de cada lado da cabeça - isto é, uma dor de
> cabeça geral. Mas uma dor de cabeça de pressão arterial ascendente
> faz dores na parte de trás do crânio inferior. "

Considerando que Wong, um informante masculino explicou o seu sintoma como

> "Dor de cabeça de tensão arterial ascendente cria dor nas têmporas de cada lado
> da cabeça, enquanto uma dor de cabeça geral faz dores na parte de trás do crânio
> inferior".

Somdee e Wong descreveram as localizações das dores de cabeça um ao contrário do outro. Isto mostra as complicadas e diversas ideias de doença mantidas por leigos. Como as ideias de doença dos leigos derivam principalmente da sua experiência, a natureza dos conhecimentos dos leigos sobre doenças é difusa em contraste com a natureza "institucionalizada" dos conhecimentos profissionais. (Kleinman: 1980) Incluindo a localização das dores, Boonchoei e Chan, os informadores masculinos diferenciam dois tipos de dores de cabeça, analisando a duração, a gravidade e os meios de recuperação das mesmas.

> "Para uma dor de cabeça geral, faz dores à volta da cabeça e não demora muito. Pode ser aliviada se se descansar e não é necessário tomar drogas. Mas uma dor de cabeça causada por tensão arterial elevada provoca dores na parte de trás do crânio inferior. Não se alivia se não se tomar drogas". (Boonchoei)

> "Uma dor de cabeça geral não faz tanta dor. Também não leva muito tempo. Tomo um comprimido de Paracetamol que o alivia. Mas uma dor de cabeça causada pelo aumento da pressão arterial faz muito mais dor. As dores também acontecem a toda a hora, causando mais sofrimento. Mas por vezes a dor de cabeça da subida da pressão arterial não é tão grave. Sinto apenas uma dor leve, mas faz-nos sentir muito incomodados porque acontece a toda a hora. Não se alivia se não se tomar drogas para isso". (Chan)

Boonchoei e Chan explicam a diferença dos sintomas de uma dor de cabeça geral e dores de cabeça de tensão arterial ascendente com base nas suas experiências e isto mostra implicitamente que eles agem para testar as suas ideias. Boonchoei mencionou ter descansado para testar se se tratava de uma dor de cabeça geral e Chan mencionou ter tomado um comprimido de paracetamol. Eles discordaram sobre a gravidade de um sintoma de dor de cabeça em relação ao aumento da pressão arterial. Boonchoei definiu a dor de cabeça da subida da pressão arterial como causando uma dor mais grave do que uma dor de cabeça geral, enquanto Chan mencionou dores leves e fortes em relação a uma dor de cabeça da subida da pressão arterial. No entanto, tanto Boonchoei como Chan concordam que a dor de cabeça da subida da pressão arterial só pode ser aliviada tomando "drogas para isso". Este tipo de ideia apoia a sua fé na eficácia das drogas anti-hipertensivas que apresentei anteriormente na secção relativa à forma como as pessoas se sentiam em relação a ter a tensão arterial elevada.

A realização de testes através do consumo de drogas para diferenciar dois tipos de dores de cabeça sugere que o conhecimento que os leigos têm da tensão arterial elevada provém principalmente das suas experiências com ela. As pessoas podem usar primeiro drogas para aliviar a dor e depois, se o sintoma de uma dor de cabeça ainda ocorrer, decidem que não se trata de uma dor de cabeça geral. Além disso, tomar drogas anti-hipertensivas alivia os sintomas de uma dor de cabeça que depois aprendem é o tipo de dor de cabeça criada pelo aumento da pressão arterial. Isto confirma o que apresentei no Capítulo Quatro que as pessoas podem não estar confiantes quanto à sua percepção dos sintomas da tensão arterial elevada se não tiverem experiências com eles. Mais importante ainda, enquanto as pessoas experimentam e se sentem confiantes no reconhecimento dos sintomas de tensão arterial elevada, o que acontece no encontro médico quando os profissionais de saúde definem a hipertensão como uma doença assintomática? Isto pode criar problemas de comunicação, bem como a dificuldade de gestão da hipertensão que é altamente provável que ocorra como resultado das diferentes ideias de hipertensão arterial entre as duas partes.

Vários sintomas mencionados por informadores tailandeses neste estudo foram também relatados em estudos anteriores no Ocidente. O sintoma de um coração palpitante foi também mencionado em Meyer et al.(1985), Garro (1988), Morgan & Watkins (1988), Schoenberg (1997) e no estudo tailandês de Pooribancha (1994), bem como neste estudo. Catorze dos trinta e nove informadores tailandeses neste estudo descreveram-no como o coração a bater rápida e duramente. Existem diferenças entre os informantes com base na forma como frequentam a clínica de hipertensão, quando mencionam este sintoma. Note-se que enquanto quatro dos dezanove atendentes intermitentes relataram a sua sensação de um coração a bater em relação ao aumento da pressão arterial, nove em cada vinte atendentes contínuos mencionaram-no. Pode ser que o sintoma de um coração palpitante seja percebido em relação à gravidade da tensão arterial elevada que, por sua vez, pode influenciar os pacientes a continuar o seu tratamento. A questão sobre a percepção dos sintomas e a gravidade da tensão arterial elevada será discutida mais adiante neste capítulo.

A perturbação visual ou olhos desfocados foi relatada por onze participantes tailandeses neste estudo e os de Nations et al. (1985), Garro (1988), Morgan & Watkins (1988), Heurtin-Roberts & Reisin (1990) e no estudo tailandês de Vanichanookom (1993) e Pooribancha (1994). Não há diferença entre os informadores por assiduidade na clínica de hipertensão, ao mencionar este tipo de sintoma.

O sintoma de vómito foi relatado apenas por nove informadores tailandeses neste estudo. O sintoma de náusea mencionado em Nations ct al (1985) e Garro (1988) pode ser considerado como quase o mesmo sintoma. Não se sabe porque é que o sintoma de vómito que é o quinto sintoma principal de aumento da pressão arterial é mencionado apenas por informadores tailandeses neste estudo, mas não encontrado em estudos anteriores.

Um conjunto de sintomas psicológicos ou emocionais, tais como ser temperado ou irritável, nervoso e ser propenso a explosões emocionais foi encontrado em Blumhagen (1980), Nations et al (1985), Meyer et al (1985), Schoenberg (1997) e foi mencionado por nove informadores tailandeses neste estudo. Também com este sintoma, sete dos vinte assistentes contínuos relataram a sua sensação de mau humor e irritabilidade, enquanto apenas dois dos dezanove assistentes intermitentes o fizeram. Pode ser que ter sintomas psicológicos ou emocionais possa afectar a sua saúde e isto, por sua vez, influencia os pacientes a tratar os sintomas a fim de restabelecer a sua saúde. A questão sobre os conceitos de saúde será apresentada no próximo capítulo.

Sintomas de cansaço e fraqueza foram mencionados pelos informadores em Blumhagen (1980), Garro (1988), Morgan & Watkins (1988), Heurtin-Roberts & Reisin (1990), Pooribancha (1994) e cinco informadores tailandeses neste estudo. Não há diferença entre os informadores pela presença na clínica de hipertensão nestes sintomas, mas nota-se que todos estes cinco informadores se encontram no grupo económico inferior. Pode ser que a percepção dos sintomas de cansaço ou fraqueza esteja relacionada com os seus conceitos de saúde que diferem entre as pessoas de acordo com várias circunstâncias materiais das suas vidas.

Um último sinal de aumento da pressão arterial que gostaria de discutir aqui é a transpiração. Apenas os informadores em Garro (1988), Schoenberg (1997) e seis informadores tailandeses neste estudo o relacionaram com a sua tensão arterial ascendente. Quatro assistentes contínuos relataram este sinal, mas apenas dois assistentes intermitentes o fizeram. Não se sabe qual é a possível relação entre a percepção do suor como indicador de aumento da pressão arterial e o atendimento na clínica de hipertensão.

Uma última questão da percepção tailandesa dos sintomas do aumento da tensão arterial que aqui irei apresentar é a relação entre os sintomas e a gravidade da tensão arterial elevada. Notavelmente, alguns tipos de sintomas; uma dor de cabeça grave, olhos desfocados, um coração palpitante e vómitos, são mencionados quando os informadores tailandeses neste estudo falaram sobre a gravidade da tensão arterial elevada. Esta questão não é referida em estudos anteriores, mas os informadores tailandeses mencionaram-na claramente.

Wong e Sriphun falaram sobre os sintomas de dores de cabeça graves e olhos desfocados e a sua tensão arterial ascendente.

"Quando se eleva muito alto, sinto que tenho uma dor de cabeça muito forte e tenho os olhos embaçados". (Wong)

"A minha tensão arterial elevada é moderada". (Sriphun)
(O que quer dizer com "suave"?)

"Não sinto uma forte dor de cabeça. Se for severa ou se aumentar muito, sentirei uma dor de cabeça severa e olhos desfocados. Mas não sinto nenhuma delas. Tenho apenas uma ligeira dor de cabeça e uma ligeira tontura". (Sriphun)

Tanto Wong como Sriphun relacionaram a gravidade do sintoma de uma dor de cabeça e olhos desfocados com a gravidade da tensão arterial elevada. É possível que este tipo de conhecimento provenha principalmente das suas experiências, como também foi encontrado nos relatos de Ta e Chan sobre os sintomas de aumento grave da tensão arterial.

"Se é grave, sinto o meu coração a bater rapidamente e com força". (Ta)

"Quando é grave, o meu coração bate forte e rapidamente. Numa ocasião, a enfermeira verificou a minha tensão arterial. É muito elevada. Ela deixou-me descansar um pouco e voltou a verificá-la. Desceu. Senti que quando estava alto o meu coração batia rápida e duramente, mas batia normalmente quando a tensão arterial descia" (Chan)

Tanto Ta como Chan percebem um batimento cardíaco rápido como um sinal de que a sua tensão arterial se encontrava numa fase grave. Ta só soube disto através da sua experiência, mas Chan citou medidas médicas para confirmar a sua percepção. Além de sintomas de dores de cabeça graves, olhos desfocados e um coração palpitante, outros sintomas também foram percebidos em relação à tensão arterial elevada grave, e os pacientes tailandeses relacionaram diferentes sintomas com a gravidade da tensão arterial elevada. Umporn e Jatuporn duas informadoras descreveram o sintoma de vómito como um sinal de tensão arterial elevada grave.

"Quando a minha pressão sanguínea aumenta gravemente, começo a vomitar". (Umporn)

"No mês passado tive uma tensão arterial elevada grave, vomitei muito. Não consegui comer nada. Saiu tudo". (Jatuporn)

Os informadores tailandeses podem estar preocupados com o facto de cada pessoa poder perceber sintomas diferentes em relação à gravidade da tensão arterial elevada. Isto é claramente mencionado por Umporn, uma informadora feminina que "as pessoas não são as mesmas". Elas sentem-se de forma diferente". Isto ilustra a ideia de que cada pessoa é única e não se sente necessariamente da mesma maneira, contrariando o padrão uniforme do modelo médico.

Com base em vários sintomas, os participantes tailandeses relataram que conseguiam saber quando as suas pressões sanguíneas eram graves. Enquanto os profissionais de saúde definem a gravidade da tensão arterial elevada em função do nível de tensão arterial medido por um esfigmomanómetro, os leigos utilizam as suas próprias percepções e experiências de sintomas para o fazer. Os conhecimentos leigos sobre os tipos de sintomas da gravidade do aumento da tensão arterial podem por vezes ser confirmados pelos profissionais de saúde. Isto foi encontrado no relato de Chan apresentado anteriormente em que a sua tensão arterial grave foi confirmada pela enfermeira depois de a ter verificado, mas isto também mostra que as pessoas não confiam totalmente no que os profissionais de saúde lhes dizem sobre a sua doença. As suas experiências e em particular as percepções dos seus sintomas são cruciais na sua compreensão e interpretação da tensão arterial elevada.

Os dados deste e de estudos anteriores confirmam que os leigos percebem os sintomas da tensão arterial elevada e podem dizer se a sua tensão arterial subiu ou não. No entanto, há um debate médico sobre a causa dos sintomas que os leigos percebem, sobre se é possível perceber os sintomas da tensão arterial elevada e se existe uma relação entre os sintomas e a tensão arterial elevada no modelo médico.

No livro-texto médico padrão "clinical hypertension", Kaplan (1994) discutiu ter o sintoma de dor de cabeça em relação à ansiedade dos pacientes e insistiu na doença hipertensiva como uma doença assintomática (p.133).

> *"Dos sintomas que são relatados; dor de cabeça é o mais comum, mas aqueles que se queixam de dor de cabeça são mais propensos a ter a sua PA tomada e a hipertensão arterial descoberta. Stewart (1953) descobriu que apenas 17% dos pacientes que não tinham conhecimento da sua hipertensão arterial se queixavam de dores de cabeça, mas entre os pacientes com níveis semelhantes de PA que tinham conhecimento do seu diagnóstico, 71% tinham dores de cabeça. Isto está de acordo com a minha convicção de que muitos dos sintomas descritos por hipertensão são secundários à ansiedade por terem "o assassino silencioso", como a hipertensão é frequentemente descrita; ansiedade que é frequentemente expressa como episódios recorrentes de hiperventilação aguda. Muitos dos sintomas descritos por hipertensos, tais como dores de cabeça tipo banda, tonturas e leveza de cabeça, fadiga, palpitações e desconforto no peito, reflectem hiperventilação recorrente, um problema comum entre todos os pacientes, mas provavelmente ainda mais comum entre os hipertensos que estão ansiosos pelo seu diagnóstico e as suas implicações". (Kaplan: 1994:p.133)*

Do ponto de vista de Kaplan, a hipertensão é uma doença sem sintomas. Qualquer sintoma que as pessoas hipertensivas relataram resultou da ansiedade em relação à natureza e às implicações da hipertensão arterial. Kaplan (1994) negou os sintomas da tensão arterial elevada, mas desconhece-se se existe relação entre os sintomas relatados pelas pessoas leigas e a tensão arterial elevada.

Um grupo de clínicos gerais e sociólogos (Cantillon et al.: 1997) no Reino Unido. mediram o nível de tensão arterial, de um grupo de cinquenta e uma pessoas hipertensivas que relataram que podiam saber quando a sua tensão arterial subia e compararam isto com medições de outro grupo que relataram que não podiam. Estes dois grupos tinham experimentado um nível elevado de
pressão arterial durante mais de um ano e estiveram sob medicação estável durante pelo menos três meses.

Cantillon et al. (1997) relataram que o grupo de pessoas que relataram que podiam saber quando a sua tensão arterial subiu (preditores) mencionaram mais sintomas de tensão arterial elevada do que outro grupo (não preditores). Além disso, o nível de notas de ansiedade (medido pela escala HAD) era mais elevado no grupo dos preditores do que entre os não preditores.

Vinte e nove dos cinquenta e um preditores da tensão arterial foram medidos na altura em que sentiram que a sua tensão arterial estava a subir, utilizando um esfigmomanómetro aleatório

Hawksley- zero. Os resultados indicaram que apenas quatro dos vinte e nove tinham uma associação significativa entre as suas medições de SBP e as suas previsões. Além disso, não houve associação significativa entre os sintomas ou o nível de ansiedade, e a tensão arterial elevada, mas foi encontrada uma correlação significativa entre o nível de ansiedade e o número de sintomas relatados.

Os resultados deste estudo comparativo eram então compatíveis com a discussão de Kaplan (1994) na medida em que os sintomas que as pessoas hipertensivas relatavam estavam muito provavelmente relacionados com a ansiedade.

Apesar da relação entre sintomas e tensão arterial elevada ser estatisticamente negada (Cantillon et al. 1997), esta relação é crucial para a compreensão e respostas dos leigos ao tratamento médico e conselhos médicos sobre modificação de comportamento. Os dados apresentados nos Capítulos Quatro e Cinco ilustram que vinte e um dos quarenta informadores tailandeses deixaram de tomar drogas e cinco dos quarenta ajustaram a dosagem de drogas em relação à ausência de sintomas de tensão arterial elevada. Treze informantes tailandeses relataram o uso de "ya-huum", uma droga local para a doença tradicional do vento, a fim de aliviar os sintomas da tensão arterial elevada. Três relataram que era desnecessário fazer exercício, dois continuaram a sua dieta normal e três relataram o uso de álcool porque, com base na ausência de sintomas, tinham recuperado da tensão arterial elevada.

Nesta secção apresentei vários tipos de sintomas que os informadores tailandeses mencionaram em relação ao aumento da tensão arterial e como são semelhantes ou diferentes dos dos estudos anteriores. Também discuti a percepção complicada dos sintomas da tensão arterial ascendente, bem como a natureza única e difusa das percepções das pessoas sobre os sintomas, incluindo o contraste de ideias sobre sintomas de tensão arterial elevada entre os leigos e o modelo médico. Finalmente, apresentei a importância dos sintomas da tensão arterial elevada na medida em que se relacionam com a percepção da gravidade da subida da tensão arterial.

Substancialmente, as provas deste estudo e de estudos anteriores mostram que os leigos percebem sintomas de tensão arterial elevada, e estas percepções são tidas em consideração ao decidir se devem ou não responder à sua tensão arterial elevada, quando devem responder, se o tratamento ou conselho médico deve ser seguido e se o tratamento é eficaz ou não. Contudo, não só as percepções dos sintomas, mas também as ideias sobre as suas causas influenciam as respostas das pessoas a esta doença. Na secção seguinte abordarei as ideias do povo tailandês sobre as causas da hipertensão arterial.

Ideias sobre as causas da tensão arterial elevada

De acordo com o modelo médico, a causa da hipertensão, em particular a hipertensão essencial, não é conhecida (Hart: 1993, p.12) Actualmente, as explicações médicas sobre as causas da hipertensão baseiam-se nos resultados de estudos destinados a descobrir as diferenças entre as populações cuja pressão arterial é elevada e as que não o são. A partir das diferenças encontradas, considera-se que várias variáveis contribuem para a hipertensão arterial. Por exemplo, a ingestão de excesso de gordura potássica de sódio e álcool está relacionada com a hipertensão arterial. No entanto, tais causas são ainda consideradas como inconsistentes. Por exemplo, a obesidade pode ser encontrada em associação com a tensão arterial elevada, mas a evidência de que a redução do peso reduz a tensão arterial não é inteiramente consistente (Hart 1993, p. 25).

Do mesmo modo, da perspectiva dos leigos, várias causas possíveis de tensão arterial elevada são mencionadas pelos doentes em estudos anteriores. Existem algumas causas de tensão arterial elevada que tanto as pessoas como os profissionais de saúde percebem como sendo semelhantes. Os participantes em Nations et al. (1985) e Schoenberg (1997) mencionaram a dieta, alimentos salgados e gordurosos como causas importantes da sua tensão arterial elevada, e também as de Blumhagen (1980), Meyer et al (1985), Morgan & Watkins (1988) e Heurtin-Roberts & Reisin (1990). Além disso, o excesso de peso foi considerado pelos participantes, excepto os de Meyer et al. (1985) e Heurtin-Roberts & Reisin (1990), como a causa da sua tensão arterial elevada.

Dados sobre as ideias do povo tailandês sobre a causa da tensão arterial elevada não são apresentados em estudos anteriores (Kompayak: 1989, Vanichanookom: Pooribancha: 1994. Mahasakphun: 1995). Isto porque estes estudos tailandeses se concentram nas respostas dos doentes ao tratamento médico e não na compreensão das pessoas sobre a hipertensão arterial.

Neste estudo, quarenta informadores tailandeses relataram várias causas de tensão arterial elevada. São mencionadas algumas causas que são semelhantes às de estudos ocidentais anteriores, enquanto que existem três causas; anormalidade sanguínea, trabalhando demasiado no passado e a consequência de outras doenças, que são mencionadas apenas pelos participantes tailandeses neste estudo.

Além disso, os estudos anteriores concentraram-se principalmente em ideias sobre a causa do início da tensão arterial elevada, enquanto que, neste estudo, os participantes distinguiram as causas do início da tensão arterial elevada das causas do aumento da tensão arterial. Isto foi notado, uma vez que os participantes tenderam a descrever o que os faz ter a tensão arterial elevada, em primeiro lugar, de forma diferente do que fez subir a sua tensão arterial elevada. Classificaram a hipertensão arterial em "normal" e a "subida" com base nas suas ideias sobre os sintomas.

A tensão arterial elevada na fase normal, é definida por não se detectar nenhum sintoma durante este período, mas isto não significa que esteja totalmente curada. Por exemplo, um participante disse" a minha tensão arterial alta agora é normal", "eu também a tenho mas agora é normal". Pelo contrário, a fase de aumento da tensão arterial é descrita como tendo alguns tipos de sintomas. Os participantes estão mais preocupados com o perigo da tensão arterial na sua fase ascendente e é provável que respondam a ela (como apresentado no capítulo quatro sobre a resposta ao tratamento com medicamentos e no capítulo cinco sobre conselhos médicos).

Nesta secção descreverei, em primeiro lugar, as ideias do povo tailandês sobre as causas do início da tensão arterial elevada, seguidas das suas ideias sobre as causas do aumento da tensão arterial. Os dados serão discutidos juntamente com provas relevantes de estudos anteriores.

O início da tensão arterial elevada

As ideias sobre o início da tensão arterial elevada estão significativamente relacionadas com as ideias de saúde do povo tailandês. O envelhecimento é a principal causa do aparecimento da tensão arterial elevada mencionada pelos informadores tailandeses no estudo, seguido respectivamente de anormalidade sanguínea, tensão ou demasiada preocupação, dieta, factores de hereditariedade, trabalho excessivo, álcool, peso corporal, consequência de outros sintomas ou doenças, menopausa, tabagismo e traços pessoais. (Quadro 6.2)

Quadro 6.2 Causas do início da tensão arterial elevada

Causas	Número de mencionados (N=40)
Envelhecimento	28
Anormalidade sanguínea	18
Tensão/ demasiada preocupação	16
Dieta	15
Factores de hereditariedade	14
Trabalhar demasiado	10
Álcool	9
Peso corporal	8
Consequência de outros sintomas/doenças	7
Menopausa	5
Fumar	2
Traço pessoal	2

Vinte e oito dos quarenta informadores tailandeses neste estudo relacionaram a sua velhice com o facto de terem a tensão arterial elevada. Entre estudos anteriores, foi também apresentada a percepção da velhice como a causa do início da tensão arterial elevada, mas apenas em Schoenberg (1997). Os participantes tailandeses podem relacionar a sua idade com a de ter tensão arterial elevada porque notam que esta começou quando são velhos. Isto está relacionado com a ideia sobre a normalidade de ter a tensão arterial elevada que é apresentada anteriormente na secção que trata dos sentimentos que surgem quando se tem esta doença. Por exemplo, Muun, um informante masculino afirmou

"Penso que o tenho porque sou velho. Não o tinha quando tinha trinta ou quarenta anos. Só o tenho agora, tenho mais de sessenta anos. "

Do mesmo modo, Somboon, uma informadora feminina relacionada com o facto de ter a tensão arterial elevada à sua velhice e continuou a explicar porque é que a maioria das pessoas na velhice têm esta doença.

"Tenho a tensão arterial alta quando sou velho. Ocorre sobretudo entre pessoas idosas. Quando se envelhece, fica mais fraco e tem mais doenças. Eu não tive nenhuma doença quando era jovem. Não tinha nenhuma temperatura alta.

Agora estou muitas vezes doente quando envelheci.

Somboon explica porque é que as pessoas na velhice têm tensão arterial elevada e são propensas a doenças em termos da relação entre velhice, saúde e doença. Na sua ideia, ser idosa está relacionada com a sua saúde tornar-se mais fraca, pelo que é propensa à doença. Este tipo de ideia é também descrita por Saman em termos da diminuição da força da saúde nas pessoas idosas.

"Quando se envelhece, perde-se a força. Sente-se mais fraco e depois fica muitas vezes doente. Os jovens têm uma saúde mais forte e não são frequentemente doentes".

O outro tipo de explicação sobre a relação entre o envelhecimento e a hipertensão arterial foi descrito por Dee, uma informadora feminina.

"A maioria dos idosos tem a tensão arterial elevada. Ao ficarem velhos, os órgãos podem não funcionar bem como sendo jovens. É como se os tivesse usado durante muito tempo e eles não funcionam correctamente. O fígado, o rim pode não funcionar bem como antes, ou o sangue pode não fluir bem".

Dee explicou que a eficácia reduzida do funcionamento dos órgãos corporais entre os idosos pode causar doenças, incluindo a tensão arterial elevada. Assim, entre os informantes tailandeses, envelhecer é percebido em relação a ser menos saudável e a diferença na explicação do envelhecimento como causa do início da tensão arterial elevada depende de como o informante percebe e define a saúde. Por exemplo, Dee percebeu a saúde em termos de bom funcionamento e a tensão arterial elevada ocorre porque o sangue não flui bem. Somboon e Saman, tal como descrito anteriormente, percebem a saúde em termos de força ou fraqueza, e a tensão arterial elevada ocorre porque a saúde não é suficientemente forte para resistir a doenças. Os conceitos de saúde serão mais explorados no próximo capítulo.

Estreitamente relacionadas com as ideias de envelhecimento, cinco informantes femininas mencionaram a menopausa como a causa do início da tensão arterial elevada. Entre estudos anteriores sobre a hipertensão arterial, a menopausa foi relatada apenas em Heurtin-Roberts & Reisin (1990) como a causa tanto da 'Alta Pertensão' como da 'alta tensão arterial'. Informantes em Heurtin-Roberts e Reisin (1990) descreveram o efeito da menopausa na pressão arterial como "quando o fluxo menstrual foi interrompido, o excesso de sangue sobe até à cabeça, agravando os "problemas de pressão", ou "não há lugar para desperdiçar sangue de modo a que este volte para a cabeça" (p. 234). As mulheres tailandesas relataram as suas ideias de menstruação como um procedimento para descarregar "sangue mau", que, quando o corpo perde esta capacidade, faz com que o sangue mau residencial "suba até à cabeça", e assim provoca sintomas de tonturas e dores de cabeça (p. 1545, 1549). Além disso, também consideraram a menopausa como sinal de envelhecimento, que também associaram a uma saúde precária (p.1546).

Da mesma forma, cinco informantes femininas neste estudo explicam a doença de saúde e o excesso ou desperdício de sangue acumulado no corpo que causa tensão arterial elevada em relação à menopausa. Por exemplo, Sunee e Thong-inn.

"Eu não estava doente muitas vezes quando ainda tinha o meu período. Tive a menopausa quando
Eu tinha cinquenta e cinco anos. Desde então, fico muitas vezes doente.
Também tenho tensão arterial alta depois de não ter tido período"(Sunee)

"Penso que não ter um período de tempo pode estar relacionado com a tensão arterial elevada. Tenho tensão arterial alta quando não tive período. O sangue não pode sair e aumenta continuamente. Pode causar hipertensão arterial".
(Thong-inn)

Enquanto Sunee via a menopausa como um sinal de má saúde, Thong-inn mencionou a quantidade de sangue que foi deixada dentro do corpo como causadora da sua tensão arterial elevada. Não é claro se foi a quantidade de sangue restante no corpo ou devido à sua qualidade; desperdício ou veneno, que causou a tensão arterial elevada ou ambos. Phun, outra mulher descreve a consequência da menopausa em termos de uma grande quantidade de sangue "mau".

"O sangue não pode sair quando se está a experimentar a menopausa. Ainda permanece no corpo e voltará ao sangue 'mau'. Tanto sangue mau no corpo não é bom. Penso que posso ter uma pressão sanguínea alta por causa disso".

Enquanto Phun percebeu o excesso de sangue mau em relação à tensão arterial elevada, Umporn explicou as alterações de hormonas no corpo resultantes da menopausa como sendo a possível causa de doença e tensão arterial elevada.

"Penso que as hormonas mudam quando o período pára. A alteração das hormonas pode estar relacionada com a fraqueza corporal e o corpo não pode funcionar bem. Isto pode estar relacionado com a hipertensão arterial. Tenho-a após a interrupção do meu período. "

As ideias da menopausa como causa da tensão arterial elevada estão também intimamente relacionadas com as ideias de fraqueza e funcionamento corporal, bem como com o efeito do sangue "mau". Isto alarga as conclusões da Heurtin-Roberts & Reisin (1990), em que apenas o efeito do sangue mau ou desperdiçado era considerado em relação à tensão arterial elevada.

Os participantes tailandeses mencionaram anomalias sanguíneas relacionadas com a hipertensão arterial e isto relacionado com a sua doação de sangue apresentada no Capítulo Quatro. Dezoito dos quarenta informadores relacionaram a quantidade ou qualidade do sangue com a tensão arterial elevada. Esta questão não foi relatada em estudos anteriores sobre a tensão arterial elevada. Por exemplo, Wong, um informante masculino afirmou

"As pessoas com tensão arterial elevada têm muito sangue. Tanto sangue e depois faz muita pressão".

Wong mencionou ter uma quantidade excessiva de sangue que causa uma grande pressão no vaso sanguíneo. Neste tipo de explicação, tanto os homens como as mulheres, quer estejam ou não na fase da menopausa, podem ter tensão arterial elevada, se tiverem demasiado sangue nos vasos sanguíneos. Assim, podemos perguntar o que faz com que as pessoas tenham diferentes quantidades de sangue. A causa de ter demasiado sangue não foi claramente explicada, mas ilustrou a complexidade desta questão nas ideias dos leigos. Por exemplo, Wong referiu ter demasiado sangue para a diferença entre as pessoas; "as pessoas são diferentes" Além disso, a hereditariedade não pode causar esta diferença, uma vez que Phun afirmou "os filhos na mesma família; a mesma mãe e o mesmo pai são diferentes". Alguns têm muito sangue e outros têm menos quantidade de sangue".

Apenas quatro dos dezoito informadores mencionaram a qualidade do sangue em relação à causa da tensão arterial elevada. A anormalidade da qualidade do sangue não foi claramente explicada por estes informadores ou pelo que se entende por "qualidade". As declarações" o sangue pode não ser bom" ou "pode haver algo no sangue" ou "o sangue de pessoas com tensão arterial elevada pode não ser normal" foram apresentadas sem mais esclarecimentos.

A relação entre ter demasiado sangue e tensão arterial elevada foi também discutida quando os informadores tailandeses falaram sobre o peso corporal. Oito informadores mencionaram ter excesso de peso em relação à tensão arterial elevada. As pessoas que têm excesso de peso foram consideradas como tendo mais sangue do que as que são mais magras, o que as leva a ter tensão arterial elevada. Por exemplo, Sri- muang afirmou:

> "Tenho tensão arterial alta quando fico com excesso de peso. As
> pessoas que têm excesso de peso terão muito sangue. Tanto sangue
> causa hipertensão arterial".

Sri-muang percebeu que o seu excesso de peso era a causa de ter a tensão arterial elevada porque tinha demasiado sangue. A ideia de que uma pessoa com excesso de peso tem muito sangue e a sua consequência na tensão arterial elevada difere completamente do modelo médico. Na gestão da hipertensão, a redução do peso é normalmente aconselhada aos pacientes, a fim de minimizar o seu nível de tensão arterial, e a redução de alimentos gordos e oleosos e da quantidade de alimentos são as principais estratégias sugeridas. Os dados aqui relatados mostram que os informadores tailandeses compreenderam a relação entre o excesso de peso e a tensão arterial elevada de uma forma diferente.

Curiosamente, estudos existentes mostraram que a dieta era mais mencionada pelos leigos como causa de tensão arterial elevada. Foi também mencionada por participantes hipertensivos em estudos ocidentais anteriores (Blumhagen: 1981 Nations et al.:1985, Meyer et al..: 1985, Garro: 281 1988, Morgan & Watkins: 1988, Schoenberg: 1997) e por quinze informadores tailandeses neste estudo. Comer carne de porco foi especificamente mencionado em Nation et at. (1985), Heurtin-Roberts & Reisin (1990), Schoenberg (1997) e por participantes tailandeses neste estudo como causadores de tensão arterial elevada. Entre todos os estudos anteriores e este estudo, excepto em Meyer et al. (1985), o consumo de alimentos gordos e salgados foi explicitamente mencionado como estando relacionado com a tensão arterial elevada.

Boon-thum, um informante masculino declarou

> "A tensão arterial elevada pode estar relacionada com os alimentos. Quando era
> jovem, comia muitos deles; carne de porco, alimentos gordurosos, leite e ovos.
> Os velhos avisaram-me para não comer muito, mas quando eu era jovem, não
> me preocupava com isso. Quaisquer tipos de alimentos eram saborosos e eu

comia-os muito. Pode afectar a minha tensão arterial elevada quando sou velho.
"

Boon-thum percebeu que alguns tipos de alimentos que ele comeu muito no passado afectaram a sua tensão arterial quando ficou velho. Assim, isto mostra que a consequência de comer uma grande quantidade de alimentos particulares pode ser acumulada no corpo e mostra o seu efeito quando as pessoas são velhas. Esta ideia é também afirmada por Su-kuum e Bua-keaw

"Disseram que a hipertensão arterial está relacionada com a ingestão de alimentos gordos e salgados. Comi muitos alimentos gordurosos. Eu gosto. Agora não a como com frequência, pode ainda estar no corpo. "(Su-kuum)

"Eu gosto de comer a carne de porco gorda. Fiz um caril ou cozi-o com alguns vegetais. Não o como muito ou com frequência como quando era jovem. Ainda pode ser guardado no meu corpo". (Bua-keaw)

Note-se que os pacientes em estudos anteriores mencionaram o efeito de comer alimentos gordos e salgados na tensão arterial elevada apenas em termos do tempo presente, e não do passado ou do efeito acumulado que os informadores tailandeses no presente estudo descrevem. Os informadores tailandeses também mencionaram o efeito da ingestão de alimentos gordos e salgados no tempo presente sobre a pressão arterial, que consideraram causar um aumento da pressão arterial e não o seu início. Isto será apresentado na próxima secção.

Os alimentos que são cozinhados com demasiados condimentos também são percebidos pelos informadores tailandeses em relação à tensão arterial elevada. Esta questão também foi relatada em Heurtin-Roberts & Reisin (1990) e Schoenberg (1997).

As ideias sobre o efeito cumulativo de comer determinados alimentos que contribuem para a tensão arterial elevada podem estar relacionadas com ideias sobre alimentos saudáveis (Calnan: 1990). Pode ser proposto que os alimentos salgados e gordurosos possam ser vistos pelos participantes tailandeses como alimentos pouco saudáveis e que o consumo de muitos deles afecta a saúde e a hipertensão arterial.

Enquanto os alimentos gordos e salgados foram mais mencionados pelos participantes hipertensivos neste estudo e em estudos anteriores, comendo alimentos menos saudáveis, o passado só foi percebido pelos participantes tailandeses neste estudo em relação à tensão arterial elevada. Isto é apresentado por Sunee

"Naqueles dias, não penso muito quando comprava comida ou a cozinhava. Comprava qualquer tipo de comida que fosse barata. É preciso fixar o custo de tudo quando não se tem muito dinheiro. A vida naqueles dias era dura, mas eu estava bem. Eu não tinha doenças graves ou adoecia frequentemente. Só o tenho agora".

Sunee cita a ingestão de alimentos menos bons no passado como afectando a sua saúde e tensão arterial elevada no presente. Note-se que as ideias de saúde que influenciam a hipertensão arterial eram claramente apresentadas por ambos, uma vez que mencionavam o envelhecimento e a ingestão de alimentos menos saudáveis no passado. A situação económica é também referida por Sunee como limitando a sua escolha de comprar alimentos.

As influências da má saúde sobre a tensão arterial elevada foram também mencionadas por informadores tailandeses neste estudo, descrevendo o trabalho demasiado duro no passado, o consumo de álcool e as consequências de outras doenças. Apenas os informadores tailandeses relataram ter trabalhado demasiado no passado e ter bebido álcool como podendo causar tensão arterial elevada. Dez informadores relacionaram-se a trabalhar demasiado no passado e nove informadores mencionaram o consumo de álcool quando eram mais novos a ter tensão arterial elevada. Por exemplo, Boon-choei relata

> "Trabalhei muito quando era mais novo. Abri um restaurante. Tive de acordar às quatro ou cinco da manhã, comprando alimentos frescos e fazendo tudo. Gostei disso durante mais de dez anos. Durante esse tempo, não descansei o suficiente. Não havia tempo suficiente para descansar. Não é bom quando sou velho. Sou fraco. Talvez eu tenha tensão arterial alta por causa disto".

Boon-choei percebeu a consequência de trabalhar demasiado como causadora de tensão arterial elevada e enfraquece a sua saúde. É provável que Boonchoei tenha percebido a saúde em termos de ter um armazenamento limitado no corpo, quando este era utilizado no passado, o corpo seria incapaz de o substituir ao mesmo nível de armazenamento, mesmo que não se esgote totalmente. A ideia da diminuição de um stock de saúde que posteriormente contribuiu para a sua doença e os tornou propensos a ter uma tensão arterial elevada é relevante para a ideia de um armazenamento de saúde proposta por Williams (1983), que discutirei no próximo capítulo. Além disso, foi também mencionado um tipo semelhante de explicação como consequência do álcool sobre a saúde doente e a tensão arterial elevada. Por exemplo, Sarayut e Saman declararam que

> "Antes de saber da minha tensão arterial elevada, bebia muito. Costumava beber todas as noites quando voltava do trabalho. Comportei-me assim durante vinte anos". (Sarayut)

> "Eu bebia frequentemente quando era jovem. Mas nesse tempo sentia-me bem, não tinha tensão arterial alta. É como quando se é jovem, é forte e beber não importa. Quando se envelhece, é-se fraco e o álcool torna-nos mais fracos". (Saman)

Sete informadores relacionavam outras doenças e condições que tinham de ter a tensão arterial elevada. Estes informadores mencionaram a tiróide, doenças cardíacas, colesterol elevado e transfusões de sangue como podendo causar-lhes uma tensão arterial elevada. As consequências destas doenças ou condições sobre a tensão arterial elevada não são claramente explicadas. Estes informadores mencionaram que descobriram a sua tensão arterial elevada depois de terem tido estas doenças ou condições.

Dezasseis informadores tailandeses neste estudo mencionaram tensões ou demasiadas preocupações como sendo as causas do início da tensão arterial elevada. Isto também foi mencionado em todos os estudos ocidentais anteriores, excepto em Schoenberg (1997). Enquanto os participantes nos estudos anteriores descreveram a tensão actual ou o stress que provoca o aumento da tensão arterial, os informadores tailandeses explicaram-na de forma diferente. Preeda mencionou que

> "Quando os meus filhos eram jovens, eu era um condutor de mini-autocarros. Conduzia da cidade de Chiang Mai para Amphur Pai, província de Mai Hong Suan. Alguns dias tive de partir muito cedo pela manhã e alguns dias ao fim da tarde. A minha mulher abriu uma barraca de comida em frente da nossa casa. Ela vendia macarrão cozinhado. Os nossos três filhos estavam na escola. Eles não nos puderam ajudar muito. Eu trabalhei muito. Senti-me muito cansado e stressado. Conduzir um carro criou muita tensão. É preciso manter os olhos na estrada, e nos passageiros que queriam entrar e sair do autocarro. É preciso olhar para os outros carros que correm atrás, à frente ou que estão na outra faixa. Dormi profundamente quando voltei para casa Pode ter-me causado uma tensão arterial elevada quando me reformei".

Preeda mencionou demasiada tensão no passado que o levou a desenvolver tensão arterial elevada quando envelheceu. As percepções de Preeda sobre a sua tensão no passado em relação a ter tensão arterial elevada podem derivar da informação fornecida numa clínica de hipertensão e dos conselhos do médico. Sugere-se a redução do stress e da tensão, uma vez que ajudariam a minimizar a tensão arterial. Enquanto os profissionais de saúde aconselham os doentes a reduzir a sua tensão ou stress actual para controlar a sua tensão arterial, as pessoas podem relacionar esses conselhos com a causa do início da tensão arterial elevada e, para que façam sentido, remetem para as suas situações relevantes no passado.

Catorze informadores tailandeses neste estudo mencionaram a hereditariedade em relação à causa do início da tensão arterial elevada. Isto também foi mencionado pelos participantes em estudos anteriores, excepto os de Nations et al. (1985). Por exemplo, Noi declarou

> "A tensão arterial elevada está na minha família. O meu irmão mais velho também tem tensão arterial elevada. A sua pressão sanguínea é mais severa do que a minha. Ele não a pode controlar. No ano passado ele caiu. Agora, é difícil para ele mover a mão esquerda".

Noi citou o seu irmão mais velho como tendo também tensão arterial elevada, o que ela pensou poder indicar que ela pode ter tensão arterial elevada devido a factores hereditários. No entanto, Su-kuum discordou fortemente da relação entre hereditariedade e tensão arterial elevada. Ela declarou

> "Não sei o que me faz tê-la (tensão arterial elevada)". Mas não penso que seja por causa de factores hereditários. Os meus pais, eles não o têm. Conheço muitas pessoas cuja tensão arterial é alta, mas ninguém na minha família a tem".

Para além da hereditariedade, os informadores tailandeses mencionaram um tipo de personalidade individual como talvez relacionada com o facto de ter a tensão arterial elevada. Isto foi descrito por Sunee.

> "Os meus vizinhos dizem que tenho a tensão arterial alta porque me sinto zangado facilmente e não me consigo controlar quando estou chateado. Não penso assim. Penso que a tenho por causa da hereditariedade. Os meus familiares também têm tensão arterial elevada.

A personalidade individual também foi mencionada em alguns estudos ocidentais anteriores. Informantes em Nations et al (1985) relataram os tipos 'altamente estrangulados', os de Blumhagen (1980) relataram a pessoa 'de alta tensão' e os de Heurtin-Roberts & Reisin (1990) relataram pessoas com 'personalidade tensa' em relação a ter tensão arterial elevada.

Nesta secção, apresentei as ideias dos informadores tailandeses sobre as causas do início da tensão arterial elevada. Estes informadores mencionaram várias causas, algumas das quais são também relatadas em estudos ocidentais anteriores. As ideias sobre a saúde em relação à tensão arterial elevada foram claramente mostradas nas questões do envelhecimento, menopausa, dieta anterior, trabalho excessivo no passado, consumo de álcool e as consequências de outras doenças ou sintomas. Verifica-se também que a informação sobre saúde influencia as suas ideias sobre a causa da hipertensão arterial, tais como tensão, dieta e peso corporal, embora os pacientes compreendam e interpretem esta informação de forma diferente do modelo médico. O conhecimento local sobre o sangue e a menopausa é também apresentado pelos participantes tailandeses em relação à causa do início da sua tensão arterial elevada.

Não há diferença de ideias entre os informadores masculinos e femininos sobre as causas do início da tensão arterial elevada. Em relação à clínica de hipertensão, os atendentes contínuos eram mais propensos a relatar anomalias sanguíneas como a causa do início da tensão arterial elevada do que os atendentes intermitentes, enquanto que muito poucos atendentes intermitentes relataram ter trabalhado demasiado no passado. É encontrada uma ligeira diferença entre os informadores de estatuto económico variado no relatório da causa do início da tensão arterial elevada em geral, excepto no caso do envelhecimento, que era provável que fosse mais mencionado pelos informadores como estando no grupo de estatuto económico inferior.

A elevação da tensão arterial elevada

Os informadores tailandeses relatam várias causas de aumento da tensão arterial. Algumas destas causas são também mencionadas como as causas do início da tensão arterial elevada, mas a natureza dos efeitos destas causas sobre a tensão arterial elevada foram explicadas de forma diferente. A informação sobre saúde fornecida durante O tratamento da hipertensão e as suas experiências directas influenciam principalmente as ideias dos informadores sobre as causas do aumento da pressão arterial. Além disso, a ideia sobre o calor corporal aqui relatada afectou as respostas dos participantes tailandeses aos conselhos médicos sobre a prática de exercício físico apresentados no Capítulo Cinco.

Quadro 6.3 Causas do aumento da pressão arterial

Causas	Número de menção (N=40)
Tensão	27
Álcool	23
Quente (tempo)	19
Dieta	17
Cansaço	16
Peso corporal	10
Perigo ambiental	1
Incerteza / imprevisível	7

Vinte e sete dos quarenta informadores tailandeses mencionaram a tensão como a causa do aumento da pressão arterial. Noi e Chan declararam

> "As pessoas com tensão arterial elevada não devem preocupar-se muito, isso irá aumentar a tensão arterial. Consigo senti-lo. Por vezes, quando tenho algo com que me preocupar, ele sobe mas desce mais tarde quando deixo de me preocupar com ele". (Noi)

> "Se me sinto tenso, tenho dores de cabeça e dores à volta da parte de trás do crânio". (Chan)

Noi e Chan perceberam, pelas suas experiências directas, que a pressão arterial aumenta quando se sentem tensos. A tensão ou stress foi também relatada em relação à tensão arterial elevada pelos participantes em estudos anteriores, excepto os de Schoenberg (1997). Os informantes em

Blumhagen (1980) identificaram fontes do seu stress envolvendo trabalho ou emprego e stress acumulado da vida normal. Estas duas fontes de stress são também relatadas por informadores tailandeses neste estudo. Por exemplo, Pramual falou sobre as suas condições de trabalho e aumento da pressão arterial.

> "A minha tensão arterial está melhor agora. Não sobe tão frequentemente como quando trabalhava na loja de penhores do governo. Nessa altura, o meu trabalho envolvia dinheiro e contabilidade, e eu tinha de servir muitas pessoas. Este trabalho era tão stressante. Lembro-me que um dia, quando cheguei ao trabalho, sentia-me muito tonto e quase caía. Penso que nessa altura subiu alto".

Tensão relacionada com o pramual, desde o trabalho até ao aumento da tensão arterial, porque ela notou os seus sintomas. Sentiu-se confiante sobre o efeito da tensão na tensão arterial elevada porque ela própria a sentiu. A experiência dos sintomas do aumento da tensão arterial em relação à tensão também foi declarada por outras duas informadoras, Somdee e Sunee, mas a fonte da tensão era diferente da do Pramual.

> "Penso sempre nos meus filhos. Eles vivem com as suas próprias famílias. Penso sempre; eles estão bem? Eles têm algum problema ou não? Qual será o seu futuro? e depois penso em mim. Algumas noites estou demasiado preocupado e não consigo dormir bem. Penso nisso uma e outra vez. Sinto que quando me preocupo demasiado, a minha pressão arterial sobe". (Somdee)

> "O médico disse-me que pensar ou preocupar-se demasiado aumenta a pressão arterial. No ano passado, pensei muito no meu filho mais novo. Ele vive em Banguecoque. Sinto realmente a sua falta e quero vê-lo, mas ele não pode vir aqui muitas vezes. Quando penso demasiado nele, a minha pressão sanguínea aumenta. Mas não consigo deixar de pensar nele. Agora é melhor, um dos meus filhos muda-se para viver comigo". (Sunee)

Somdee e Sunee mencionaram preocupação em relação a questões familiares. Tanto Somdee como Sunee reflectiram o problema psicológico dos idosos que têm de viver sozinhos e não conseguem manter um contacto regular com os seus descendentes. Sunee também citou o conselho do médico para reduzir o stress no que diz respeito ao aumento da pressão arterial. Isto mostra que, enquanto as pessoas aprendem com as suas experiências sobre o que causa o aumento da sua pressão arterial, os profissionais de saúde podem influenciar a ideia do que poderia fazer aumentar a sua pressão arterial.

Contudo, os profissionais de saúde não só sugerem as causas do aumento da pressão arterial aos leigos, como também podem ser a fonte de tensão que as pessoas acreditam que provoca o aumento da pressão arterial dos seus pacientes, mesmo que involuntariamente. Isto é descrito por Su-kuum.

> "A tensão arterial aumenta quando estou preocupada. Como nos últimos meses, o médico falou comigo sobre o plano de verificar o meu coração na próxima

consulta. Quando voltei para casa, penso porque é que o médico queria que o meu coração fosse examinado. Será que ele pensou que eu tinha um problema cardíaco? O meu irmão mais velho também tem doenças cardíacas e agora é tratado no hospital de Banguecoque. Tenho medo e estou muito preocupada com isso. Não quero ter o problema cardíaco. Quando fui ao médico na consulta seguinte, a minha tensão arterial continuou a subir, e não desceu. A enfermeira verificou-a três vezes e ainda estava alta. Perguntaram-me se eu tomava ou não comprimidos. Tomei regularmente.

Passei pelo exame cardíaco, o médico disse que estava tudo bem, nada com que se preocupar. A tensão arterial desceu. Senti-o".

A tensão de Su-kuum ocorreu quando o médico quis verificar o seu coração. Pela experiência do problema cardíaco do seu irmão, Su-kuum pode ter percebido que a doença cardíaca lhe causaria mais problemas do que ter uma tensão arterial elevada, mas também tinha aprendido que a sua tensão arterial poderia ser controlada se tomasse drogas regularmente. Isto mostra que na gestão da hipertensão, o procedimento médico de avaliar se um paciente pode ou não desenvolver complicações em resultado da tensão arterial elevada, tais como problemas cardíacos e renais, embora feito com boas intenções, pode causar mais tensão a algumas pessoas, resultando num aumento da tensão arterial.

Para além da tensão, a ideia de calor corporal também foi encontrada em relação ao aumento da tensão arterial e respostas comportamentais à tensão arterial elevada, tais como evitar o calor e o cansaço (apresentado no Capítulo Quatro). Os informadores tailandeses mencionaram o álcool, o cansaço e o tempo quente como as causas do aumento da pressão arterial. Estas três causas envolvem o efeito do calor corporal na subida da pressão arterial, que os informadores aprenderam com as suas próprias experiências. Informantes em estudos ocidentais anteriores, excepto Nations et al. (1985) e Heurtin-Roberts & Reisin (1990) também relataram o efeito do álcool na pressão sanguínea. Enquanto que a estação do Verão ou o tempo quente só foi relatado por doentes em Nations et al. (1985) e Heurtin-Roberts & Reisin (1990). O cansaço foi relatado apenas por informadores tailandeses neste estudo.

Vinte e três informadores tailandeses mencionaram o álcool como causador do aumento da pressão arterial. Não houve diferença entre os informadores tailandeses por sexo e estatuto económico ao relatar o efeito do álcool na tensão arterial elevada, embora a assistência na clínica de hipertensão tenha variado. Catorze dos vinte atendentes intermitentes mencionaram o álcool como a causa do aumento da tensão arterial, em comparação com nove dos vinte atendentes contínuos.

"O médico pergunta-me se bebo ou não. Eu não bebo. As pessoas com tensão arterial elevada não devem beber. O álcool aumenta a pressão arterial. Está quente". (phan)

"Não beber, ter a tensão arterial alta tem de parar de beber. Está calor, aumenta a pressão arterial". (Boon- thum)

Por exemplo, Phan e Boon-thum apresentam o efeito do calor corporal resultante do álcool no aumento da pressão arterial. Note-se que esta ideia é amplamente aceite entre os informadores tailandeses e os que têm tensão arterial elevada são mais propensos a evitar ou parar de beber. As ideias sobre o efeito nocivo do álcool na hipertensão arterial e na saúde são compatíveis com os conselhos médicos de redução do consumo de álcool. Isto é ilustrado no Capítulo Cinco na medida em que o número de participantes tailandeses que seguiram os conselhos médicos sobre o consumo de álcool foi uma proporção mais elevada do que aqueles sobre dieta e exercício. Crucialmente, dos três informadores tailandeses do sexo masculino que continuaram a beber álcool, consideraram-se saudáveis e recuperaram da tensão arterial elevada.

Embora os efeitos nocivos do álcool sobre a saúde e a tensão arterial elevada fossem amplamente percebidos, alguns informadores, por exemplo Som-boon e Somjit, mencionaram que algumas pessoas continuam a beber apesar de terem tensão arterial elevada.

> "A bebida aumenta a pressão arterial. Mas não se pode obrigar os homens a deixar de beber. Eles não lhe dão ouvidos. O meu cunhado bebe todas as noites. Ele tem de ir uma vez ao hospital por causa da sua bebida excessiva. Mas quando regressa a casa, começa a beber novamente. Ele não se importa"(Som-boon)

> "O meu vizinho, também tem a tensão arterial elevada. Vejo-o a beber frequentemente, mas ainda está bem". (Somjit)

Som-boon e Somjit mencionaram o consumo de álcool entre pessoas com tensão arterial elevada e a incerteza sobre o efeito do álcool na tensão arterial elevada, uma vez que por vezes os seus efeitos não se faziam sentir em algumas pessoas. O conflito entre as percepções comuns sobre o efeito nocivo do álcool e as suas consequências na observação dos leigos na vida quotidiana foi também encontrado em discussões sobre o seguimento de conselhos médicos a fim de prevenir doenças (Davison et al. 1991). Os participantes no seu estudo também relataram o conflito entre o comportamento que lhes foi dito para ajustar e as suas consequências na prevenção de doenças cardíacas, com base na sua observação da vida quotidiana.

Dezanove dos quarenta informadores tailandeses mencionaram o tempo quente e dezasseis dos quarenta disseram que o cansaço provocava o aumento da tensão arterial. Trabalhar ou caminhar ao sol quente foi mencionado a este respeito e baseou-se principalmente nas suas experiências. Phun afirmou,

> "Para ir para o hospital, tenho de caminhar da minha casa até à estrada principal e esperar pelo autocarro. Está bem de manhã, pois não está calor. Mas quando volto do hospital, é sempre quase meio-dia. Tenho de caminhar ao sol quente.

Sinto que a minha pressão arterial sobe".

Enquanto Kum-noi falava de jardinagem ao sol quente.

"Começo sempre a trabalhar de manhã cedo e paro durante o dia. Volto a trabalhar ao fim da tarde até à noite. Não posso trabalhar com o sol quente, desenvolvo uma dor de cabeça. A minha pressão sanguínea aumenta".

Tanto Phun como Kum-noi sofreram um aumento da pressão arterial como resultado do calor do sol. Contudo, houve uma informadora; Sunee, uma informadora feminina que discordou desta relação.

"Não penso que trabalhar ou andar ao sol quente faça subir a minha pressão arterial. A minha tensão arterial sobe frequentemente no Inverno, e não no Verão. "

Em relação ao cansaço, os informadores tailandeses descreveram o calor corporal resultante da utilização de mais energia para trabalhar ou fazer qualquer actividade como o exercício físico, como tendo por efeito o aumento da pressão arterial. O efeito do calor corporal do cansaço no aumento da pressão arterial foi percebido pelos informantes como não sendo severo como a pressão arterial que subiu apenas por um curto período de tempo e desceu após repouso.

"Sinto que a minha pressão arterial sobe quando estou cansado. Mas não é longo. Desce quando descanço. (Suum)

"Se eu trabalhar muito ou me cansar, a pressão sanguínea aumenta, mas não demasiado alta". (Jumlong)

"Por vezes, quando ando de bicicleta para o mercado ou para um lugar demasiado distante, sinto-me cansado e quente. Tenho de parar por um bocado. Sinto tonturas ligeiras. (Knoew- keaw)

Não há diferença entre os participantes tailandeses por sexo e a assistência na clínica de hipertensão ao relatar cansaço em relação ao aumento da pressão arterial, mas há entre os de estatuto económico diferente. O cansaço em relação ao aumento da pressão arterial é relatado por dezasseis informadores. Destes dezasseis, onze estavam no grupo económico superior e cinco estavam no grupo económico inferior. Curiosamente, os participantes no grupo económico mais baixo têm mais oportunidades de se cansarem do seu trabalho físico e são altamente propensos a relacioná-lo com o aumento da tensão arterial do que os do grupo económico mais elevado. Uma possível explicação para isto é que aqueles do grupo económico mais baixo podem sentir-se a trabalhar arduamente e a sentir-se cansados como um acontecimento normal nas suas vidas. Por isso, podem não o perceber como importante e relacioná-lo com o aumento da pressão arterial.

Embora as experiências directas influenciem principalmente as ideias dos participantes sobre tensão, álcool, tempo quente e cansaço em relação às causas do aumento da pressão arterial, a influência da informação sobre saúde é mostrada nas questões sobre dieta e peso corporal, mas a sua validade é confirmada pelas experiências dos participantes.

Dezassete dos quarenta informadores tailandeses que se aperceberam comer alimentos gordos e salgados estão relacionados com o aumento da pressão arterial.

> "Se eu comer comida salgada, a minha pressão sanguínea aumenta". (Thong-inn)

> "Reduzo a utilização de molho de peixe na cozinha. Comer demasiada comida salgada aumenta a minha pressão sanguínea". (Noi)

> "O médico disse-me que os alimentos gordurosos não são bons para a pressão sanguínea. Penso que pode ser verdade. Sinto uma ligeira dor de cabeça e tonturas quando a como". (Ta)

> "Não como frequentemente comida cozinhada com leite de coco. É gordo. Aumenta a minha pressão sanguínea. Dizem-me eles". (Bua-keaw)

Os relatos destes informadores apresentaram o que lhes tinha sido dito pelos profissionais de saúde sobre o efeito da ingestão de alimentos salgados e gordurosos na pressão sanguínea. Estão de acordo com isto, na medida em que pode ser confirmado pelas suas experiências. A compatibilidade entre o que lhes é dito pelos profissionais de saúde e as suas experiências directas influenciou a modificação do Comportamento do povo tailandês. Os dados apresentados no Capítulo Cinco mostraram que cinco dos dez que ajustaram a dieta relataram estar preocupados com o aumento da tensão arterial como resultado do consumo de alimentos salgados e gordurosos. Não houve diferença entre os informantes por sexo, assistência na clínica de hipertensão e estatuto económico ao relatar a relação entre a dieta e o aumento da pressão arterial.

Há um fruto em particular; durião que só na informante feminina; Sunee descrita como aumentando a sua tensão arterial.

> "A minha tensão arterial nos últimos dois anos não foi elevada com frequência. Era muito ligeira. Até ao Verão passado, fui visitar a minha filha em Banguecoque. Ela comprou o durião. Comi um pouco dela e aumentou a minha tensão arterial. Desde essa altura, ainda tenho dificuldade em mantê-la baixa. Ainda tenho de tomar drogas para isso".

Sunee percebe o durião como causa de aumento da pressão arterial. Geralmente, o durião é um fruto caro e é visto pelo povo tailandês como um fruto "quente" que não é bom para aqueles que estão doentes ou idosos. Os profissionais de saúde aconselham particularmente os doentes diabéticos a evitarem o durião, uma vez que contém muita gordura, açúcar e é rico em calorias. É provável que o durião provoque calor no corpo e isto afecte a pressão sanguínea.

Dez informadores tailandeses mencionaram o peso corporal em relação ao aumento da pressão arterial. Não houve diferença entre informadores por sexo e estatuto económico ao mencionar esta questão, mas houve alguma variação pela assistência na clínica de hipertensão. Sete atendentes contínuos mencionaram o peso em relação ao aumento da pressão arterial, enquanto apenas três atendentes intermitentes o fizeram. Esta ideia parecia ser influenciada pela informação de saúde fornecida durante o tratamento hipertensivo. Por exemplo, Boon-ma e Su-kuum afirmaram

> "O médico diz-me para reduzir o meu peso. Dizem que estou com excesso de peso e isso tem efeitos na pressão sanguínea. Dizem que se eu diminuir o meu peso, a pressão sanguínea irá baixar". (Boon-ma)

> "O médico sugere que coma mais vegetais e reduza o peso. Dizem que vai ajudar a minha pressão arterial a descer". (Su-kuum)

Boon-ma e Su-kuum declararam claramente que reconheciam uma relação entre o peso corporal e a subida da pressão arterial por parte dos seus médicos. Notavelmente, os dez informadores que mencionaram o peso corporal e a tensão arterial ascendente não apresentaram a sua relação em termos que sugiram que foi isso que sentiram ou experimentaram. A afirmação "eles disseram-me" é sobretudo utilizada por estas informações na sua explicação. Isto afecta as respostas dos informadores aos conselhos do médico para reduzir ou controlar o seu peso, porque não sentem que a sua tensão arterial aumentou quando o seu peso aumentou ou quando, como lhes é dito pelo educador de saúde, estão com excesso de peso.

Além disso, enquanto os profissionais de saúde dizem aos pacientes que têm excesso de peso e que devem reduzir o seu peso, as pessoas podem não concordar com a definição de excesso de peso utilizada pelos profissionais de saúde. Por exemplo, Jumlong afirmou

> "O educador de saúde diz-me que estou com excesso de peso. Ela disse que eu tenho 150 centímetros de altura e que deveria ter 48-50 quilos de peso. Ela disse que o meu peso não deveria ser superior a 50 quilos. Sim, é o que se mostra nos textos. Penso que 51 ou 52 quilos é perfeito para mim. Sinto-me bem. Se eu tiver 60 quilos de peso, concordo que estou acima do peso".

Jumlong mostrou o seu desacordo com o educador de saúde acerca do que é o melhor peso para ele. Nota-se que Jumlong usou o seu sentimento para avaliar quanto devia pesar e qual devia ser o seu peso perfeito. Mostrou também que está preocupado por a sua definição de excesso de peso ser diferente da dos profissionais de saúde".

Sete informadores tailandeses relataram que por vezes não sabem exactamente o que faz subir a sua tensão arterial. A afirmação como "Não sei, às vezes é como se quisesse subir, sobe". Se quer descer, está a descer", foi frequentemente afirmado nas suas observações finais sobre o aumento da pressão arterial.

Nesta secção, descrevi as ideias dos informadores tailandeses sobre as causas do aumento da pressão arterial. A tensão e o efeito do calor corporal foram mais mencionados por estes informadores. A ideia de que o aumento da tensão arterial está relacionado com o calor corporal influenciou a resposta dos pacientes à sua tensão arterial elevada. Como foi dito no Capítulo Quatro, os informadores tailandeses evitaram preocupações e calor quando tomaram conhecimento da sua tensão arterial elevada. Além disso, pode ser devido a esta ideia que, os pacientes têm menos probabilidades de fazer exercício, se perceberem que isso torna o seu corpo quente e pode causar o aumento da sua pressão sanguínea. A dieta e o peso corporal são também mencionados como as causas do aumento da pressão arterial, embora esta ideia seja mais provável de ser sugerida por profissionais de saúde.

Os informadores tailandeses distinguiram entre o que os levou a ter tensão arterial elevada e o que fez com que a sua tensão arterial elevada aumentasse, principalmente com base na percepção dos seus sintomas. A ausência de sintomas influencia de forma crucial a compreensão e as respostas dos leigos à tensão arterial elevada, o que foi igualmente encontrado entre os participantes diabéticos (Murphy: 1992).

Na secção seguinte, apresentarei ideias sobre as consequências da hipertensão arterial. Mais uma vez, a percepção dos sintomas da tensão arterial desempenha um papel importante na preocupação e desejo dos leigos de prevenir as consequências ameaçadas da tensão arterial elevada.

Ideias sobre as consequências da hipertensão arterial

A hipertensão é significativa no modelo médico porque as pessoas com tensão arterial descontrolada podem desenvolver doenças coronárias e sofrer um AVC. (Kaplan: 1994, Schofield: 1984) Pessoas leigas com a ideia de que a tensão arterial elevada está associada a acidentes vasculares cerebrais e doenças cardíacas também foi relatada em Blumhagen (1980) e Morgan (1996), e os informadores tailandeses neste estudo. Da mesma forma, todos os informadores tailandeses estão conscientes de que a tensão arterial elevada pode causar um AVC que descrevem como "um vaso sanguíneo no cérebro está partido devido à subida da tensão arterial muito elevada". As consequências da ruptura do vaso sanguíneo no cérebro são mencionadas como morte e paralisia. Note-se que os informadores tailandeses afirmaram claramente que não se preocupam com a morte, mas estar paralisados é mais uma preocupação. A preocupação dos participantes tailandeses com as consequências da tensão arterial elevada, particularmente a paralisia, foi reflectida durante as entrevistas, nas quais mencionaram frequentemente o termo paralisia em associação com a tensão arterial elevada, em vez de um AVC ou morte. Por exemplo, Suum declarou

> "As pessoas com tensão arterial elevada devem estar conscientes da
> paralisia, se a tensão arterial subir demasiado".

Suum não falou de possível morte, que é também um resultado de pressão arterial descontrolada, mas mencionou especificamente ser mais preocupada com a paralisia. A maior preocupação com a paralisia em vez da morte foi também relatada em Blumhagen (1980), na qual a paralisia era mais amplamente temida pelo seu informante enquanto que a morte era considerada preferível (p.213). Devido a isto, Blumhagen sugeriu que a morte física é preferível à morte social. Além disso, para serem paralisados, os informantes em Blumhagen (1980) temiam ser totalmente dependentes de outros, sem oportunidade de desempenhar qualquer papel social significativo (p.213), enquanto que os informantes tailandeses concentraram o seu medo especificamente no papel da família. Os tailandeses expressam uma ansiedade de que seriam problemáticos para as suas famílias devido à sua incapacidade de se ajudarem a si próprios e de terem de confiar totalmente nos outros, em vez do seu sentimento negativo sobre a auto-identidade que parece ser apresentado pelos informadores em Blumhagen (1980). Por exemplo, Noi e Phun declararam

"Tomo sempre conta de mim e estou consciente da subida da pressão arterial. Pode causar paralisia. Penso sempre, se eu estivesse paralisado, quem cuidará de mim? Os meus filhos, eles têm de trabalhar para as suas famílias. Se tiverem de deixar de trabalhar e ficar para cuidar de mim, quem ganharia dinheiro? Como é que eles e as suas famílias sobreviveriam?" (Noi)

"Tendo a tensão arterial elevada, tenho de estar consciente da paralisia. Se eu estivesse paralisado, o meu filho poderia ter de ficar comigo para cuidar de mim. Ele não poderia trabalhar e de onde iríamos buscar o dinheiro". (phun)

Noi e Phun não exprimiram preocupação por estarem eles próprios paralisados, mas estão preocupados com o efeito da sua paralisia nas suas famílias, causando em particular problemas económicos. Na Tailândia, onde o bem-estar social não é amplamente assegurado, as pessoas têm de se ajudar a si próprias e os idosos pobres têm de contar principalmente com o apoio das suas famílias. A fim de minimizar os seus custos de vida, a maioria dos reformados nas zonas rurais e na zona semi-urbana em que este estudo foi realizado, cultivam arroz e vegetais e criam peixes ou galinhas para a sua alimentação. No contexto de dificuldades económicas, estar paralisado tem então um efeito significativo na diminuição do rendimento da família, e ao mesmo tempo aumenta o custo adicional para as suas famílias, enquanto que a morte pode custar menos às suas famílias.

Para além disso, os informadores tailandeses aperceberam-se de estarem paralisados em relação a um aumento demasiado elevado da tensão arterial. Isto significa que na gestão da tensão arterial elevada, eles concentram-se no nível de aumento da tensão arterial em vez de a estabilizarem. Se a pressão sanguínea subir mas apenas moderadamente, não é provável que cause paralisia. A percepção dos sintomas da tensão arterial também foi aqui encontrada para influenciar as ideias dos participantes tailandeses sobre a paralisia. Como foi dito anteriormente, fortes dores de cabeça, vómitos, um coração palpitante e olhos desfocados foram percebidos como sintomas de aumento grave da tensão arterial que, na fase actual, podem causar paralisia. Curiosamente, os informadores tailandeses estão preocupados com estes sintomas graves e utilizaram-nos como uma indicação de que devem agir para prevenir a paralisia. Por exemplo, Thong-inn declarou

"Houve uma ocasião em que a minha tensão arterial subiu muito alto. Tive vómitos graves e o meu coração batia muito rapidamente. Senti-me rapidamente e deitei-me lentamente. Tive de estar consciente de cair, pode partir o vaso sanguíneo e depois paralisia".

O relato de Thong-inn mostra que ela percebeu os sintomas graves de aumento da tensão arterial como sinal de possível paralisia. É notável que foram mencionados deitar-se e sentar-se, pois podem prevenir a paralisia. Assim, embora os profissionais de saúde informem os doentes sobre a possibilidade de um AVC resultante de tensão arterial descontrolada, é provável que esta mensagem seja menos valorizada pelos leigos no controlo da tensão arterial elevada, porque os leigos acreditam que podem dizer quando é provável que estejam em risco de paralisia; isto só quando a tensão arterial sobe muito, e percebem que podem preveni-la.

Para além de um AVC e paralisia, os informadores tailandeses também mencionaram colesterol elevado, diabetes e doenças cardíacas em associação com a tensão arterial elevada. Os profissionais de saúde são susceptíveis de influenciar as ideias dos informadores tailandeses sobre a associação da hipertensão arterial a tais condições. Por exemplo, a Su-kuum afirmou

"Desta vez antes de ir ao médico. Tenho de fazer um exame de sangue. O médico diz que há gordura no meu sangue. Ela prescreve-me medicamentos para a reduzir. Dizem que vem com a sua tensão arterial elevada. Tenho de reduzir os alimentos gordurosos e oleosos e fazer o teste de sangue novamente nos próximos três meses".

Enquanto Su-kuum aprendeu a associação de tensão arterial elevada com colesterol elevado, Jatuporn aprendeu com o medicamento prescrito que a sua tensão arterial elevada está relacionada com problemas cardíacos. Estado de Jatuporn,

> "Olhem para a droga. Está escrito para a manutenção do coração e para reduzir a pressão arterial. Não tenho qualquer problema com o meu coração. O médico não me falou sobre isso. Ela pode prescrever esta pílula para me prevenir de doenças cardíacas. "

Su-kuum e Jatuporn ganharam ideias sobre a associação de tensão arterial elevada com colesterol elevado e doenças cardíacas a partir do seu tratamento de hipertensão. É também o processo de rotina de passar por exames médicos que proporciona aos doentes uma tal associação. Todos os doentes hipertensos dão normalmente amostras de sangue e urina para exame laboratorial de colesterol, diabetes e doenças renais quando são inicialmente tratados na clínica de hipertensão e estes testes são feitos periodicamente durante o seu tratamento. Estes testes médicos de rotina influenciam fortemente as ideias dos leigos sobre as doenças que podem ter em associação com a hipertensão arterial.

Nesta parte apresentei a consequência da tensão arterial elevada tal como é entendida pelos pacientes tailandeses. Também relatado em Blumhagen (1980) e Morgan (1996a), os AVC e a paralisia são motivo de preocupação para os doentes que têm tensão arterial elevada. Os meus dados mostram que os informadores tailandeses relacionavam a gravidade dos sintomas que percebiam com o nível elevado de aumento da tensão arterial, o que, por sua vez, estava relacionado com a possibilidade de AVC e paralisia. Demonstrei que, embora a paralisia seja a sua principal preocupação, os pacientes tailandeses perceberam que poderiam evitar que sucumbissem a ela.

A partir dos dados apresentados neste capítulo e no capítulo anterior, concluo que existem diferenças entre a forma como os tailandeses percebem, interpretam e respondem à sua tensão arterial elevada, e as ideias dos profissionais de saúde sobre doenças hipertensivas.

O modelo de tensão arterial elevada e a hipertensão arterial do povo tailandês: quais são as diferenças?

As diferenças de ideias sobre tensão arterial elevada entre leigos e profissionais de saúde parecem resultar das diferentes fontes de conhecimento que se baseiam, cada uma delas, no conhecimento médico, baseado na fiabilidade dos resultados dos estudos em populações, enquanto que o conhecimento dos leigos se baseia nas suas experiências subjectivas, sentimentos, compreensões e observações na vida quotidiana. Como resultado das diferentes fontes de conhecimento, as respostas dos leigos aos tratamentos e conselhos médicos de hipertensão são incongruentes com as ideias dos profissionais de saúde. As diferentes fontes de conhecimento afectam as diferentes compreensões da hipertensão arterial mantidas entre leigos e prestadores em três aspectos principais que são (1) a sua duração, (2) os seus sintomas, e (3) as suas consequências.

Em termos de duração, a hipertensão é medicamente considerada como uma doença crónica. Na realidade, a consideração médica da hipertensão como doença crónica está relacionada com a sua natureza incurável, que também resulta da incerteza médica quanto à causa da hipertensão. É porque a causa da hipertensão é ainda desconhecida, que a causa da hipertensão é intratável (Hart: 1993, p.12). Como resultado, a hipertensão é intratável, definindo a sua recuperação é impossível e, por isso, é uma doença crónica.

Por outro lado, os informadores tailandeses são susceptíveis de perceber a tensão arterial elevada como uma doença aguda, embora também percebam a sua natureza incurável. Percebem a si próprios como recuperados da tensão arterial elevada quando esta se encontra numa fase normal, e percebem que ainda estão doentes quando esta se encontra numa fase ascendente. Com isto, os informadores tailandeses respondem à tensão arterial elevada quando percebem a sua subida, não quando esta é normal. Isto é demonstrado nos relatos dos informadores tailandeses, por exemplo, "A minha pressão arterial está normal agora" e "A minha pressão arterial agora não sobe frequentemente".

A consequência das suas ideias de tensão arterial elevada como uma doença aguda recorrente influencia as respostas destes informadores ao tratamento medicamentoso e conselhos médicos relativos a modificações de comportamento. Tal como apresentado no Capítulo Quatro, uma série de informadores que deixaram de tomar drogas e não alteraram o seu comportamento "proibido" explicariam isto dizendo "recuperei da tensão arterial elevada".

Em termos dos seus sintomas, a hipertensão é medicamente aceite como uma doença assintomática em que o nível da pressão arterial só é conhecido através da utilização de um instrumento médico (esfigmomanómetro). Parece que o modelo médico reconhece que os pacientes leigos podem perceber a hipertensão como uma doença sintomática, mas tal percepção é rejeitada com base no conhecimento médico. Hart (1993) declarou que o sintoma de uma dor de cabeça não era um sintoma de hipertensão moderada ou ligeira, mas sim de hipertensão grave. Os sintomas de hipertensão grave quando ocorreram são considerados os sinais de complicações da hipertensão, tais como um AVC, insuficiência cardíaca, insuficiência da artéria retiniana e enfarte do miocárdio (Hart: 1993, p.59). Assim, os sintomas, que os pacientes percebem, são medicamente considerados como sintomas das outras complicações resultantes da hipertensão arterial grave. Por outras palavras, são provas de que "danos" ocorreram devido a tensão arterial descontrolada. Além disso, como discutido acima, Kaplan (1994) declarou que muitos sintomas descritos por hipertensão eram secundários à ansiedade por ter "o assassino silencioso", como a hipertensão foi frequentemente descrita (p.133). Além disso, a relação estatística insignificante entre os sintomas relatados e a hipertensão arterial elevada foi encontrada no estudo comparativo (Cantillon et al.:1977).

Enquanto os profissionais de saúde negavam a presença de sintomas de tensão arterial elevada, os pacientes tailandeses neste estudo, bem como os informadores em estudos anteriores (Blumhagen: 1980, Nations et al: 1985, Meyer et al.:1985, Garro: 1988, Morgan & Watkin: 1988, Heurtin-Roberts & Reisin 1990, Vanichanookom: 1993, Pooribancha: 1994, Mahasakphun: 1995, Schoenberg 1997), acreditavam que poderiam descrever os sintomas de tensão arterial elevada. Estes informadores sentiam-se confiantes quanto aos sintomas da tensão arterial elevada e que podiam distinguir entre os sintomas de uma dor de cabeça geral e as dores de cabeça associadas ao aumento da tensão arterial. Também podiam dizer o nível de aumento da tensão arterial relacionando-o com a gravidade dos sintomas que percebiam. Neste estudo, as percepções dos informadores tailandeses sobre os sintomas da tensão arterial elevada foram influências cruciais na interpretação da sua tensão arterial elevada; se a sua tensão arterial era ligeira ou grave, se e quando precisavam de tratamento da sua tensão arterial e se e quando precisavam de ajustar o seu comportamento, e também a que nível precisavam de ajustar o seu comportamento. Tal como apresentado neste capítulo, os sintomas de vómitos, batidas cardíacas e dores de cabeça graves foram percebidos em relação à tensão arterial elevada severa, e no capítulo anterior relatei que, ao notar quando os sintomas ocorreram, alguns informadores ajustaram a sua dieta e o consumo de álcool a um nível "certo" que acreditavam não prejudicar a sua tensão arterial elevada.

A confiança dos leigos na descrição e relação dos sintomas da tensão arterial elevada resulta principalmente das suas experiências. É na sua experiência, sentimentos e observação que se baseia o modelo de hipertensão arterial dos leigos, que influenciam as suas ideias de doença aguda sintomática de hipertensão arterial. A percepção dos sintomas, e a sua relação com a compreensão e gestão da doença, demonstra como os pacientes fazem sentido da doença que ocorreu. Meyer et al. (1985) discutiram que as pessoas aprendem a associação entre sintomas e doença através das suas experiências directas desde a fase mais precoce da vida. Aprendem que a doença diagnosticada tem sido acompanhada de sintomas, por exemplo dor ou um corrimento nasal. A fase sintomática da doença é seguida pelo tratamento e pelo alívio dos sintomas. Assim, as pessoas podem associar o desaparecimento dos sintomas ao tratamento da doença. Uma vez percebidos os sintomas, as pessoas procuram o tratamento de modo a aliviar os sintomas. O tratamento que alivia os sintomas é considerado eficaz para essa doença, e uma vez desaparecidos os sintomas, as pessoas consideram-se recuperadas da doença. Esta ideia é bem ilustrada pelas ideias e respostas dos participantes tailandeses à tensão arterial elevada neste estudo.

O aspecto final da tensão arterial elevada que apresenta as diferentes ideias defendidas por leigos e profissionais de saúde diz respeito à consequência de ter a tensão arterial elevada. O modelo médico centra-se na importância de controlar a tensão arterial e a modificação do comportamento, porque ter uma tensão arterial elevada coloca os doentes em risco de contrair doenças secundárias. Observa-se que uma vez detectada a hipertensão arterial dos pacientes, os seus riscos de complicações associadas à tensão arterial elevada são avaliados pelo médico. Considera-se medicamente que os riscos destes doentes aumentam especialmente quando a sua tensão arterial não é controlada, mas tais riscos são considerados como ainda operacionais mesmo quando a tensão arterial dos doentes está sob controlo.

Os dados deste estudo e Blumhagen (1980) e Morgan (1996a) sugerem que as pessoas associaram um AVC e uma paralisia a ter uma tensão arterial elevada. Além disso, os informadores tailandeses perceberam que o risco de paralisia só aumentaria quando a tensão arterial aumentasse, e não quando esta fosse moderada. Aprenderam também como prevenir ou minimizar o risco de paralisia, tal como apresentado no presente relatório.

capítulo, ao deitar-se ou sentar-se, pois acreditam que ao fazê-lo evitarão que o vaso sanguíneo no cérebro se parta e não ficarão paralisados.

É provável que os informadores tailandeses vejam a sua tensão arterial elevada como uma doença aguda sintomática. É razoável que se a tensão arterial elevada for percebida como uma doença aguda e os pacientes perceberem que recuperaram dela por não terem ocorrido sintomas, é desnecessário preocuparem-se com as doenças secundárias.

Conclusão

As principais questões deste capítulo são quais são as ideias do povo tailandês sobre tensão arterial elevada e como estas diferem do modelo médico de hipertensão. De acordo com os estudos existentes sobre as ideias dos leigos sobre a doença em geral, os tailandeses compreendem a sua tensão arterial elevada de forma diferente dos profissionais de saúde, e a sua compreensão desta doença influencia as suas respostas à tensão arterial elevada que é descrita nos capítulos anteriores. As ideias do povo tailandês sobre a doença hipertensiva derivam da sua observação directa e experiência desta doença, informação obtida a partir do modelo médico, bem como dos conhecimentos tradicionais sobre a doença. A causa múltipla da hipertensão arterial foi também relatada por participantes tailandeses e participantes em estudos anteriores. As ideias sobre o início da hipertensão arterial e a subida da pressão arterial só foram mencionadas separadamente pelos participantes tailandeses neste estudo, no qual as causas da subida da pressão arterial estavam altamente relacionadas com as suas respostas a esta doença. No entanto, os participantes tailandeses colocaram a ênfase na ausência de sintomas de tensão arterial elevada nas suas respostas a esta doença.

Além disso, a influência dos seus conceitos de saúde é encontrada em relação às suas ideias sobre a causa da tensão arterial elevada, bem como a forma como interpretaram sintomas que ocorreram, tais como cansaço e fraqueza, como os sintomas de aumento da tensão arterial. Além disso, tal como demonstrado no Capítulo Cinco, também se encontram ideias sobre saúde em relação ao ajustamento do comportamento; exercício, álcool e dieta. Assim, no próximo capítulo, concentrar-me-ei na compreensão da saúde em relação às respostas à tensão arterial elevada.

CAPÍTULO SETE

CRENÇA SOBRE A HIPERTENSÃO ARTERIAL E
SAÚDE GERAL

Este capítulo preocupa-se com ideias sobre a saúde e a sua relação com a tensão arterial elevada. Os dados dos capítulos anteriores apresentaram as influências cruciais dos sintomas da hipertensão arterial nas respostas do povo tailandês ao tratamento medicamentoso e às modificações de comportamento. O que é que os doentes tailandeses vêem como o impacto dos sintomas da hipertensão arterial na saúde? Esta é a questão principal deste capítulo.

Enquanto o capítulo anterior ilustrou a relação entre as ideias do povo tailandês sobre a tensão arterial elevada e as suas respostas a ela, este capítulo explora como as ideias sobre saúde e tensão arterial elevada estão relacionadas, e como estas ideias influenciam as respostas a esta doença. Neste capítulo, as definições de saúde serão apresentadas primeiro e seguidas pela discussão da sua relação com as ideias do povo tailandês e as suas respostas à hipertensão arterial.

As ideias de saúde dos leigos foram aqui exploradas, pois contribuíram para a compreensão das respostas dos leigos ao tratamento de doenças e ao comportamento de prevenção. Por exemplo, os participantes que consideravam a diabetes como minando a sua saúde tinham grande probabilidade de seguir conselhos médicos sobre dieta, enquanto que aqueles que a consideravam como um episódio de doença que não afectava a sua saúde tinham menor probabilidade de o fazer (Murphy: 1992). Além disso, as ideias de saúde e doença estão intimamente relacionadas e não podemos reconhecer uma sem a outra (Dingwall: 1976, p.62).

Estudos existentes relataram a complexidade e variedade da definição de saúde dos leigos (Herzlich: 1973, Williams: 1983, Blaxter: 1990). A saúde não era vista simplesmente como o oposto da doença, mas ambos podiam coexistir. Tal como com as ideias sobre a causa da doença, cada indivíduo articulou múltiplas definições de saúde. Além disso, os leigos definiam a saúde em termos físicos, psicológicos ou sociais, todos eles encontrados na definição de saúde da Organização Mundial de Saúde como "um estado de completo bem-estar físico, mental e social".

No entanto, embora tanto as definições de saúde da OMS como as dos leigos estejam divididas em três aspectos semelhantes, são diferentes. Embora os leigos se identifiquem como saudáveis apesar de terem doenças (Blaxter: 1990, Van Dalen et al.: 1994, Davies: 1998), isto não corresponde à definição da OMS, que requer saúde como sendo um *completo* ser físico, mental e social. A OMS definiu a saúde como uma ausência de doença que, de facto, como Larson (1996) argumentou, segundo tal definição, nunca se poderia considerar saudável (p.182).

Além disso, os leigos têm os seus próprios critérios particulares pelos quais reclamam boa saúde (Davies: 1998). As suas definições de saúde, bem como as percepções do estado de saúde foram influenciadas pelo contexto de vida do indivíduo (Cornwell: 1984, Calnan & Williams: 1991, Popay: 1992). Por exemplo, os participantes pertencentes à classe trabalhadora eram mais propensos a definir saúde em termos de aptidão física, enquanto os pertencentes à classe média eram mais propensos a definir saúde em termos de psicossocial (Calnan & Williams:

138

1991).

Devido ao facto de as definições de saúde dos leigos se basearem nos seus sentimentos e experiências subjectivas, que por sua vez são influenciadas pelo seu contexto social, há dificuldades em agrupar e categorizar definições, e em comparar entre estudos. Estudos anteriores relatavam definições de saúde em termos diferentes e sobrepostos. Por exemplo, a definição de saúde como aptidão funcional utilizada por Williams (1983) é relativamente semelhante a "saúde como aptidões" (D'Houtaud & Field: 1984) e estava parcialmente relacionada com "sentir-se em forma" (Calnan & Johnson: 1985) e "saúde como função" (Blaxter: Van Dalen et al. 1994). Em resposta à linguagem diferente utilizada em estudos anteriores, salientarei a semelhança ou a relação entre os termos utilizados neste estudo e os utilizados em estudos anteriores em cada uma das definições de saúde relatadas pelos participantes tailandeses.

Além disso, os contextos dos estudos resultaram nas várias definições de saúde obtidas. Tem sido relatado que os dados de pedir às pessoas que falem sobre a sua própria saúde diferem de pedir às pessoas que falem sobre a saúde dos outros (Blaxter: 1990, Van Dalen et al. 1994). Os dados do estudo da saúde no contexto (Williams: 1983, D'Houtaud & Field: 1984) diferem dos obtidos no estudo da saúde em relação à doença (Schulman & Smith: 1963, Murphy: 1992, Davies: 1998) e também do estudo da saúde em relação aos contextos sociais do indivíduo (Cornwell: 1984, Calnan & Williams: 1991, Popay: 1992).

Além disso, foi sugerido por Calnan (1987) que as respostas das pessoas às diferentes questões sobre conceitos de saúde produziram um padrão diferente de conclusões. Ele discutiu que as diferenças no conceito de saúde de pessoas de diferentes classes sociais, particularmente quando eliciadas em abstracto, podem ser o produto da diferença na capacidade linguística e não a diferença de conceito de saúde detida pelos informadores. Com base nas conclusões e discussão de Calnan, a pergunta por exemplo "o que se entende por saúde?" obteve dados dos inquiridos que explicavam a saúde em termos abstractos ou concretos, tais como "saúde como equilíbrio" (D'Houtaud & Field: 1984) e "saúde como ausência de doença e doença" (Williams: 1983). A pergunta "quem pensa que é saudável e porquê? pode obter dados relativos às características das pessoas que são saudáveis na opinião dos inquiridos, por exemplo, "uma pessoa saudável está bem lavada" (Schulman& Smith: 1963) e "saúde como boa aparência" (Murphy: 1992), enquanto que a pergunta "o que deve ser feito para ser saudável?" os dados obtidos eram mais susceptíveis de se centrarem na causa ou comportamento que afecta a saúde, tal como "saúde como comportamento" (Blaxter: 1990).

Quanto às influências dos contextos de estudo e perguntas utilizadas sobre os dados obtidos, vale a pena notar aqui que os dados deste capítulo derivaram de pedir aos participantes tailandeses que falassem da sua própria saúde em relação à tensão arterial elevada. A estes participantes foi pedido que falassem primeiro sobre a sua tensão arterial elevada e as ideias de saúde foram exploradas na fase final da entrevista. A decisão de colocar as perguntas sobre saúde na fase final da entrevista baseou-se nos resultados da entrevista piloto em que senti que pedir-lhes que falassem sobre saúde como uma questão abstracta os fazia sentir desconfortáveis e influenciavam a conversa sobre outras questões na fase final da entrevista. Os dados apresentados neste capítulo derivaram de quatro perguntas principais: (1) como está a sua saúde agora? (2) Que coisas o fazem pensar que não está/estão de boa saúde agora? (3) Como está a sua saúde em comparação com a de outros? (4) De que forma era a sua saúde igual/ diferente antes de ter tensão arterial elevada e agora?

As declarações de saúde oferecidas pelos quarenta informadores tailandeses foram agrupadas em cinco conceitos de saúde. Os detalhes das categorias de codificação enquadradas nestes cinco conceitos de saúde são apresentados no Apêndice II.

O que é a Saúde?

Vinte e nove dos quarenta participantes tailandeses consideraram a sua saúde como boa, enquanto sete dos quarenta declararam que estavam de má saúde e os restantes quatro declararam que não estavam nem saudáveis nem com problemas de saúde. As inquiridas do sexo feminino eram mais propensas a percepcionar a sua saúde como pobre, mas não havia muita diferença, de acordo com os participantes, entre o estatuto económico ou a frequência da clínica de hipertensão, quanto ao facto de se sentirem saudáveis ou pouco saudáveis.

A diferença nas percepções de saúde foi observada quando o sexo e a frequência da clínica de hipertensão foram considerados em conjunto. A frequência da clínica de hipertensão é susceptível de estar relacionada com a percepção de saúde, mas a direcção das suas influências é inconsistente, pelo que não é claro se a frequência da clínica de hipertensão afecta ou foi afectada pela percepção de saúde das pessoas. As participantes do sexo feminino que frequentaram continuamente a clínica de hipertensão tinham mais probabilidades de perceber a sua saúde como pobre, mas os informadores masculinos que frequentaram a clínica de hipertensão também o fizeram de forma intermitente. Além disso, os entrevistados que compareceram intermitentemente e os do grupo de estatuto económico mais elevado tinham mais probabilidades de perceber a sua saúde como nem saudável nem pouco saudável.

Com particular referência à definição de saúde, este estudo descobriu que os informadores tailandeses definiram a saúde de cinco maneiras. Estas definições de saúde foram também encontradas em estudos anteriores. Eram saúde como ausência de doenças/sintoma, saúde como força, saúde como aptidão funcional, saúde como psicológico e saúde como bem-estar social. Cada informante definiu saúde de mais do que uma forma. O número de inquiridos tailandeses definiu a saúde de cada forma é apresentado no quadro abaixo.

Quadro 7.1 Definições de saúde apresentadas por quarenta informadores tailandeses

Definição de saúde	Número de informadores (N=40)
Saúde como ausência de doenças/sintoma	25
A saúde como força	28
Saúde como aptidão funcional	27
Saúde como psicológico	15
Saúde como bem estar social	11

Saúde como ausência de doenças/sintoma

Esta definição de saúde foi encontrada na maioria dos estudos existentes, mas sob diferentes títulos. Foi denominada saúde no vácuo/ausência de doença em Herzlich (1973), como orientação sintomática em Baumann (1961), como saúde como ausência de doença e doença em Williams (1983), como ausência de doença em D'Houtaud & Field (1984), como saúde como não estar doente, saúde como ausência de doença/ saúde apesar da doença em Blaxter (1990), como saúde como ausência de doença em Murphy (1992) e como saúde como não estar doente em Van Dalen et al. (1994). Entre quarenta informadores tailandeses hipertensivos, vinte e cinco deles explicaram a saúde usando este termo. Alguns deles explicaram a saúde como uma ausência completa de doença, enquanto outros descreveram a saúde apesar da doença. Por exemplo, Su-kuum, Som-ma, Sri-muang e Kno-keaw mencionaram a sua boa saúde em termos de não estar doente ou nunca ir ao médico.

"Eu estou bem. Eu não estou doente". (Som-ma)

"Eu estou bem. Não tenho nenhuma doença". (Sri-muang)

Tanto Som-ma como Sri-muang se definiram como saudáveis porque não estavam doentes, embora lhes tenha sido diagnosticado que sofriam de hipertensão. Os dados das suas entrevistas mostraram que ambos perceberam que a sua tensão arterial elevada estava curada e, portanto, deixaram de receber tratamento médico do hospital Nakom-ping. Como apresentei num capítulo anterior, a ausência dos sintomas foi interpretada por alguns informadores tailandeses como indicando que tinham recuperado da hipertensão arterial. É possível que isto possa afectar a sua interpretação de não estarem doentes e do seu estado de saúde.

Enquanto Som-ma e Sri-muang explicaram a sua saúde simplesmente como não tendo doença, Kno-keaw e Pramual mencionaram a ausência de sentir dor e febre como os indicadores de estar saudável.

"A minha saúde é boa, não sinto nada de errado. Não sinto dor nem
tenho febre". (Kno-keaw)

"A minha saúde está bem. Tenho apenas um ligeiro cálculo biliar. Não
me dá dor ou dor" (Pramual)

Tanto Kno-keaw como Pramual estavam a receber tratamento médico para a sua tensão arterial elevada. É interessante que Kno-keaw se tenha definido como sendo saudável embora com tensão arterial elevada, tal como Pramual, embora lhe tenha sido diagnosticado um cálculo biliar e tensão arterial elevada. Isto pode implicar que estes dois informadores contaram a doença como prejudicando a saúde, apenas se os sintomas estivessem presentes. Pessoas leigas definindo-se a si próprias como saudáveis apesar de terem a doença também foi encontrada em Blaxter (1990) e Murphy (1992). Blaxter (1990) declarou que as pessoas que eram deficientes ou sofriam de doença crónica se interpretavam a si próprias como saudáveis porque lidavam bem e, portanto, não se viam a si próprias como estando doentes. No caso de doença hipertensiva, lidar eficazmente com ela, bem como a presença periódica de sintomas de tensão arterial elevada, pode afectar a interpretação da saúde dos leigos. Isto foi apresentado por Su-kuum que reconheceu que a sua saúde não era tão boa como quando era jovem, embora se tenha descrito como saudável porque podia evitar sintomas de aumento da tensão arterial elevada, evitando o calor.

"A minha saúde não é tão boa como quando eu era adolescente, mas
está bem. Não tenho outras doenças. Tenho apenas tensão arterial
elevada. Evito estar ao sol quente e está tudo bem". (Su-kuum)

Enquanto Som-ma e Sri-muang explicavam a saúde em termos de não ter doenças, Dee, Ta e Jum- há muito que afirmavam que a sua saúde era boa embora tivessem doenças/ sintomas menores ou comuns, tais como uma constipação, febre e uma dor de cabeça geral, mas nunca tinham tido qualquer doença grave.

> "Sinto-me bem. Não tenho uma doença grave. Por vezes apanho uma
> constipação normal
> ou ter uma dor de cabeça geral". (Ta)

> "A minha saúde agora está bem. Tenho apenas uma constipação, tosse
> ou febre em comum, mas não é frequente". (Dee)

> "Penso que agora a minha saúde está bem. Não vejo médico com
> doença grave, apenas tensão arterial elevada. Apanhar uma
> constipação durante dois ou três dias é normal" (Jumlong)

Da mesma forma, Dee, Ta e Jumlong conheciam as suas doenças mas classificaram-nas como doenças menores, não graves ou comuns. Isto encontra-se em Blaxter (1990), na medida em que os leigos pensavam que não ter quaisquer sintomas ou queixas era altamente invulgar. O que era considerado como uma doença normal dependia da idade, sexo, normas sociais e experiência de saúde do doente (Blaxter: 1990), incluindo a forma como os indivíduos percebiam as suas doenças. Murphy (1992) declarou que a doença que tinha uma prevalência elevada e não resultava de uma fraqueza inerente ao indivíduo não era interpretada pelos seus pacientes diabéticos como prejudicando a boa saúde. Esta percepção também foi encontrada entre os pacientes tailandeses hipertensivos neste estudo. A tosse e o frio eram percebidos como uma doença normal, na medida em que a tosse e o frio eram muito comuns e a maioria das pessoas saudáveis também os podia ter.

No entanto, a percepção de ter tosse e frio poderia ser alterada se uma doença tão normal ocorresse com frequência e os indivíduos sofressem dela durante muito tempo. Isto foi declarado no relato de Dee que a sua constipação, tosse e febre comuns não ocorriam com frequência e que a sua saúde era boa. Da mesma forma, Jumlong também declarou que a duração do sofrimento de uma constipação durante dois ou três dias era contada como "normal".

Os dados apresentados acima mostraram que alguns informadores tailandeses se definiram como saudáveis porque sentiam que não estavam doentes ou que estavam doentes apenas com doenças menores ou normais. Além disso, embora todos eles tivessem sido diagnosticados como tendo hipertensão, alguns deles consideravam-se a si próprios como não doentes e saudáveis. Isto pode implicar que entre estes informadores a tensão arterial elevada pode não ser vista como prejudicando a boa saúde porque os seus sintomas podem ocorrer periodicamente ou podem não ocorrer de todo (no caso de indivíduos cuja tensão arterial elevada está sob controlo). A ausência de sintomas de tensão arterial elevada, bem como a elevada prevalência desta doença entre os idosos, pode estar relacionada com a percepção dos informadores desta doença como doença normal que não prejudicou a saúde.

Em contrapartida, alguns informadores tailandeses mencionaram que não estavam de boa saúde por estarem actualmente doentes. Uma série de doenças foram mencionadas por estes informadores ao explicar a sua má saúde. Isto incluiu doenças menores, tais como dores nas costas ou nos joelhos e problemas relativos à indigestão, mas também doenças mais graves, tais como doenças cardíacas.

Chan, um informante masculino sentiu que não estava de boa saúde devido a dores nas costas e nas articulações.

> "Não me preocupo com a tensão arterial elevada, mas sim com as
> dores nas costas e articulações. Penso que a minha saúde seria boa se
> não sofresse com elas". (Chan)

O relato de Chan apresentava que sentir dor afectava mais a sua saúde do que ter a tensão arterial elevada. Isto também foi afirmado por Phun e Ouan

> "A minha saúde não é boa. Sinto dor nos meus joelhos. Não é gota. Mandei
> verificar e o médico disse que não era. Sinto tanta dor. Não é como uma tensão
> arterial elevada. Toma-se um comprimido e isso não importa". (Phun)

> "Ter tensão arterial alta é melhor do que dor. Tenho dores lombares baixas e
> dores nos joelhos. A tensão arterial alta não me dá dor". (Ouan)

É provável que a presença de sintomas afecte a interpretação que os leigos fazem da sua saúde. Sentir dor pode fazer com que os leigos se considerem doentes por experimentarem sintomas explícitos contínuos, enquanto os sintomas de tensão arterial elevada ocorrem periodicamente ou, por vezes, não ocorrem de todo. Contudo, não é apenas a natureza explícita dos sintomas, mas também o efeito da doença que influencia as percepções de saúde destes informadores.

Noi e Preeda mencionaram os efeitos de sentir dor nos seus ossos quando falavam da sua saúde doente.

> "A minha saúde não é boa. Sinto dores nas pernas e nos joelhos. Não consigo
> andar longe ou levantar coisas. Por vezes sinto-me entorpecido. " (Preeda)

> "Acho que a minha saúde é boa se não tiver dores nas pernas". Não posso andar
> longe". (Noi)

Tanto Noi como Preeda chamaram a atenção para os problemas de caminhar como resultado da dor nas pernas e joelhos. Somjit, uma informadora tailandesa também mencionou o seu problema de indigestão que, por sua vez, afectou a sua saúde porque interferia com o seu sono.

> "A minha saúde agora não é boa. Tenho um problema de digestão. Muitas vezes
> tenho demasiados gases no estômago. Não consigo dormir bem durante a noite".
> (Somjit)

É provável que a doença que afecta a capacidade de fazer coisas normais possa influenciar os doentes a perceberem-se a si próprios como tendo problemas de saúde. Assim, embora as doenças temporárias menores/sintomas como a dor e a febre descritas anteriormente fossem percebidas pelos informadores como normais e como não prejudicando a saúde, existiam algumas doenças menores que poderiam ameaçar a saúde se interferissem com a capacidade do indivíduo de funcionar normalmente. Então, ao decidir se a doença prejudica ou não a saúde, não é tanto a doença em si, mas o significado que as pessoas leigas a ela estão ligadas (Murphy: 1992). Isto também foi mencionado por Jatuporn, uma informadora tailandesa que se descreveu a si própria como estando de má saúde porque o seu problema cardíaco a debilitava.

"A minha saúde não é boa. Tenho problemas de coração. Sinto-me
cansado facilmente. Não consigo trabalhar arduamente como deveria.
Sinto-me fraco embora faça um trabalho leve" (Jatuporn)

Jatupom mencionou o seu problema cardíaco como sendo a causa da sua fraqueza e da sua má
saúde. Mais uma vez, não é apenas a presença de sintomas ou doenças que contavam para a
percepção da saúde, mas também a fraqueza que Jatuporn percebeu em relação ao seu problema
cardíaco como ameaçando a sua saúde.

Enquanto uma variedade de doenças ou sintomas eram mencionados em relação à doença,
alguns informadores tailandeses também mencionaram a hipertensão arterial. Note-se que entre
estes informadores, os sintomas do aumento da pressão arterial foram apresentados como
afectando a saúde, mas não durante o período do desaparecimento dos sintomas. Assim,
geralmente, a tensão arterial elevada não foi vista por estes informadores como prejudicando a
sua saúde, excepto nos curtos períodos em que a sua tensão arterial subiu. Isto apoia a minha
proposta de que a característica periódica dos sintomas da tensão arterial elevada está
relacionada com a percepção de saúde dos informadores, mencionada anteriormente.

"Não me sinto bem quando a pressão arterial sobe. Dá-me dores de cabeça e por
vezes vertigens. Se não se eleva, estou bem". (Saman)

"Estou bem, excepto quando a tensão arterial sobe". (Thong-inn)

Os relatos de Saman e Thong-inn mostraram que a hipertensão arterial era vista como afectando
a sua saúde apenas durante um curto período, ou seja, apenas quando era levantada. Poderia
dar-se a entender que não consideravam a hipertensão arterial como um problema de saúde
importante, pois só interferia com a sua saúde quando esta subia e isto podia ser evitado. Assim,
à luz desta percepção e também da sua compreensão da tensão arterial elevada como uma
doença aguda sintomática (apresentada no capítulo anterior), é altamente possível que em
resposta à sua tensão arterial elevada, os informadores tailandeses estivessem mais
preocupados com a prevenção ou alívio dos sintomas do aumento da tensão arterial, porque só
quando a tensão arterial subiu é que isso afectou a sua saúde, e não a prevenção de doenças
associadas. Além disso, alguns conselhos médicos como a prática de exercício podem não ser
cumpridos, uma vez que os informadores tailandeses consideravam a prática de exercício como
causadora de calor. O calor na sua compreensão poderia causar sintomas e a presença de
sintomas afectaria a sua saúde. Mais adiante neste capítulo apresentarei como os conceitos de
saúde do povo tailandês estão relacionados com as suas respostas à tensão arterial elevada.

Em conclusão, como também se verificou em estudos anteriores, os informadores tailandeses
hipertensivos definiram a saúde em termos de ausência de doenças/sintomas. Observou-se que
alguns tipos de doenças, especialmente as doenças menores ou "comuns", eram vistas por estes
informadores como não constituindo uma ameaça para a saúde, algumas doenças em que os
sintomas limitavam ou interferiam com a capacidade de realizar coisas normais eram incluídas
na definição de saúde deficiente. Crucialmente, apenas alguns informadores relacionavam a
hipertensão arterial com uma saúde precária e só o eram quando a hipertensão arterial era
sintomática.

A saúde como força

Semelhante ao termo saúde como ausência de doenças/sintomas, a saúde como força foi
também declarada sob diferentes títulos em estudos anteriores. Foi encontrado na rubrica saúde
como força física em Williams (1983) e Murphy (1992), na rubrica reserva de saúde em

Herzlich (1973), Blaxter (1990) e Van Dalen et al. (1994), na rubrica energética e activa em Calnan & Johnson (1985) e sobrepôs-se à saúde como energia, vitalidade e saúde como função em Blaxter (1990).

Em estudos anteriores, a saúde como força foi definida, em primeiro lugar, em termos da capacidade de resistir e superar doenças e os seus efeitos (Herzlich 1973, Williams: 1983, Calnan & Johnson: 1985, Blaxter: 1990, Murphy: 1992, Van Dalen et al. 1994) e, em segundo lugar, em termos de força física a fazer, tarefas exigentes (Schulman & Smith 1963, Blaxter: 1990, Murphy: Van Dalen et al. 1994).

Vinte e oito informadores tailandeses definiram a saúde como força física. Os informadores tailandeses descreveram a saúde como força física utilizando os dois termos apresentados em estudos anteriores acima mencionados. Ser forte foi descrito por estes informadores de várias maneiras. Som-boon e Saman falaram da sua força em termos de serem capazes de fazer as tarefas pesadas que a maioria das pessoas na sua idade não conseguia fazer.

> "Penso que sou forte. Posso cortar a relva à volta da minha casa".
> (Som-boon)
> "Sou mais forte do que a maioria dos meus amigos. Consigo levantar
> coisas pesadas enquanto eles têm de pedir ajuda a alguém". (Saman)

Na Tailândia, quase todas as pessoas da aldeia cortam a relva usando uma picareta de lâmina larga e esta tarefa exigente é normalmente feita por um adulto jovem, enquanto poucos idosos a fazem. Tanto Somboon como Saman mencionaram as suas capacidades de realizar actividades exigentes, reivindicando a sua força física. Kumnoi e Jun-keaw também descreveram a sua força física, mas em relação ao seu trabalho.

> "Eu sou forte. Ainda posso trabalhar no jardim. Trabalhar no jardim é difícil.
> É um trabalho pesado". (Kumnoi)

> "As pessoas que trabalham no jardim precisam de tanta energia. Penso
> que sou forte e em forma, a menos que não o consiga fazer".
> (Junkeaw)

Tanto Kumnoi como Jun-keaw plantaram flores para venda. Tiveram de acordar, de manhã cedo para trabalhar no seu jardim antes do sol estar muito quente e voltaram ao trabalho no final da tarde. Na entrevista, para demonstrar a sua força física, ambos descreveram o que tinham de fazer nos seus jardins, tais como partir o chão com uma picareta e regar arrastando a mangueira através dos seus jardins.

Estando reformados, Kno-keaw e Pramual descreveram a sua força física como significando que poderiam andar mais longe do que a pessoa menos saudável poderia fazer.

> "Quando tenho de ir para o hospital, vou a pé daqui (a sua casa) para a estrada
> principal e apanho um autocarro. Eu posso fazê-lo, algumas pessoas não
> podem". (Kno-keaw)

> "Passo sempre a pé da minha casa para o parque público de lá. Faço isto todas as
> noites. Algumas pessoas têm de ir de carro, mas eu posso ir a pé até lá".
> (Pramual)

Enquanto Sunee e Thong-inn descreveram a sua força em comparação com aquela filha e amigos.

"Caminho da minha casa para o mercado local. Nem a minha filha pode, ela tem de levar uma motocicleta. Ela diz-me "como é que se pode lá andar a pé? É longe. Não te cansas?" (Sunee)

"Penso que a minha saúde é melhor do que a de muitos dos meus amigos. Posso caminhar até à clínica de saúde local, alguns dos meus amigos, tais como Vien, não podem. Também caminho para levar os meus netos à escola todas as manhãs. Muito poucos deles podem". (Thong-inn)

Enquanto os informadores acima afirmaram que eram saudáveis ao descrever que podiam fazer as tarefas exigentes que algumas pessoas não podiam, ao contrário, alguns informadores descreveram a sua má saúde ao mencionar que não podiam fazer o que a maioria das pessoas da sua idade podia fazer.

"Eu não sou forte. Não posso trabalhar como os da minha idade. Alguns deles ainda podem trabalhar nos seus campos, consertando a sua cerca ou plantando. Eu não posso". (Jun- kuum)

"Eu não sou forte. A minha mulher pode ir de bicicleta até à cidade, mas eu não posso". (Wong)

"Uma das minhas amigas, Kong, ela é forte. Ela pode subir a pé até à colina, recolhendo cogumelos selvagens. Por vezes, quando chove, ela vai até ao rio, apanhando rãs. Ela recolhe muitas rãs de cada vez. Não sou forte. Não posso fazer isso". (Som-dee)

A segunda forma em que os informadores tailandeses descreveram a sua força foi em termos do poder de resistir ou vencer a doença. A boa saúde foi descrita como o poder de resistir à doença e de recuperar rapidamente, enquanto que a saúde doente foi descrita como sendo vulnerável à doença. As ideias sobre saúde como resistência à doença estão significativamente relacionadas com a compreensão e resposta dos doentes tailandeses à tensão arterial elevada, que apresentarei numa parte posterior.

Cinco informadores discutiram a saúde em termos do poder de resistência à doença em relação à idade. Por exemplo

"As pessoas que são idosas não são fortes. A saúde das pessoas não é a mesma que quando somos adolescentes. Naqueles dias, mesmo quando não cuidávamos bem de nós próprios, mantivemo-nos saudáveis e fortes. Mas, na velhice, somos fracos e temos tantas doenças". (Jun-som)

"Nos meus quarenta anos, eu era forte, nunca me cansava ou ficava doente. Agora estou velho, penso que o meu corpo não consegue resistir à doença. Se ainda é bom, pode resistir à doença e eu não me sinto fraco. Naqueles dias, trabalhava muito e acordava por volta das quatro ou cinco da manhã todos os dias, mas estou bem, nem sequer tenho febre". (Sawat)

Estes relatos dos informadores reflectem ideias sobre um "stock de saúde" (Williams: 1983) e uma reserva de saúde (Herzlich: 1973). Este "stock de saúde" pode ser diminuído à medida que a sua idade aumenta. Foi também afirmado em Williams (1983) que um "stock de saúde" podia ser diminuído quando era utilizado para enfrentar e combater doenças, mas entre estes pacientes tailandeses hipertensivos, bem como o aumento da idade, tendo tido de enfrentar um trabalho prolongado e exigente no início das suas vidas foi também entendido como diminuindo o "stock de saúde". Esta ideia não é encontrada em estudos existentes sobre saúde.

Phan, um informante masculino descreveu o seu "stock de saúde" em relação a um trabalho exigente.

> "Trabalhei muito quando era jovem. Trabalhei nos campos. Nessa altura, não tínhamos carrinho de mão. Tive de usar uma ferramenta tradicional, como uma picareta com uma lâmina larga. Trabalhei mais arduamente do que devia. Eu era muito pobre. Tive de trabalhar arduamente. Tive seis filhos e podem imaginar como tive de trabalhar arduamente para ganhar dinheiro suficiente para todos na minha família. Cultivava plantas de arroz e tabaco. Também trabalhei como operário quando terminei o meu campo. Durante esse tempo trabalhei muito, mas nunca tinha visitado o hospital. A minha saúde era boa. Mas agora, quando estou velho, a minha saúde não é boa. Sinto-me cansado. Penso que porque não tinha descansado o suficiente quando era jovem". (Phan)

Phan linked usando muita energia física enquanto faz um trabalho exigente para perder "força" e ser vulnerável a doenças. Para além do trabalho prolongado e exigente, foram também mencionados vários outros factores relacionados com a deterioração da saúde, uma vez que afectavam a "força física".

Entre estes factores mencionados, a menopausa foi declarada em relação a ficar velha e ser menos forte. Como referido no capítulo anterior, a menopausa foi entendida pelas aldeãs tailandesas como o sinal do envelhecimento e do declínio da energia física (Chirawatkul e Anderson: 1994).

Além disso, como já foi discutido, o comportamento dietético no passado foi também mencionado em relação a problemas de saúde. Os informadores tailandeses mencionaram isto tanto em termos da qualidade como da quantidade de alimentos que comiam. Comer uma menor quantidade de alimentos foi mencionado como não sendo bom para a saúde, uma vez que poderia contribuir para uma menor força, menor poder de resistência a doenças e ser susceptível a doenças. Pelo contrário, comer uma quantidade excessiva de alimentos foi também considerado como não sendo bom para a saúde. Isto foi explicado em termos de se tornar gordura, afectando assim o movimento activo do corpo. Esta ideia está relacionada com a saúde como aptidão funcional que será apresentada mais tarde.

A qualidade dos alimentos consumidos foi descrita por informadores tailandeses em termos de químicos, pesticidas e hormonas vegetais utilizados no processo de cultivo de alimentos, bem como a utilização de condimentos no processo de cozedura. Tais coisas foram consideradas como estando relacionadas com uma menor força e vulnerabilidade a doenças.

Como também foi dito em Williams (1983), um "stock de saúde" poderia aumentar assim como: diminuir. Esta ideia foi também apresentada por alguns informadores tailandeses. Além disso, alguns informadores aumentaram deliberadamente o seu "stock de saúde" a fim de aumentar o poder de vencer a doença. É provável que na percepção destes informadores, um "stock de saúde" possa ser debitado, bem como creditado. Por exemplo, a Su-nee que se sentiu fraca e pediu ao médico vitaminas para se fortalecer.

"Senti-me fraco no mês passado. Tive febre e tosse. Pedi ao médico por vitaminas.
Ajudou-me a tornar-me mais forte e a sentir-me bem".

Do mesmo modo, para a tensão arterial elevada, a Um-porn falou da sua experiência de aumento da tensão arterial e de ter de ser internada no hospital. Ela declarou

"Tentei comer mais e descansar mais. Queria ser forte e recuperar rapidamente.
"

Isto também foi afirmado por Jumlong e Jatuporn que tentaram aumentar a sua força de saúde a fim de controlar a tensão arterial elevada e recuperar da mesma.

"Agora como bons alimentos e faço exercício. Quero ficar forte. Vai ajudar a minha tensão arterial elevada. Penso que a tenho porque nos últimos anos trabalhei arduamente e não cuidei bem de mim, e por isso, tinha a tensão arterial elevada". (Jumlong)
"Agora descanso mais. Quero ficar mais forte. Pode ajudar a minha tensão arterial elevada. (Jatuporn)

Tanto Jumlong como Jatuporn perceberam que a força crescente poderia ajudá-los a recuperar da tensão arterial elevada. Em particular, Jumlong declarou que planeava deixar de receber tratamento para a sua tensão arterial elevada se a sua saúde fosse suficientemente forte e não houvesse sintomas de aumento da tensão arterial.

Os informadores tailandeses não só consideravam a saúde como o poder de resistir e recuperar de doenças, como também a ideia de que a saúde como poder de resistir ao efeito da doença era também afirmada. Tal ideia foi mencionada por Ta, que falou sobre a sua experiência de acidentes em relação à sua força.

"No ano passado tive um acidente de carro e depois disso caí de um andaime. Estes acidentes não causaram muitos problemas. Senti-me bem e fiquei bem muito rapidamente. Penso que isto se deve ao facto de, nessa altura, eu ser forte". (Ta)

O relato de Ta descreveu a saúde como o poder de aliviar as consequências de doenças. Ele mencionou ter dois acidentes no mesmo período de tempo e estes acidentes não lhe causaram muitos problemas. Em vez disso, ele recuperou rapidamente porque era forte.

Semelhante às descobertas de Williams (1983), a fraqueza foi percebida por estes informadores tailandeses como significando que o seu "stock de saúde" tinha degenerado, indicando indícios de saúde precária. A fraqueza podia existir, embora houvesse uma ausência de sintomas. Isto foi declarado por Junkuum, que se sentiu fraco mas não apresentava outros sintomas.

"Sinto-me sempre fraco. Não sinto qualquer dor ou qualquer sintoma, apenas fraco. "(Junkuum)

A Junkuum percebeu que a sua saúde não era boa devido à fraqueza, embora não percebesse sintomas. A relação entre a presença de sintomas, fraqueza e saúde é complexa, os leigos enfatizam principalmente a fraqueza quando percebem uma degeneração da saúde e não a doença (Williams: 1983). Um indivíduo poderia sentir-se saudável se não estivesse fraco, embora exibindo sintomas. Inversamente, ele ou ela pode considerar-se doente se estiver fraco, embora os sintomas estejam ausentes.

Saúde como aptidão funcional

Este termo é semelhante à orientação de desempenho em Baumann (1966), saúde como aptidão funcional em Williams (1983), saúde como aptidões físicas em D'Houtaud & Field (1984), e está parcialmente relacionado com o sentimento de aptidão física em Calnan & Johnson (1985), e saúde como função em Blaxter (1990) e Van Dalen et al. (1994). Nestes estudos anteriores, a saúde como aptidão funcional foi definida em termos da capacidade de empreender actividades habituais e também da capacidade de fazer trabalho remunerado.

Vinte e sete informadores tailandeses definiram a saúde em termos de aptidão funcional. Enquanto que os informadores em Williams (1983) definiram a aptidão física como sendo apta para o trabalho, entre estes informadores tailandeses a aptidão física foi definida como a capacidade de realizar actividades habituais. Isto porque a maioria dos informadores trabalhava numa agricultura menos modernizada que exigia uma elevada proporção de força física e energia. Foram reformados de trabalhar nas suas próprias terras porque eram velhos e não podiam trabalhar em tarefas mais exigentes. Depois, ao afirmarem que estavam em forma, a maioria deles descreveu a sua aptidão física de uma forma que lhes permitia cuidar de si próprios e realizar actividades pessoais. A descrição da aptidão funcional como não sendo dependente de outros foi também realçada por estes informadores mais velhos tailandeses.

> "Eu posso fazer tudo por mim. Eu estou em forma". (Jumrat) "Eu estou em forma. Consigo ajudar-me e cuidar de mim próprio. Não preciso de ter alguém para me ajudar. Posso cozinhar para mim próprio e fazer as actividades habituais sem pedir ajuda a alguém". (Somboon)

> "A senhora ao lado da minha porta está muito doente. Ela própria não pode fazer nada. Ela tem alguém para a ajudar. Eu estou em forma. Não tenho alguém que me ajude". (Phun)

Alguns deles, especialmente aqueles que ainda viviam com os seus filhos, descreveram a sua aptidão física mencionando o cumprimento das tarefas domésticas e o cuidado dos seus netos. Por exemplo, Sunee, que vivia com a família do seu filho, declarou que

> "Preparo-lhes refeições todas as manhãs e noites. Eles têm de ir trabalhar. Eu posso fazê-lo por eles".

Da mesma forma, Boonchoei, um informante masculino também preparou refeições para a filha.

> "Ela trabalha arduamente. Ela regressa tarde a casa e tem de sair de manhã cedo. Sinto que ela está tão cansada. Eu faço as tarefas domésticas, tomo conta da casa e preparo as refeições para ela".

Som-ma, cuja filha trabalhou em Banguecoque e deixou com ela a sua filha em idade escolar, declarou que

"Penso que estou em forma. Faço aqui todas as tarefas domésticas e tenho de tomar conta da minha sobrinha".

Williams (1983) declarou que a fraqueza e a aptidão física eram separadas. Os leigos que não estavam aptos para as obrigações normais podem não ser fracos, por exemplo, os deficientes. Do mesmo modo, neste estudo houve três informadores que afirmaram sentir-se fracos, mas ainda assim mencionaram a sua capacidade de fazerem eles próprios actividades normais. Phan que afirmou que se cansava facilmente, mencionou a sua capacidade de fazer as coisas sozinho.

"Posso tomar conta e cuidar de mim próprio. A minha filha não tem de tomar conta de mim. Ela pode sair para o trabalho e eu posso ficar sozinha em casa durante o dia". (Phan)

Saman que afirmou que por vezes se sentia fraco também mencionou que

"Vivo agora separadamente da minha mulher. Ela vive com o nosso filho. Eu mudei-me para viver na casa de campo no jardim. Posso ficar sozinho e tomar conta de mim" (Saman)

A Junkuum também falou da sua fraqueza, mas também reivindicou a sua capacidade de fazer as coisas sozinha.

"Por vezes cozinho para mim próprio e faço as tarefas domésticas. Não quero esperar pela minha filha para o fazer". (Junkuum)

Estes relatos apresentavam que os leigos podiam ser "aptos" simultaneamente como sendo fracos. Então, como é que eles percebiam a sua saúde? As entrevistas mostraram que tanto o Phan como o Junkuum se viam a si próprios como estando em mau estado de saúde. É altamente provável que percebessem que estavam com problemas de saúde porque estavam mais preocupados com a saúde como força física do que com a saúde como aptidão funcional. No caso de Saman, que também tinha tensão arterial elevada e diabetes, declarou

"É porque a diabetes por vezes me torna fraco. Eles (médico) dizem-me para cortar a comida e o açúcar. Fazendo isso, fico fraco". (Saman)

Saman sentia-se saudável embora por vezes se sentisse fraco porque ligava o sintoma de fraqueza à diabetes, e não por causa da sua fraqueza inerente. Acima de tudo, sentia-se saudável, ou seja, estava apto a "cuidar de mim mesmo".

A saúde como sentimento subjectivo

Este termo estava próximo da orientação do estado de espírito em Baumann (1966), saúde como bem-estar psicológico em D'Houtaud & Field (1984), saúde como bem/tudo bem em Calnan & Johnson (1985) e estava parcialmente relacionado com a saúde como energia/vitalidade e saúde como bem-estar psicossocial em Blaxter (1990) e saúde como bem-estar psicossocial em Van Dalen et al. (1994).

Quinze informadores tailandeses descreveram a saúde em termos de sentimento subjectivo A saúde foi definida como sentir-se feliz, alegre, alegre e enérgico.

Por exemplo, Boon-turn declarou que

> "Quando estou saudável, sinto-me feliz e alegre. Se a minha saúde fica fraca, não me sinto bem".

Sunee descreveu o seu sentimento enquanto estava saudável que

> "Sinto-me bem. Sinto-me mais feliz e enérgico".

Alguns informadores descreveram os seus sentimentos de uma forma negativa. Por exemplo, Bua-keng afirmou que

> "Sinto-me indisposto, descuidado e irritadiço quando estou doente".

Enquanto Jumlong afirmou

> "emocionalmente, sou instável e sinto-me tenso quando não estou bem".

Seis informadores descreveram o mal-estar em relação à tensão arterial elevada. Mais uma vez, estes informadores apenas mencionaram quando a presença de sintomas de aumento da tensão arterial afectava o seu sentimento, por exemplo

> "Sinto-me infeliz, instável e irritado quando se levanta". (Noi)

> "Sinto-me mal quando se levanta". (Sarayut)

Os dados aqui relatados e nos capítulos anteriores sugeriram a importância dos sentimentos subjectivos na compreensão do aumento da tensão arterial elevada por parte dos tailandeses como ameaça para a saúde e a percepção da tensão arterial elevada como doença sintomática e como respondem a ela. Como demonstrado nos Capítulos Quatro e Cinco, as respostas do povo tailandês ao tratamento da hipertensão arterial e os conselhos médicos sobre modificações de comportamento basearam-se nos seus sentimentos subjectivos sobre a presença dos sintomas da hipertensão arterial. Claramente, o modelo de tensão arterial elevada do povo tailandês baseia-se em sentimentos subjectivos e experiências directas, o que é incompatível com o modelo médico.

Houve apenas um informante, Ta, que descreveu os seus sentimentos em termos da capacidade mental para lidar com um acontecimento difícil. Isto é paralelo com "ser capaz de enfrentar todos os problemas" e "bom equilíbrio mental" em D'Houtaud & Field (1984).

> "Algumas pessoas, quando têm problemas, não conseguem lidar com eles. Conheço pessoas que estão sob stress e que se preocupam demasiado quando têm de enfrentar uma crise de vida. Eu consigo lidar com isso. A minha filha morreu repentinamente no ano passado. Consigo aguentar, mas a minha mulher, até agora, ainda está fraca".

A saúde como relação social

Este termo está próximo do 'equilíbrio na família' em D'Houtaud & Field (1984), 'ter uma boa vida/casamento/capacidade de trabalhar com qualquer pessoa' em Calnan & Johnson (1985), saúde como relação social em Blaxter (1990) e 'gozo de actividades habituais/aptidão para ajudar os outros/capacidade de sair' em Van Dalen et al. (1994).

Onze informadores tailandeses descreveram a saúde em termos de ter boas relações sociais. Estes informadores mencionaram "gostar de sair", "ter mais paciência com as pessoas" e "querer falar com outras pessoas" quando descreveram a sua boa saúde. A ideia de saúde como uma relação social foi afirmada pelos informadores tailandeses com menos frequência do que os outros termos.

> "No ano passado, estive doente. Não queria sair ou falar com outras pessoas. Por vezes virei as costas às pessoas. Agora, este ano, sinto-me melhor. Sou forte e sinto-me como se quisesse sair e conhecer alguém". (Muun)

> "Quando não me sinto bem, não quero falar com ninguém. Por vezes, a minha filha vem visitar-me. Ela traz a sua família com ela, mas simplesmente não quer falar com eles. Descanso um pouco e quando me sinto melhor, posso ter uma conversa com eles". (Boon-tuum)

> "Quando não me sinto bem, não quero sair. Eu fico dentro". (Sri-muang)

Embora estes informadores acima tenham descrito a sua própria experiência, Boonma afirmou que

> "Pode-se dizer quem é saudável pela sua aparência. Se quiser conhecer ou contactar outras pessoas, elas são saudáveis. Aqueles que não são saudáveis não querem estar com outras pessoas".

Os resultados apresentados nesta secção mostraram que cada informante tailandês definiu a saúde de várias maneiras. A maioria deles (29 de 40) descreveram-se a si próprios como saudáveis, embora tenham sido diagnosticados como estando doentes com doença incurável da tensão arterial elevada. Em relação à saúde como ausência de doenças/sintomas, estes dados mostraram que foi apenas quando os sintomas de aumento da tensão arterial se apresentaram, que a tensão arterial elevada foi percebida por estes informantes como prejudicando a sua saúde. Quando estava sob controlo ou não causava sintomas, era percebida como uma doença normal que não constituía uma ameaça para a sua saúde. Como afirmei no capítulo anterior, os informadores tailandeses diferenciaram a fase de tensão arterial alta normal da fase de tensão arterial alta 'sintomática'. Os dados nesta parte mostraram que os informadores estavam mais preocupados com a fase de tensão arterial alta 'sintomática' porque era vista como uma ameaça para a saúde, em vez da fase de tensão arterial alta normal. As ideias sobre a saúde como força e como aptidão funcional foram também proeminentes nos relatos destes informadores ao avaliarem a sua saúde. A fraqueza era vista como prova de saúde doente, mas era independente da capacidade de cumprir as obrigações normais. Alguns participantes tailandeses, durante a ausência de sintomas de tensão arterial elevada, mencionaram ser fracos, mas ainda assim estarem em forma para realizar actividades normais. As ideias de saúde como ausência de sintomas e fraqueza e aptidão física estavam relacionadas e eram complexas. Além disso, como também afirmado em estudos anteriores, a saúde também foi definida em termos de sentimento subjectivo e relação social por estes informadores tailandeses.

Crucialmente, com base nos seus sentimentos subjectivos, os participantes tailandeses definiram a sua saúde, aperceberam-se da hipertensão arterial elevada e avaliaram o impacto da hipertensão arterial elevada na saúde. Estudos existentes sugeriram as influências da experiência de sinais e sintomas de doença e ideias causadoras de doença nas ideias dos leigos sobre a ameaça à saúde e a percepção da vulnerabilidade à doença, por sua vez, estavam relacionadas com as respostas dos leigos ao tratamento e prevenção da doença (Pill and Stott: 1982, Calnan: 1987). Os dados relativos aos sentimentos sobre a tensão arterial elevada apresentados no Capítulo Seis mostraram que os participantes tailandeses não se sentiam preocupados em ter esta doença e sugeriam que poderiam não se sentir vulneráveis ao desenvolvimento de doenças secundárias.

Na secção seguinte, discutirei o significado da presença de sintomas de tensão arterial elevada nas ideias do povo tailandês sobre saúde. Ligeiramente diferente das sugestões da Pill & Stott (1982), verificou-se que as experiências de sinais e sintomas de tensão arterial elevada são altamente susceptíveis de estar relacionadas com as ideias do povo tailandês sobre a tensão arterial elevada como uma ameaça para a saúde, bem como respostas a ela, em vez das ideias sobre a causa da tensão arterial elevada.

Saúde e tensão arterial elevada: como estão relacionadas?

Em resposta à pergunta "acha que a sua saúde mudou devido à tensão arterial elevada?, catorze dos quarenta informadores negaram o efeito da tensão arterial elevada na sua saúde e vinte e seis mencionaram que a tensão arterial elevada e a saúde estavam relacionadas.

"A tensão arterial elevada não afectou a minha saúde"

Catorze doentes tailandeses hipertensivos afirmaram que a sua saúde não foi afectada ou alterada devido à tensão arterial elevada. Entre estes informadores não há diferença entre sexo e assistência na clínica de hipertensão. Todos estes catorze afirmaram que a saúde e a hipertensão arterial eram coisas "separadas" e que a sua saúde era a mesma que era antes de ser diagnosticada como tendo hipertensão, por exemplo Know-keaw.

> "Quer tenha ou não tensão arterial elevada, a minha saúde é a mesma que é".
> (Kno-keaw)

Enquanto Ouan, Sarayut e Thong-inn explicaram que não havia qualquer efeito da tensão arterial elevada na sua saúde em termos de força física.

> "A minha saúde está bem. A tensão arterial elevada não me faz ser fraco.
> Continua a ser o mesmo". (Ouan)

> "Ainda sou forte apesar de ter a tensão arterial elevada". (Sarayut)

> "Sou mais forte do que alguns dos meus amigos, embora tenha a tensão arterial
> elevada". (Thong-inn)

Note-se que estes informadores não associaram a hipertensão arterial a uma saúde precária porque a sua hipertensão arterial não os tornou fracos nem se aperceberam de quaisquer outros sintomas. Isto está relacionado com as suas ideias sobre saúde como força e saúde como a ausência de sintomas. Além disso, alguns informantes mencionaram a sua aptidão para fazer actividades normais, a fim de provar que o facto de terem a tensão arterial elevada não afectava a sua saúde, por exemplo Sawat, Bua-keng, Sri-phun e Preeda.

> "Não me deito na cama ou tenho de pedir ajuda a alguém. Eu próprio posso
> fazer as coisas" (Sawat)

> "Penso que a tensão arterial elevada não me limita a fazer coisas. Posso fazer o
> que quero fazer". Posso ajudar o meu filho a cuidar da sua filha e por vezes

posso ajudá-lo na sua loja". (Bua-keng)

"Penso que a tensão arterial elevada não me afecta. Eu próprio posso fazer as coisas. Ninguém tem de me ajudar no cumprimento das tarefas domésticas". (Sriphun)

"Penso que ter uma tensão arterial elevada não me incomoda. Ainda sou forte e capaz de me ajudar a mim próprio e posso sair". (Preeda)

Os relatos destes informadores apresentavam que o facto de terem uma tensão arterial elevada limitava ou restringia o exercício das suas actividades normais e, por conseguinte, não prejudicava a sua saúde. Curiosamente, os participantes tailandeses, contudo, mencionaram a sua fraqueza que de certa forma afectou a capacidade de realizar actividades, mas não foi percebida em relação a ter tensão arterial elevada. Isto foi mencionado por Jun-kuum que relatou fraqueza como "Sou fraco". Fico cansado facilmente" mas em resposta à pergunta se a sua fraqueza estava relacionada com ter ou não tensão arterial elevada. A resposta do Jun-kuum foi

"Não, não é. Não é por causa da tensão arterial elevada. "

Outra forma que os participantes tailandeses explicaram o efeito da hipertensão arterial na saúde foi encontrada em relação às suas ideias sobre a sua causa. Por exemplo, Noi declarou que

"Ter a tensão arterial elevada não está relacionado com a saúde, mas sim com a hereditariedade. Tê-la-á se acontecer na sua família".

Notavelmente, ter a tensão arterial elevada parecia ser percebida por Noi como separada da saúde. A saúde não foi percebida em relação à causa de ter a tensão arterial elevada, mas sim o factor hereditário. A percepção da hereditariedade como a causa da doença pode afectar os sentimentos dos leigos vulneráveis e incapazes de prevenir uma doença em particular (Calnan: 1987). Da mesma forma, Noi pode sentir-se vulnerável a ter tensão arterial elevada porque "aconteceu na família", o que afectou a sua compreensão da saúde em relação à tensão arterial elevada. Pode estar implícito que a manutenção da saúde pode ser menos preocupante como resultado das ideias de que ter tensão arterial elevada é causado pela hereditariedade. Em relação às ideias sobre as causas, a percepção da tensão arterial elevada como a doença normal que ocorreu principalmente entre os idosos influenciou as ideias dos participantes tailandeses sobre a relação entre a saúde e a tensão arterial elevada. Por exemplo, Kum-noi mencionou que a hipertensão arterial era uma doença normal que não tinha qualquer efeito sobre a sua saúde.

"A maioria das pessoas tem a tensão arterial elevada. É normal. Não sinto quaisquer alterações sobre a saúde. Continua a ser a mesma coisa".

Embora a saúde fosse definida como uma ausência de doença, ter tensão arterial elevada não era considerada como uma doença que ameaçava a saúde. Como afirmei anteriormente, foi o significado de tensão arterial elevada com base nos sentimentos subjectivos e na sua experiência que influenciou a compreensão dos participantes tailandeses sobre a relação entre a tensão arterial elevada e a saúde e as suas respostas à mesma. A experiência de "sentir quaisquer alterações" afectou a percepção da tensão arterial elevada como não ameaçadora para a saúde. Contudo, tal percepção foi alterada quando a tensão arterial elevada era sintomática. Isto será discutido na próxima secção.

"Tensão arterial elevada debilitou a minha saúde"

Oito informadores mencionaram que o aumento da pressão sanguínea enfraqueceu a sua saúde. Alguns explicaram brevemente que não se sentiam bem quando a pressão arterial subia, enquanto que alguns poderiam afirmar especificamente que a subida da pressão arterial estava relacionada com o facto de ser menos forte, sentir-se fraca e emocionalmente instável.

Por exemplo, Jun-keaw e Suum mencionaram o seu cansaço e força reduzida em relação ao aumento da pressão arterial.

> "Sinto-me menos forte quando a pressão arterial sobe". (Jun- keaw)

> "Sinto-me cansado facilmente quando sobe". (Suum)

Phun, Sri-muang, Som-ma e Jun descreveram brevemente as consequências do aumento da pressão arterial sobre a saúde.

> "O aumento da pressão arterial faz-me sentir mal". (Phun)

> "Sinto-me mal quando se levanta". (Sri-muang)

> "Quando a pressão sanguínea está normal, sinto-me bem.
> Quando sobe, não me sinto bem". (Som-ma)

> "Quando se levanta, faz-me sentir indisposto". (Iun)

Enquanto Boon-thum e Bua-keaw mencionaram a consequência do aumento da pressão sanguínea especificamente na sua estabilidade emocional.

> "Sinto-me irritado e não quero falar com as pessoas quando a minha tensão arterial sobe". (Boon-thum)

> "Sinto-me delicioso e zango-me facilmente quando sobe". (Bua-keaw)

Calnan (1987) relatou que a experiência com sinais e sintomas da doença foi a principal influência no sentimento de vulnerabilidade dos seus participantes a uma determinada doença. Do mesmo modo, os dados aqui relatados confirmam a importância dos sentimentos subjectivos sobre as ideias de saúde do povo tailandês e a avaliação se a hipertensão arterial ameaça ou não a sua saúde. Além disso, confirmam também a presença crucial de sintomas de tensão arterial elevada em relação à resposta à mesma, bem como a percepção da tensão arterial elevada como uma doença sintomática. Tal como apresentado no Capítulo Quatro, alguns participantes interromperam o tratamento da sua tensão arterial elevada com base na ausência de sintomas que consideravam como significando que a saúde não estava ameaçada e, ao mesmo tempo, que tinham recuperado. A percepção da ausência dos sintomas da tensão arterial elevada em relação às ideias sobre a ameaça à saúde e a recuperação da tensão arterial elevada também se relacionava com a adesão do povo tailandês aos conselhos médicos sobre modificações de comportamento. Como apresentei no Capítulo Cinco, um terço dos informadores sustentava que era desnecessário modificar o comportamento devido à ausência de sintomas e às ideias sobre a saúde aqui relatadas, e afirmavam que tinham recuperado da tensão arterial elevada.

Note-se que entre estes oito informadores, que mencionaram que o aumento da pressão arterial enfraquecia a sua saúde, apenas dois frequentavam continuamente a clínica de hipertensão, enquanto os seis restantes eram os atendentes intermitentes. Os dados da entrevista mostraram que todos os seis atendentes intermitentes afirmaram que tinham recuperado da tensão arterial elevada porque não se aperceberam de quaisquer sintomas de aumento da tensão arterial. Isto implica que estes atendentes intermitentes poderiam ter continuado a receber tratamento se os sintomas de tensão arterial elevada estivessem presentes, porque tais sintomas enfraquecem a sua saúde e também porque percebem que ainda estão doentes com tensão arterial elevada.

"A saúde doente como causa do início e do aumento da tensão arterial elevada".

Dezoito informadores tailandeses declararam que a saúde e a tensão arterial elevada estavam relacionadas. Nove descreveram esta relação como doença com impacto na hipertensão arterial. Cinco descreveram isto em termos como a sua tensão arterial aumenta com mais frequência e de forma mais grave durante o estado de saúde doente. Os restantes quatro informadores descreveram a relação em termos de saúde, permitindo a recuperação da tensão arterial elevada.

A relação entre a má saúde e a causa do início da tensão arterial elevada foi explicada em termos de ser velho e propenso a doenças, incluindo a tensão arterial elevada. Isto está relacionado com a ideia de que a saúde como o poder de resistir à doença e um "stock de saúde" que diminui quando envelhecem (Williams: 1983). Por exemplo, Somjit, Som-boon e Phan.

> "A saúde dos idosos não é forte. Nós somos fracos e podemos adoecer facilmente.
> Eu tinha a tensão arterial alta quando fiquei velho". (Som-jit)
>
> "Tenho tensão arterial alta quando a minha saúde não é boa. Estou velho e não sou forte". (Som-boon)
>
> "Sinto-me fraco. Não sou forte. Sou velho e tenho a tensão arterial elevada na minha velhice". (Phan)

A ideia de ser velho e ter a tensão arterial elevada reflecte a sensação de que não é evitável e há uma aceitação da probabilidade de ter esta doença. Os dados aqui relatados e no Capítulo Seis apresentaram que as ideias dos participantes tailandeses sobre ser velho, ser menos forte e ter tensão arterial elevada eram fundamentais para a sua compreensão desta doença. Mais de metade dos participantes tailandeses (28 de 40) mencionaram o envelhecimento como a causa de ter a tensão arterial elevada. Além disso, alguns participantes não reportaram a sua preocupação em ter a tensão arterial elevada porque a consideravam como uma ocorrência normal na sua velhice. Com base na compreensão da tensão arterial elevada e na percepção de que esta tinha pouco ou nenhum efeito sobre a saúde, é altamente provável que a modificação do comportamento a fim de manter a saúde ou prevenir outras doenças associadas à tensão arterial elevada seja menos preocupante.

Não só por estar relacionado com o início da tensão arterial elevada, como também por ser menos forte foi declarado pelos informadores em termos de ter menos poder para "controlar" a tensão arterial elevada. Cinco informadores descreveram ser menos fortes por estarem relacionados com o facto de a sua tensão arterial ter subido frequentemente.

"Sinto que quando estou com problemas de saúde. A minha pressão arterial sobe frequentemente". (Muun)

"Quando estou doente, sinto dor por causa da minha gota e por isso a minha pressão sanguínea aumenta". (Jumrat)

"Ele (pressão arterial) sobe frequentemente quando estou fraco" (Chan)

"Quando a minha saúde não é boa, a pressão sanguínea sobe frequentemente". (Pramual)

A partir destes relatos, é provável que os informadores tenham compreendido que a tensão arterial elevada estava adormecida no corpo durante um estado de saúde, mas subiu quando as pessoas se sentiram fracas. Esta é uma ideia complexa. Numa fase, a tensão arterial foi vista como normal e uma resposta a ela foi vista como desnecessária, mas noutra fase, o aumento da tensão arterial foi visto como a consequência de uma doença de saúde. Como resultado disto, podíamos supor que as pessoas seriam capazes de manter a sua saúde ou cumprir os conselhos médicos, a fim de "controlar" a sua tensão arterial elevada. No entanto, isto pode não ser assim. Apresentei no Capítulo Seis que os informadores tailandeses consideravam a tensão arterial elevada como uma doença aguda e depositavam grande fé na eficácia dos medicamentos anti-hipertensivos, percebendo que se a sua tensão arterial subisse, seria controlada de forma eficaz e rápida pelos medicamentos. Isto também foi encontrado em alguns informadores que afirmaram que "quando a tensão arterial sobe, eu tomo as drogas" e "não tomo drogas quando é normal". Assim, embora a manutenção da saúde fosse vista como ajudando a controlar a tensão arterial, ao fazê-lo, os informadores podiam escolher tomar drogas porque eram eficazes num curto período de tempo. Além disso, isto também mostrou que as percepções de vulnerabilidade (de aumento da tensão arterial elevada) tinham pouco a ver com a saúde, mas mais com a experiência da doença (Calnan: 1987).

A consequência da má saúde sobre a gravidade do aumento da pressão arterial declarada apenas pelo Umpom.

"Quando estou doente, a pressão arterial sobe e por vezes sobe muito alto". (Umporn)

Umporn mencionou a gravidade do aumento da tensão arterial durante o seu estado de saúde precário. Isto mostrou a sua ideia de saúde como o poder de resistir à doença.

Apenas quatro informadores descreveram a sua saúde em relação à recuperação da tensão arterial elevada. Wong, Sunee, Jumlong e Suum mencionaram que recuperariam da hipertensão arterial se se tornassem mais fortes.

"Tento comer mais comida e descansar mais. A minha filha compra sempre vitaminas ou suplementos alimentares para mim. Ela traz-me um pacote de leite todas as semanas. Ela quer que eu fique mais forte. Pode ajudar a minha hipertensão arterial". (Wong)

"Se eu for mais forte do que sou agora, posso recuperar da tensão arterial elevada". (Sunee)

"Agora cuido bem da minha saúde. Penso que se a minha saúde melhorar, a minha tensão arterial elevada também irá melhorar". (Jumlong)

"Penso que não estou recuperado da tensão arterial elevada porque a minha saúde não é boa. Não sou forte". (Suum)

Como referido no capítulo anterior, os informadores tailandeses diferenciaram a fase normal da tensão arterial elevada da fase sintomática. As ideias relativas à recuperação da tensão arterial elevada apresentadas pelos informadores acima, podem significar que a melhoria da sua saúde pode alterar a sua tensão arterial elevada da fase sintomática para a fase normal. Isto está relacionado com a percepção da saúde como poder para controlar ou subjugar a tensão arterial elevada.

De acordo com estes dados, a relação entre saúde e tensão arterial elevada é complexa. A má saúde foi percebida pelos informadores tailandeses em relação ao início da tensão arterial elevada, aumento da tensão arterial e recuperação da tensão arterial elevada e, ao mesmo tempo, o aumento da tensão arterial elevada teve um impacto na saúde. Além disso, alguns informadores afirmaram que ter uma tensão arterial elevada não teve impacto na sua saúde. É evidente que os informadores tailandeses diferenciaram as fases de tensão arterial elevada quando relataram a relação entre a saúde e esta doença em que sentiam a tensão arterial elevada como prejudicando a sua saúde apenas na "fase sintomática".

Na secção final deste capítulo foi feita uma tentativa de ilustrar a relação entre as ideias dos participantes tailandeses sobre saúde e tensão arterial elevada nas respostas a esta doença. Serão apresentados dois casos, um feminino no grupo de estatuto económico superior e um masculino no grupo de estatuto económico inferior. Ambos tinham deixado de frequentar a clínica de hipertensão na altura da entrevista. Estes dois casos responderam à gestão da tensão arterial elevada de forma diferente com base na sua percepção da relação entre a saúde e a tensão arterial elevada. No primeiro caso, a informante feminina percebeu que estava doente em relação ao início e recuperação da tensão arterial elevada, enquanto que no segundo caso o informante masculino percebeu que a tensão arterial elevada era uma doença normal que não teve qualquer efeito na sua saúde. Tal diferença desempenha um papel importante na modificação do seu comportamento, tal como medicamente aconselhado. Crucialmente, estes dois informantes responderam de forma semelhante ao tratamento médico da tensão arterial elevada com base nas suas experiências de aumento da tensão arterial elevada em relação à saúde.

Caso I

Pramual, uma viúva foi diagnosticada como tendo tensão arterial elevada há cinco anos. Nessa altura, ela trabalhou numa loja de penhores do governo. Ela relacionava ter tensão arterial elevada com o seu trabalho stressante. O seu marido morreu quando ela tinha trinta e um anos, antes de saber da sua tensão arterial elevada. Pramual teve um filho e uma filha com os quais viveu actualmente. A sua filha era casada com um soldado e tinha um filho em idade escolar. O seu filho era solteiro e trabalhava como engenheiro. Tanto o seu filho como o seu genro trabalharam em Banguecoque.

Pramual falou sobre o início da tensão arterial elevada.

> "Não fiquei contente com o meu trabalho. Era um trabalho muito ocupado e eu tinha de servir muitas pessoas durante todo o dia. Sentia-me tenso e irritado. Sempre experimentei

> tonturas e quando fui ao médico, disseram que a minha tensão arterial estava alta".

Embora percebesse o stress como a causa de ter a tensão arterial elevada, mencionou também que

> "Penso que, nessa altura, não descansei o suficiente. O meu marido morreu e eu tive de trabalhar para cuidar da minha filha e do meu filho. Eles estavam na escola e nós precisávamos de dinheiro. Eu sei que a minha saúde naquela altura não era boa. Eu era fraca, mas tinha de trabalhar. Não tinha ninguém para me ajudar. O meu marido morreu e eu tive de continuar e cuidar dos meus filhos. Eu não tinha tempo para cuidar ou pensar na minha saúde. Apenas continuei. A minha saúde ficou mais fraca e eu tinha tensão arterial alta".

Pramual recebeu o seu tratamento de tensão arterial elevada do hospital Nakorn-ping e tinha actualmente decidido parar de tomar a sua medicação. Ela declarou

> "Não sinto vertigens ou dores de cabeça. Eu estou bem. Não estou fraco nem cansado. Gosto de comer e de comer muito agora. A minha tensão arterial está normal. Mandei verificar na clínica de saúde local e a enfermeira disse que estava bem".

Pramual mencionou os critérios que ela utilizou ao afirmar que a sua pressão arterial era agora normal. Também mencionou o resultado de ter a sua tensão arterial verificada pela enfermeira para confirmar a sua tensão arterial "normal" elevada. A ausência dos sintomas de aumento da tensão arterial, bem como a força física, foram mencionados em relação à recuperação da tensão arterial elevada. Em resposta à pergunta sobre o que poderia ajudar a sua recuperação da tensão arterial elevada, ela respondeu.

> "Tomei drogas, como disse o médico. Ajudou a reduzir as tonturas e dores de cabeça porque os medicamentos podiam controlar a tensão arterial elevada. Também cuidei da minha saúde. Não me deitava tarde. Normalmente ia para a cama às nove, não depois disso. Jantei e depois fui para a cama. Deixei de beber chá e café. Eles prejudicavam a saúde. Deixei de beber álcool, café e de fumar. Comi mais vegetais e comecei a correr ou a andar. Levou tempo, mas ajudou. Não tomei drogas durante quase um ano e a minha pressão sanguínea não subiu".

A Pramual continuou a tomar medicamentos na primeira fase do tratamento da sua tensão arterial elevada porque percebeu que poderia ser controlada através do consumo de drogas. Além disso, ela também ajustou a sua dieta e fez mais exercício. O seu entendimento foi que a melhoria da sua saúde levaria a uma redução da sua tensão arterial e, consequentemente, a um alívio dos sintomas de tonturas e dores de cabeça. Pramual percebeu a tensão arterial elevada como uma doença sintomática aguda que, ao reforçar a sua saúde, significava o poder de resistir e superar esta doença. A recuperação da tensão arterial elevada foi percebida por Pramual como o resultado tanto do consumo de medicamentos como do reforço da saúde. Quando interpretou que a sua tensão arterial elevada era normal, deixou de tomar medicamentos mas continuou a fortalecer a sua saúde, uma vez que tal ajudava a resistência à doença e a reincidência do aumento da tensão arterial elevada.

Caso II

Pong, um informante masculino foi diagnosticado como tendo hipertensão arterial há dez anos. Reformou-se do trabalho na sua quinta de arroz e viveu com a família do seu filho e a família da sua filha vivia numa casa próxima. Ele deixou de receber tratamento do hospital Nakom-ping no ano passado. Pong percebeu ter uma tensão arterial elevada em relação a problemas de saúde.

> "Quando envelhecemos, ficamos mais fracos e sentimo-nos doentes frequente e facilmente, quando envelhecemos, eu tinha a tensão arterial alta. Pode ser por causa da minha fraqueza.

Pong ligou ter a tensão arterial elevada à sua fraqueza devido à sua velhice. Percebeu tanto a fraqueza como a tensão arterial elevada como "normal". Ele afirmou

> "É normal. A maioria dos idosos tem-no (tensão arterial elevada)".

A maior prevalência de tensão arterial elevada entre os idosos poderia ter encorajado Pong a perceber que ter tensão arterial elevada era um acontecimento "normal" na sua velhice. No entanto, Pong só percebeu a tensão arterial elevada como um problema quando esta subiu. Ele afirmou

> "Não me sinto bem quando se levanta. Tenho dores de cabeça e tonturas. Tomo drogas quando ela sobe".

A tensão arterial elevada na fase normal não foi vista por Pong como um problema para a saúde, foi vista como um problema e precisava de resposta quando estava na fase 'sintomática'. Pong tomou drogas para aliviar os sintomas de aumento da tensão arterial. Deixou de tomar drogas quando não sentiu sintomas de aumento da pressão arterial.

> "Tomo drogas durante alguns dias, quando sobe. Quando é normal, deixo de tomar drogas.

A cessação do consumo de drogas por Pong baseou-se principalmente na sua compreensão da tensão arterial elevada como uma doença aguda sintomática e no impacto do aumento da tensão arterial elevada na sua saúde. É porque ele percebeu que só quando a tensão arterial elevada aumentou é que criou um problema de saúde, pelo que foi nesta altura que ele respondeu a isso.

Além disso, devido à sua percepção de que era normal que os idosos se tornassem fracos, Pong não se preocupava muito em manter a sua saúde e assim cumprir os conselhos médicos.

> "Eles (médicos) recomendaram-me que evitasse comer alimentos gordurosos e salgados. Não comer peles de frango, utilizar óleo vegetal na cozinha, reduzir o consumo de álcool, e abster-se de comer demasiados alimentos salgados. Disseram-me que desistisse de muitas coisas. Acho que estou velho. Não há muito que eu possa fazer, que mude a minha situação ou que me torne mais forte".

Pong mencionou a ideia de que a saúde dos idosos era fraca e não podia mudar muito, mesmo que as pessoas cuidassem bem da sua saúde. Isto é semelhante à ideia de que o "stock de saúde" das pessoas idosas diminuiu e não podia ser preenchido até ao mesmo nível de novo. Pong também mencionou a sua incerteza sobre os conselhos dos profissionais de saúde, particularmente porque descobriu que fazer coisas contrárias aos conselhos não prejudicava a saúde, pois afirmou: "Não os tinha visto a ir ao hospital".

Apresentei estes dois casos a fim de ilustrar como as ideias de saúde dos participantes e a sua compreensão da tensão arterial elevada se relacionam com as respostas à mesma. No caso I, Pramual que definiu saúde como a força física para resistir e superar a doença e relacionou a sua fraqueza com ter a tensão arterial elevada, cumpriu os conselhos médicos e manteve a sua saúde a fim de recuperar a sua força. Pramual percebeu que fortalecer a sua saúde poderia ajudá-la a recuperar da hipertensão arterial, que ela percebeu como uma doença aguda sintomática. Ela manteve a sua saúde embora a sua tensão arterial alta fosse normal porque a sua saúde forte podia subjugar a sua doença. No caso II, Pong, que definiu a saúde em termos de força física, não percebeu que ter a tensão arterial elevada era um problema de saúde. Percebeu que a tensão arterial elevada se devia à fraqueza normal dos idosos. Com base na percepção da tensão arterial elevada como uma doença aguda, Pong só respondeu à sua tensão arterial elevada quando esta subiu porque os sintomas de aumento da tensão arterial o causaram mal-estar. O ajustamento do comportamento foi percebido por Pong como desnecessário porque era normal que os idosos estivessem fracos e com tensão arterial elevada e ele percebeu a fase normal da tensão arterial elevada como uma doença normal que não prejudicava a sua saúde.

Conclusão

Uma questão importante neste capítulo é que os tailandeses não sentiram a tensão arterial elevada, especialmente na sua fase normal, como prejudicando a sua saúde. É apenas a curto prazo, quando aumenta, que o povo tailandês está preocupado que a hipertensão arterial possa afectar a sua saúde. Alguns aperceberam-se da saúde em relação ao início da hipertensão arterial, mas também foi percebida como uma doença "normal" entre os idosos. Apenas algumas poucas pessoas relacionadas com a recuperação da tensão arterial elevada e, neste grupo, a manutenção da saúde e os conselhos médicos foram conscienciosamente cumpridos. No entanto, nota-se que o cumprimento dos conselhos médicos destes poucos informadores não estava relacionado com a prevenção de doenças secundárias. Perceberam a tensão arterial elevada como uma doença aguda sintomática, indicando que se mantivessem a sua saúde, poderiam "superá-la".

Entre os participantes que entenderam a tensão arterial elevada como uma doença aguda que só na sua fase ascendente era vista como uma ameaça à saúde, indicaram que o tratamento da tensão arterial elevada era desnecessário quando esta era normal. De acordo com estes dados, as respostas do povo tailandês à tensão arterial elevada baseiam-se na sua compreensão desta doença que, por sua vez, sugere que a sua gestão da tensão arterial elevada foi lógica e racional, embora difira significativamente do modelo médico.

CAPÍTULO OITO

ADERÊNCIA AO TRATAMENTO MÉDICO: OPPORNTUNIDADES E RESTRIÇÕES

Até agora apresentei a forma como o povo tailandês reagiu à sua tensão arterial elevada com base na sua compreensão desta doença e nas suas ideias sobre a saúde. Os modelos de tensão arterial elevada do povo tailandês diferem do modelo médico. Os dados dos capítulos anteriores ilustraram claramente que a compreensão da saúde e da tensão arterial elevada por parte das pessoas assentava mais nos seus sentimentos subjectivos e experiências desta doença do que na total confiança na informação fornecida pelos profissionais de saúde.

Neste capítulo, a ênfase é colocada nas condições socioeconómicas, em particular na medida em que as condições socioeconómicas afectaram as respostas do povo tailandês ao tratamento médico para a sua tensão arterial elevada. A principal questão deste capítulo diz respeito à razão pela qual alguns participantes não recebem tratamento contínuo para a sua tensão arterial elevada, enquanto outros recebem. Os meus dados ilustram que só numa situação em que as condições socioeconómicas são favoráveis é que as respostas das pessoas à sua hipertensão arterial são compatíveis com as suas ideias sobre a saúde e esta doença.

As influências das condições económicas sociais sobre a saúde das pessoas foram claramente encontradas em estudos anteriores britânicos e tailandeses (Graham: 1996.1993, 1991, Calnan & Williams: 1991, Cornwell; 1984, Yimyam et al: 1999). Por exemplo, o estudo de Graham's (1993) e Calnan & Williams (1991) ilustraram a influência das circunstâncias socioeconómicas e obrigações domésticas de um indivíduo no seu comportamento de saúde. Os participantes hipertensivos na Heurtin-Roberts & Reisin (1990) relataram problemas financeiros em relação ao seu tratamento com drogas. Da mesma forma, um estudo realizado na Tailândia (Yimyam et al.: 1999) também mencionou a desvantagem económica como afectando a amamentação entre as mulheres tailandesas empregadas.

Neste estudo, foram entrevistadas vinte pessoas que frequentaram continuamente a clínica de hipertensão e vinte pessoas que deixaram de frequentar ou frequentaram a clínica de forma intermitente. Ao comparar entre estes dois grupos, os dados mostraram que as condições económicas e os seus contextos de vida foram mais mencionados por este último grupo como razões para deixar de frequentar a clínica de hipertensão ou de comparecer intermitentemente. Além disso, tal como apresentado no Capítulo Dois, os tailandeses podem receber tratamento médico a partir de uma variedade de contextos de saúde. A escolha de receber tratamento num determinado contexto de saúde reflecte uma série de condições socioeconómicas acumuladas que influenciam a recepção e o acesso a serviços de tratamento médico.

Entre vinte "assistentes intermitentes" neste estudo, nove tinham deixado de receber tratamento para a sua tensão arterial elevada na altura da entrevista, principalmente devido à sua crença de que tinham recuperado da tensão arterial elevada. Sete receberam tratamento médico de outros contextos de saúde, os restantes quatro ainda receberam ocasionalmente medicamentos da clínica de hipertensão no hospital onde este estudo foi realizado.

Estudos existentes no Reino Unido e nos EUA (Graham: 1993, Calnan& Williams: 1991 Heurtin-Roberts & Reisin: 1990) relataram as dificuldades das pessoas desfavorecidas em manter o comportamento de saúde e em aderir ao tratamento médico à luz dos seus baixos rendimentos e responsabilidades familiares. A pobreza, o baixo rendimento e o desemprego estavam interligados e têm efeitos tremendos na saúde das pessoas. A Um estudo britânico em grande escala sobre as desigualdades na saúde (Acheson et al.: 1998) concluiu que as pessoas que viviam com baixos rendimentos não tinham dinheiro suficiente para comprar artigos e serviços necessários para uma boa saúde e para pagar transportes que lhes permitissem o acesso a bens e serviços.

Do mesmo modo, os efeitos combinados substanciais da desvantagem económica e do baixo ou nenhum acesso ao transporte para instalações de tratamento médico para a tensão arterial elevada foram mencionados entre os participantes tailandeses neste estudo. A fim de ilustrar a interacção das variáveis sociais e económicas que afectam a adesão da população tailandesa ao tratamento médico, serão apresentados quatro casos na secção seguinte.

As circunstâncias materiais dos vinte informadores que, na altura das entrevistas, não estavam a receber cuidados médicos contínuos, variavam consideravelmente. Identifiquei quatro casos de acordo com o nível de dificuldades financeiras, o nível de apoio familiar e a extensão da obrigação familiar. Dos vinte informadores, dez tinham dificuldades financeiras e três dos dez situavam-se ao nível de dificuldades financeiras consideráveis. Metade dos vinte receberam apoio das suas famílias. Oito dos vinte receberam apoio limitado e dois receberam apoio familiar mínimo. Metade dos vinte tinham grandes obrigações familiares, quatro tinham algumas obrigações familiares e os seis restantes tinham obrigações familiares mínimas. Crucialmente, a interacção destas variáveis afectou a aderência ao tratamento médico. O primeiro caso, Junkuum, tinha sido seleccionado como alguém que aparentemente não teria tido dificuldades financeiras, recebendo apoio familiar extensivo e tendo obrigações familiares mínimas. O segundo caso, o Sri-phun, tinha sido seleccionado como alguém que tinha dificuldades financeiras, recebia algum apoio familiar e tinha algumas obrigações familiares. O terceiro caso, Jun-som, tinha sido seleccionado como alguém que tinha dificuldades financeiras, recebia um apoio familiar limitado e tinha algumas obrigações familiares mínimas. O quarto caso, Som-ma, tinha sido seleccionado como alguém que tinha dificuldades financeiras consideráveis, recebia algum apoio familiar mínimo e tinha grandes obrigações familiares.

Caso I

Jun-kuum, uma informadora de sessenta e sete anos, viveu com o seu marido e as famílias dos seus filhos na sua própria casa. As famílias dos seus filhos viviam em casas separadas na mesma terra. O seu marido tinha trabalhado no serviço público antes de se reformar, pelo que recebia uma pensão mensal e eles tinham algumas poupanças. A Jun-kuum também tinha trabalho temporário num escritório do governo, embora tenha deixado de trabalhar lá quando tinha cerca de cinquenta anos de idade, devido a problemas de saúde. Ao contrário do seu marido, ela não recebeu uma pensão devido à natureza temporária do seu trabalho. Os seus dois filhos tinham terminado a escola e agora ambos trabalhavam em gabinetes do governo. Um deles trabalhava como funcionária temporária.

Foi-lhe diagnosticada hipertensão depois de se ter reformado do trabalho. Foi levada para um hospital privado na cidade de Chiangmai por ter tido vertigens graves.

> "Tive vertigens muito graves. Tomei algumas drogas
> locais, mas não desapareceu. O meu marido e a minha filha
> conduziram-me ao hospital Jin-da (um hospital privado).
> O médico disse que a minha tensão arterial estava alta".

O aspirador de lixo recebeu mais tratamento médico do hospital Nakorn-ping porque este hospital não ficava longe da sua casa e ela podia pedir um reembolso total da conta de saúde, enquanto que apenas um reembolso parcial podia ser feito a partir da conta de saúde de um hospital privado. O aspirador de lixo recebeu tratamento médico contínuo para a sua tensão arterial elevada do hospital de Nakorn-ping. Ela mencionou ter deixado de tomar medicamentos ocasionalmente e ter dado os seus medicamentos a um vizinho que também tinha tensão arterial elevada.

> "Por vezes não tomei os meus medicamentos. Não queria tomá-los. Tomá-los fez-me adormecer. A minha tensão arterial estava normal. Eles (enfermeira) verificaram-na e disseram que não estava alta agora, mas o médico ainda me receitou a droga '.Não senti nada de errado. Não senti tonturas ou dores de cabeça. Deixei de tomar drogas".

> "'A mulher que vivia nas proximidades também tinha tensão arterial elevada. Recebeu tratamento numa clínica privada. Normalmente, o seu filho ia a a cssa clínica para comprar medicamentos para ela, mas por vezes os medicamentos acabavam e o seu filho não aparecia. Eu dei-lhe alguns dos meus medicamentos, pois tinha muitos".

Embora o Jun-kuum tenha recebido tratamento contínuo para a sua tensão arterial elevada, ela não tomou os medicamentos como prescrito. Ela interpretou a sua tensão arterial elevada como "normal" devido à ausência dos sintomas de tonturas e dores de cabeça. Além disso, a sua percepção de tensão arterial elevada "normal" foi confirmada por uma verificação médica da sua tensão arterial. A junkuum percebeu a sua tensão arterial elevada como uma doença sintomática aguda e durante a ausência de sintomas, a toma de medicamentos foi considerada desnecessária. Ela mencionou que tinha perguntado ao médico porque é que os fármacos ainda eram prescritos, uma vez que a sua tensão arterial alta era normal.

> "Perguntei ao médico porque é que ele ainda me receitou medicamentos apesar de a minha tensão arterial elevada ser normal. A enfermeira verificou-o e estava normal. O médico disse que eu tinha de continuar a tomar medicamentos apesar de a minha hipertensão arterial estar agora normal".

O jun-kuum é um caso de um paciente que recebeu tratamento médico contínuo mas cujas ideias sobre doenças podem não ser congruentes com as ideias médicas. Receber tratamento contínuo não implica que o paciente aceite e cumpra de todo o coração o tratamento médico, especialmente no caso de doença crónica. O aspirador de lixo recebeu tratamento médico contínuo embora contrastasse com as suas ideias e não cumprisse com o tratamento médico. A razão do seu tratamento contínuo foi descrita pela Jun-kuum mais tarde na entrevista.

O Jun-kuum menciona o cartão postal enviado do hospital Nakorn-ping para a lembrar de ter recebido medicamentos. Geralmente, um tal cartão postal seria enviado para a casa de pacientes que não fossem receber o tratamento tal como indicado. Este cartão postal fez com que ela fosse ao hospital porque também recordava ao seu marido os seus medicamentos.

> "Não queria ir para o hospital. Senti-me bem. Por vezes escondi o cartão postal enviado do hospital. Mas o meu marido encontrava-o sempre e mandava-me ver o médico. O hospital enviou dois. O primeiro rasguei e eles enviaram o segundo, o meu marido encontrou-o".

Ficou claro que o tratamento contínuo do Jun-kuum foi muito influenciado pelo seu marido e pela vantagem da sua posição económica. Verificou-se que a família da Jun-kuum não tinha problemas económicos e que ela podia obter um reembolso pela sua conta de saúde. Não ter problemas económicos foi afirmado no ibis por Jun-kuum que "um dos meus vizinhos disse que por ter dinheiro, não importava que eu tivesse de ir frequentemente ao hospital".

Não só a Jun-kuum não tinha problemas económicos, como também se descobriu que não tinha de se esforçar tanto para ir para o hospital. O seu marido tinha o seu próprio carro e pôde levá-la ao hospital que não ficava longe da sua casa. Ser proprietária de um carro significava que a Jun-kuum podia aceder facilmente a outros recursos, incluindo cuidados de saúde, em qualquer altura que ela precisasse. Além disso, ela podia optar por utilizar serviços de saúde prestados por outros estabelecimentos de saúde. Por exemplo, ela foi ao hospital privado na cidade de Chiang Mai quando sentiu tonturas graves e dores de cabeça, enquanto optou por receber medicamentos a longo prazo para a sua tensão arterial elevada no hospital de Nakorn-ping.

O caso do Jun-kuum ilustra a influência das pessoas com quem viveu e a sua posição económica que lhe permitiu tratar a sua tensão arterial elevada. No entanto, o problema de receber tratamento foi complicado pelas suas ideias sobre a tensão arterial elevada serem incongruentes com o modelo médico.

Embora as situações económicas e de vida permitissem que o Jun-kuum recebesse tratamento contínuo, os efeitos de tais condições eram diferentes no caso do Sri-phun.

Caso II

Sri-phun, uma informante do sexo feminino tinha setenta e dois anos na altura da entrevista. Ela vivia com o marido na sua própria casa de madeira. A família da filha também vivia com ela na mesma casa. A filha trabalhava numa escola da cidade e tinha uma filha e um filho. O seu genro trabalhava no serviço militar em Banguecoque. Sri-phun tinha trabalhado no jardim quando ela era mais nova.

> "Cultivei muitos tipos de vegetais. Feijões, batatas, legumes verdes e, por vezes, cultivei tabaco. Deixei de trabalhar na horta quando fiquei velho".

Sri-phun descreveu o seu trabalho na sua vida mais jovem como "duro" e "trabalhoso". Ela e o seu marido trabalharam juntos no seu jardim.

> "O trabalho no jardim foi muito árduo e laborioso. Trabalhámos desde manhã cedo até ao fim da noite, sete dias por semana. Tivemos de trabalhar no exterior, quer chovesse ou estivesse sol quente".

Sri-phun e o seu marido reformaram-se do trabalho no seu jardim quando a sua filha obteve o seu primeiro diploma e trabalhou na escola. Durante este tempo, ela descreveu a sua vida como sendo "melhor".

> "Eu não tinha muito que fazer nessa altura. De manhã, varri o terraço e recolhi e queimei as folhas caídas. Por vezes cozinhei refeições para a família ou roupas lavadas. Tinha feito muito trabalho quando era mais novo. Eu era velho, os meus filhos eram adultos e estava na altura de descansar".

A filha de Sri-phun ganhou dinheiro com o seu trabalho para cobrir as despesas da sua família. Sri-phun na sua velhice não vivia com um orçamento apertado, mas a família também não tinha muitas poupanças. A sua neta pescou o seu primeiro grau nos últimos dois anos e teve um motim para encontrar um emprego. Ela abriu a sua própria oficina de cabeleireiro não muito longe de sua casa. O outro neto ainda estudava na faculdade. Na altura da entrevista, o marido de Sri-phun estava a cavar um pequeno lago numa área para além da sua casa, a fim de criar peixes. Ele planeou apanhá-los para a comida da família ou vender alguns deles. O seu marido também cultivava feijões longos e outros tipos de vegetais para a família comer.

Sri-phun foi diagnosticado como sofrendo de hipertensão e recebeu tratamento médico sete anos antes no hospital Nakom-ping. Como desta vez ela estava reformada e os seus netos levaram-na para o hospital para investigar "a dor de cabeça".

> "Tive uma dor de cabeça durante muito tempo. Normalmente, foi quando tomei drogas para aliviar a dor. Mas numa ocasião foi mais grave e os meus netos trouxeram-me ao médico no hospital Nakom- ping. O médico disse que eu tinha a tensão arterial alta".

A Sri-plum recebeu o primeiro tratamento para a sua tensão arterial elevada no hospital Nakorn-ping após ter sido detectada a sua tensão arterial elevada. Pelo que ela recordou, não voltou ao hospital para receber mais medicamentos. Mudou-se para uma clínica privada que ficava perto da sua casa.

> "Eu não voltei para os ver (médico no hospital). Fui à clínica privada nas proximidades quando tive uma dor de cabeça".

Sri-phun mencionou que ela recebeu tratamento na clínica privada depois de ter deixado de ir ao hospital. Foi notado que ela só foi à clínica privada quando a dor de cabeça estava presente. Isto estava relacionado com a sua compreensão da tensão arterial elevada como uma doença sintomática, mas a conveniência de viajar e factores económicos também pareciam influenciar o seu comportamento. Ela declarou que por vezes recebia tratamento no hospital Nakorn-ping, por vezes comprava drogas na clínica privada e por vezes usava drogas compradas a um traficante de drogas tradicional.

Em relação à falta de consultas para o seu tratamento de tensão arterial elevada no hospital de Nakorn-ping, Sri-phun declarou

> "Faltei a alguns compromissos porque eles (a sobrinha e o sobrinho) não estavam presentes. Precisava deles para me levarem ao hospital. A minha casa era bastante longe e não havia nenhum autocarro a passar naquela zona".

Sri-phun mencionou a sua incapacidade de cumprir a sua consulta médica porque não podia ir sozinha ao hospital. Confiar na sua filha ou netos tornou inconveniente a sua ida ao hospital, embora ela o quisesse fazer. Viver numa zona remota por onde não passava nenhum ou muito poucos autocarros e morar longe da estrada principal dificultou a ida ao hospital de uma mulher de setenta e dois anos que não podia ir ela própria ao hospital. Este problema poderia ser resolvido se Sri-phun vivesse perto da estrada principal por onde passavam mais frequentemente autocarros ou se tivesse um carro e pudesse ela própria conduzir. Mas para Sri-phun não era tão simples como isto, para além do inconveniente de ter de ir para o hospital, Sri-phun também declarou que sentia insegurança quando viajava sozinha.

> "Eu não saí muito. Na sua maioria, saí com a minha filha e os seus filhos. O novo caminho era cortado todos os anos e eu não sabia o caminho a seguir. Tinha medo de me perder".

Sri-phun é típico das mulheres tailandesas tradicionais, na medida em que vivia numa zona rural e dedicava a maior parte do tempo a tarefas domésticas, cuidando de crianças e ajudando o seu marido a trabalhar no jardim. A maior parte das suas actividades de vida foram na região da aldeia, pelo que ir ao hospital fora da sua localidade para o Sri-phun era um desafio.

Faltar à consulta para tratamento no hospital Nakorn-ping, no entanto, não foi visto por Sri-phun e seus filhos como agravando a sua tensão arterial elevada. A forma como a tensão arterial elevada foi compreendida influenciou grandemente esta percepção. Sri-phtm percebeu que a sua tensão arterial elevada não era severa, pelo que faltar a algumas consultas não a afectou muito.

> "Tinha uma tensão arterial ligeiramente alta e por vezes não sentia nada de errado. Se não me sentia mal, fui para a clínica".

Tal como apresentado no Capítulo Seis, a gravidade dos sintomas de tensão arterial elevada foi percebida pelos informadores em relação à gravidade do seu estado. Enquanto a hipertensão foi medicamente percebida como uma doença assintomática, Sri-phun, pelo contrário, percebeu-a como uma doença sintomática e pôde avaliar o nível da sua condição a partir da gravidade dos sintomas que percebeu, assim a interpretação da hipertensão arterial ligeira foi baseada nos sintomas ligeiros percebidos e a presença ocasional de sintomas ligeiros não foi percebida por Sri-phun como uma ameaça para a sua saúde.

Sri-phun mencionou ter recebido tratamento na clínica privada quando não se sentia bem em vez de ir para o hospital. Para além da sua interpretação da hipertensão arterial ligeira, a localização do hospital e a sua ansiedade em viajar sozinha, outros factores também se apresentaram. À luz da confiança na sua filha e netos, tanto economicamente como em termos de mobilidade, o tratamento médico de Sri-phun foi ajustado para se adaptar ao seu horário de trabalho e ao seu contexto de vida. O tempo foi altamente influente na escolha do tratamento de Sri-phun numa clínica privada e também para os outros que tinham de contar com ajuda para viajar para receber tratamento. Geralmente a clínica de hipertensão no hospital Nakorn-ping, tal como outros hospitais públicos, fornece serviços de saúde apenas durante o dia, das 8 da manhã às 16 horas. Isto coincidiu com a altura em que as crianças de Sri-phun tiveram de sair para trabalhar, pelo que quando Sri-phun teve de receber tratamento, foi escolhida uma clínica privada na sua localidade que prestou serviços até ao fim da noite, porque era conveniente para Sri-phun e os seus filhos.

A razão mais importante que ditou o atendimento intermitente do Sri-phun na clínica de hipertensão foi a sua posição económica. Sri-phun não tinha rendimentos. Todas as suas despesas foram pagas pela sua filha e Sri-phun sabia que a sua filha não tinha muitos rendimentos ou poupanças. No final da entrevista, Sri-phun mencionou a quantia de dinheiro que a sua filha tinha de pagar pelos seus medicamentos.

> "Da última vez tive de pagar mais de nove centenas de bahts. O médico queria que o meu sangue fosse examinado. Eu não sabia o que era. Disseram-me para parar de beber e comer depois das 8 horas da noite, um dia antes de ir para o hospital. Se não tivesse de fazer um exame de sangue, paguei cerca de oito centenas de bahts".

Geralmente, as pessoas com sessenta anos ou mais recebiam serviços de saúde prestados por um hospital governamental se não fossem elegíveis para quaisquer prestações de saúde de outros esquemas de assistência social. No caso do Sri-phun, cuja filha trabalhava na escola que fornecia benefícios de saúde para o funcionário e as suas famílias, o Sri-phun, por sua vez, recebia benefícios de saúde da escola. Ao receber prestações de saúde, Sri-phun teve de pagar primeiro as suas contas de saúde no hospital e recolher o recibo para reclamar um reembolso da escola da sua filha. O processo de recuperação de um reembolso levava normalmente um mês ou mais e ter de pagar primeiro as contas de saúde era um problema de Sri-phun e da sua filha.

> "Não queria pedir-lhe dinheiro. Eu sabia que ela não tinha muitas poupanças. Durante este tempo ela comprou um pequeno edifício para a sua filha abrir um salão de beleza. Ela recebeu-o de um empréstimo bancário e não queria saber quanto os juros tinham de pagar cada mês".

Sri-phun estava preocupada com a situação económica da sua filha e não queria sobrecarregá-la. Manter o peixe e cultivar alguns vegetais para os alimentos eram as formas de Sri-phun e o seu marido poderem reduzir as despesas da família. Em relação ao seu tratamento da tensão arterial elevada, a escolha do tratamento numa clínica privada pode não só ser devido à sua localização e aos horários de abertura, mas também porque o custo da utilização do serviço era sempre baixo.

> "Não foi demasiado caro. Paguei apenas cinquenta ou sessenta bahts de cada vez".

O montante mais baixo que o Sri-phun pagou por receber tratamento na clínica privada influenciou significativamente o seu comportamento. Num contexto em que as despesas da família tiveram de ser reduzidas, pagar cinquenta ou sessenta bahts em vez de oito ou nove centenas de bahts poderia fazer uma diferença significativa. É provável que a clínica privada cobrasse menos dinheiro por cada visita, porque é prescrita uma quantidade de medicamentos inferior à de um hospital. A clínica privada geralmente prescreve medicamentos durante uma ou duas semanas para cada visita, enquanto que normalmente numa doença crónica como a hipertensão as pessoas que recebem tratamento no hospital recebem medicamentos durante um mês e aquelas em que não são encontradas complicações serão prescritos medicamentos durante dois ou três meses. Como resultado, as despesas de saúde das pessoas que recebem tratamento no hospital são mais elevadas do que as da clínica privada.

A influência das circunstâncias económicas do Sri-phun na sua resposta à tensão arterial elevada também foi encontrada quando mencionou a compra de drogas tradicionais ao traficante de droga.

> "Comprei drogas locais aos traficantes. Eles vinham ocasionalmente a minha casa e era barato. Cinco ou dez bahts para cada pacote".

Notou-se que o inconveniente de ter de ir ao hospital, a situação económica da família e o preço muito baixo das drogas tradicionais, tudo isto influenciou a decisão de Sri-phun de usar drogas tradicionais para a sua tensão arterial elevada.

O caso do Sri-phun ilustrou como factores sociais e económicos acumulados afectaram o seu tratamento da tensão arterial elevada. Embora a situação económica da sua família tenha desempenhado um papel importante no seu comportamento, houve outros factores que, todos juntos, moldaram o comportamento de Sri-phun. Sri-phun não foi classificada como pertencendo ao grupo económico mais baixo, embora na altura da entrevista, ela precisasse de poupar o dinheiro da sua família e as despesas "desnecessárias" tivessem de ser reduzidas. Então, como é para a informadora estar num grupo económico inferior? Como é que a posição económica afectou o seu tratamento? Isto será demonstrado no caso de Jun-som.

Caso III

Jun-som tinha oitenta e um anos de idade na altura da entrevista. Era viúva e vivia com a família da sua neta. Ela tinha dois filhos e uma filha. Todos eles viviam em outros distritos distantes da sua casa. A neta que vivia com Jun-som era dona de casa e tinha um filho de sete meses de idade. O seu genro trabalhava como trabalhador temporário para uma companhia de electricidade.

A vida de Jun-som na sua juventude foi muito difícil. Ela vivia na cidade e "fazia todo o tipo de trabalho onde alguém era contratado". Trabalhou como operária no mercado, transportando embalagens de vegetais frescos dos camiões para as bancas do comerciante. Depois de terminar o seu trabalho laboral no mercado da manhã, Jun-som foi de casa em casa recolher roupas para lavar à mão. Jun- som descreveu a sua dura vida desta forma.

> "Trabalhei muito quando era jovem. Vivi na cidade. Não frequentei a escola. Os meus pais, quando eram jovens, não iam à escola e, portanto, como poderia? Eu trabalhava no mercado de manhã cedo, carregando o pacote de legumes no ombro. Carregava cinco ou dez quilos dos legumes no meu

> ombro. Carreguei-o sozinho todos os dias pela manhã. Quando acabei de trabalhar no mercado, lavei as roupas das pessoas. Elas viviam na mesma estrada. Vim buscar as suas roupas todos os dias e devolvi-as no dia seguinte. Coleccionava em muitas casas. Lavei à mão e acabei de engomar todas elas por volta de uma hora da manhã do dia seguinte".

Apesar de Jun-som ter trabalhado todo o dia, não ganhou muito dinheiro com isso por causa disso, ela declarou "'do salário muito baixo que pagaram nesse dia". Quando ficou velha e não podia fazer trabalho de parto, mudou-se para uma casa numa zona semi-urbana onde vivia actualmente.

Jun-som descreveu a sua vida posterior como sendo mais fácil. Os seus filhos e filha trabalhavam e podiam dar-se ao luxo de lhe dar algum apoio. O maior apoio veio de um dos seus filhos que trabalhava na escola da aldeia. No entanto, a neta que vivia com Jun-som não a podia sustentar muito, nem física nem economicamente.

> "O seu marido tinha de sair todos os dias. Ele trabalhava por vezes sete dias por semana. Voltava para casa muito tarde todas as noites.
> Ele não me pôde ajudar. Raramente o via em casa. Quando ele voltou, eu estava na cama. A minha neta podia ajudar-me, mas apenas um pouco. Ela podia cozinhar para mim, mas estava ocupada com o seu bebé".

O filho que podia dar apoio a Jun-som, era casado e tinha um pequeno. carro velho que era usado para levar Jun-som ao hospital.

> "Eu próprio não podia ir ao hospital. Sentia-me fraco e não podia andar correctamente".

Fraqueza física e não poder andar sem a ajuda do bastão significava que Jun-som tinha de contar com outros para a ajudar a ir para o hospital. Ela não se sentiu com medo ou insegura de viajar, mas não pôde ir para lá devido à sua incapacidade física. Notou-se que confiar no seu filho que vivia noutra zona, para a trazer para o hospital, poderia afectar a continuidade do tratamento que recebia.

> "Não fui ao hospital muitas vezes ou por vezes não fui quando tinha a consulta. Só fui ao hospital quando estava muito doente e a minha sobrinha chamou o meu filho para me levar a ver o médico".

Embora o local de vida de Jun-som e do seu filho estivesse relacionado com o tratamento intermitente de Jun-som, foram também mencionados factores económicos em relação a este evento. Mais tarde, durante a entrevista, Jun-som declarou sobre o seu filho que

> "Ele não ganhava muito dinheiro e tinha muita gente para cuidar Ele tinha de cuidar dos seus próprios filhos e dos parentes da sua esposa. Nunca houve o suficiente, por muito que ganhasse".

Era altamente provável que viver longe deste filho, quando considerado juntamente com a sua posição económica fez com que Jun-som hesitasse em pedir-lhe ajuda.

> "Eu próprio tomei drogas quando não me sentia bem. Tinha muitas drogas em minha casa".

Jun-som comprou drogas tradicionais ao traficante que por vezes telefonava para a sua casa e também pedia ao seu vizinho para comprar medicamentos na loja de droga. Uma vez que Jun-som não podia chamar os familiares que viviam nas proximidades para a levarem ao hospital, era difícil para ela comparecer numa consulta no hospital. Em relação ao tratamento da tensão arterial elevada, os meus dados mostraram que Jun-som tomou uma variedade de medicamentos tradicionais para tratar a sua tensão arterial elevada em casa, e foi ao médico numa clínica de emergência quando percebeu sintomas graves como um coração palpitante e tonturas graves.

Jun-som era elegível para receber um serviço de saúde gratuito no hospital governamental devido à sua velhice. É aqui claramente demonstrado que a elegibilidade para receber um serviço de saúde gratuito não influencia significativamente a recepção de tratamento contínuo. Receber um serviço de saúde gratuito pode aliviar o problema económico de pacientes pobres, mas ao receber tratamento contínuo para uma doença crónica, o contexto social e económico de um indivíduo foi mais influente, e isto é ilustrado neste caso de Jun-som. O inconveniente de ter de ir ao hospital e o seu problema económico afectou significativamente a saúde de Jun-som e o tratamento de doenças. Ela também tinha diabetes, gota, asma e problemas renais. Embora ela tenha mencionado que foi devido ao seu trabalho árduo quando era mais nova, as condições de vida na sua velhice pioraram a sua saúde. Ela morreu durante o tempo em que esta tese estava a ser escrita.

O caso de Sri-phun e Jun-som apresenta a variação no contexto das circunstâncias familiares e como tais variações afectaram o seu tratamento, que quando combinado com desvantagem económica, o resultado era mais susceptível de se deteriorar. Enquanto Sri-phun e Jun-som viviam com os seus descendentes adultos ou parentes, o caso de Som-ma, apresentado a seguir, foi diferente. A Som-ma viveu com a sua neta dependente.

Caso IV

Som-ma, uma informadora com setenta e um anos de idade, viveu com a sua neta de idade escolar. Ela era viúva e tinha uma filha. A sua filha era casada e mudou-se para Banguecoque para trabalhar e deixou a sua filha com Som-ma. Som-ma viveu na sua casa, embora ainda estivesse em processo de construção. A sua antiga pequena casa de madeira estava quase desmoronada e a sua filha enviou-lhe algum dinheiro para construir uma nova casa de betão. Esta nova casa foi construída ao lado da antiga e, na altura da entrevista, só tinha lamentos e um telhado enquanto as caixilharias das janelas não estavam instaladas. Embora esta nova casa não estivesse concluída, Som-ma e a sua neta tiveram de se mudar devido ao colapso parcial da velha casa de madeira.

> "A minha filha construiu esta casa no ano passado. A velha casa tinha quase desabado. Não podíamos viver nela. Esta nova casa estava ainda incompleta, mas era melhor do que viver na antiga, pois não se sabia quando iria cair".

A filha de Som-ma e o seu marido trabalharam como trabalhadores temporários em edifícios em Banguecoque. Não tinham quaisquer poupanças. Pediram dinheiro emprestado ao seu empregador para a construção da nova casa.

"Não tínhamos poupanças. A minha filha não ganhava muito com o trabalho de parto. Tinham de pagar o aluguer de um quarto e o custo de vida em Banguecoque era mais elevado do que o de viver aqui. Em Banguecoque tudo era dinheiro, não se conseguia obter nada de graça lá, mesmo água fresca. Eles enviavam um pouco de dinheiro para mim e para a sua filha todos os meses. Não era muito mil ou quinze centenas de bahts por mês".

Som-ma viveu com a sua neta com um orçamento apertado. A sua neta teve de ir à escola e a Som-ma fez um almoço para ela levar. Som-ma disse que ela não tinha de pagar por muitas coisas. Ela recolhia alguns vegetais que cresciam naturalmente nos fundos da sua casa para as refeições e ocasionalmente comprava alguns no mercado local. "Eu só pago pelo arroz", afirmou ela.

Som-ma tinha conhecimento da sua tensão arterial elevada há muito tempo. "Não me conseguia lembrar exactamente quando foi a primeira vez que tomei conhecimento dela. Foi há muito tempo. Descobri-o quando fui ao hospital", declarou ela. Ela falou da primeira vez que a sua tensão alta foi detectada no hospital.

"Fui para o hospital porque senti uma dor de cabeça e tonturas muito fortes. Disseram que a minha tensão arterial alta estava alta".

Som-ma tomou os medicamentos prescritos que recebeu e quando os medicamentos tinham acabado, não regressou ao hospital.

"Não senti nada de errado. Não tive uma dor de cabeça grave e verifiquei a minha tensão arterial na clínica de saúde local. A enfermeira disse que tinha descido".

Tal como na ausência de sintomas de Jun-som, foram mencionados sintomas ligeiros de tensão arterial elevada em relação à decisão de Som-ma de não voltar ao hospital. Ela mencionou o resultado de a sua tensão arterial ter sido sufocada pela enfermeira na clínica de saúde local para confirmar a sua tensão arterial elevada "normal". A confiança dos leigos na presença de sintomas de tensão arterial elevada e a sua relação com a gravidade da tensão arterial elevada foi por vezes confirmada involuntariamente por profissionais de saúde.

Além disso, Som-ma mencionou a espera de tratamento e as multidões de pessoas no hospital como as suas razões para parar de ir.

" Havia muitas pessoas no hospital. Havia muita gente e era preciso esperar muito tempo. Esperou pelo médico e depois esperou pelos medicamentos. Demorou meio dia para cada visita. Eu não gostei".

Quando deixou de ir para o hospital, Som-ma tratou ainda a sua tensão arterial elevada utilizando drogas tradicionais e ocidentais que comprou aos traficantes de droga e à clínica privada.

"'Não fui ao hospital. Comprei medicamentos na clínica privada. Um dos meus amigos também tinha uma alta censura ao sangue e no início fomos juntos a esta clínica. Mas desta vez, quando os medicamentos acabaram, pedi-lhe que me comprasse alguns porque ela ia sempre lá de duas em duas semanas".

Som-ma comprou medicamentos na clínica privada e tomou-os quando percebeu a presença dos sintomas de tensão arterial elevada. Tomou medicamentos prescritos durante um ou dois dias e parou quando os sintomas estavam ausentes. Ela manteve os fármacos restantes no caso do aparecimento futuro dos sintomas. Quando os medicamentos prescritos acabaram, pediu à sua amiga para os comprar numa clínica privada. Som-ma está a tomar medicamentos apenas quando percebeu os sintomas de tensão arterial elevada ilustrou as suas ideias sobre tensão arterial elevada como uma doença aguda sintomática.

Enquanto Som-ma comprou medicamentos médicos na clínica privada, ela também comprou medicamentos tradicionais ao traficante para tratar a sua tensão arterial elevada e também para manter a sua saúde.

> "Comprei algumas drogas tradicionais aos traficantes de droga que vieram a minha casa". Tomei-a durante o dia. Ajudaria a minha saúde e a minha tensão arterial elevada, disse o traficante de droga".

Notou-se que enquanto a posição económica limitava a escolha das pessoas pobres de que tratamento médico receber, os medicamentos tradicionais ofereciam-lhes uma forma de resolver os seus problemas de saúde. A maior conveniência de obter medicamentos tradicionais porque eram fornecidos em casa, mais o seu preço mais barato, adequava-se à situação das pessoas pobres. Além disso, no contexto do hospital cheio de gente, longos tempos de espera pelos serviços e custos de viagem, a decisão de receber tratamento no hospital era menos provável, especialmente entre as pessoas que viam a sua doença como ligeira, apesar de lhes ter sido prestado um serviço de saúde gratuito. Isto foi visto no caso de Som-ma.

Nos quatro casos apresentados acima, os sintomas de tensão arterial elevada influenciaram o comportamento de tratamento. Os sintomas ligeiros de tensão arterial elevada foram percebidos por estes informadores como estando relacionados com a sua ligeira tensão arterial elevada, pelo que interromper o tratamento ou recebê-lo intermitentemente não representava uma ameaça demasiado grande para a sua saúde. A par da percepção dos sintomas da tensão arterial elevada, a combinação de factores económicos, o acesso ao transporte e as ambições de vida destes informadores e dos seus familiares, bem como as suas experiências e atitude em relação aos serviços de saúde prestados no hospital, moldaram a probabilidade destes informadores receberem tratamento para a sua tensão arterial elevada e o local onde seriam tratados.

Com base nestes quatro casos, na secção seguinte, discutirei as condições económicas e de vida que limitam ou permitem que os informadores tailandeses recebam tratamento médico.

Contexto social e económico: oportunidades para receber tratamento médico

A associação entre as condições socioeconómicas e a saúde produziu um membro de explicações relativas à relação (Macintyre: 1986). Nesta secção, em vez de considerar tal relação em termos de favores sociais e económicos distintos associados a pessoas saudáveis, centrar-me-ei no processo com que estas condições sócio-económicas acumuladas afectam a saúde das pessoas. Em vez de analisar este processo em termos de relação casual, explorarei o significado que as pessoas atribuem às suas condições sócio-económicas e como tal significado afectou o seu tratamento da tensão arterial elevada no contexto das suas vidas.

Acredito firmemente que a má interpretação da relação entre as condições socioeconómicas e a saúde é altamente provável que aconteça se tal relação for considerada fora do contexto em que tais condições ocorrem. Por exemplo, alguns podem assumir que os idosos que viviam nos seus próprios lares com os seus filhos adultos ou parentes, reviviam mais apoio, quer emocional quer material, dos seus familiares do que aqueles que viviam sozinhos. As provas do meu estudo, contudo, apresentavam o quadro oposto. Os quatro casos acima referidos não viviam sozinhos na sua própria casa, mas partilhavam as suas casas com descendentes ou parentes, mas isto não podia explicar o efeito real dos acréscimos económicos e vivos na recepção de tratamento médico. O efeito positivo de viver com membros da Emily foi encontrado apenas no caso do Jun-kuum cujo marido vivia com ela e era capaz de a apoiar economicamente e ajudá-la a ser mais móvel, enquanto que um efeito negativo foi encontrado nos casos de Sri-phun, Jun-som e Somma. Estes três casos demonstraram diferentes permutações de membros da família, com quem viviam e se eram capazes de oferecer apoio, e como tais variações afectavam o seu tratamento principal.

Entre várias condições de vida sócio-económicas, o contexto familiar era importante para os idosos, especialmente aqueles que estavam doentes com uma doença crónica e necessitavam de tratamento médico contínuo a longo prazo. Ter de depender de outros para ir ao hospital significava que a capacidade e oportunidade de o fazer não dependia apenas de si próprios, mas tinha de se enquadrar no contexto da vida dos outros. Isto foi demonstrado no caso de Sri-phun que não podia manter as suas consultas médicas porque o tempo em que tinha de ir ao hospital era o mesmo em que a sua filha tinha de ir trabalhar. Do mesmo modo, o caso de Jun-som apresentou o baixo apoio fornecido pelos netos que viviam com ela e a sua capacidade e oportunidade de ir ao hospital dependia da ajuda do filho que vivia separadamente. O menor apoio de familiares foi demonstrado no caso de Som-ma que vivia com a neta a seu cargo. Parece provável que a falta de apoio físico a tenha influenciado a pedir ao seu vizinho para comprar os seus medicamentos na clínica privada.

Para além do contexto familiar, as condições económicas tiveram um efeito significativo na recepção de tratamento contínuo. A vantagem económica permitiu que o Jun-kuum continuasse a receber tratamento médico, embora fosse contrário às suas ideias. O processo pelo qual a condição económica afecta a saúde das pessoas é complexo e abrangeu todas as áreas da vida das pessoas. Além disso, como também relatado por Lynch et al. (1997), os seus efeitos foram acumulados ao longo da vida das pessoas. Os efeitos da privação económica que marcam toda a vida de um indivíduo foram encontrados neste estudo em relação à saúde e ao facto de ter tensão arterial elevada. Alguns informadores tailandeses mencionaram as privações das suas vidas no início da idade adulta em relação a terem tensão arterial elevada e a perda de um "stock de saúde" nos seus últimos anos.

O efeito da privação económica na saúde e no tratamento de doenças é directo, uma vez que limita as oportunidades das pessoas em tal posição de se comportarem como desejavam. Estudos sobre dieta apresentaram como os leigos não podiam ter um comportamento saudável devido ao elevado custo de alimentos saudáveis e à sua disponibilidade nas suas áreas de vida (Calnan: 1990, McKie et al: 1993) No meu estudo, viver com privação económica limitou a oportunidade de ter acesso ao hospital. De facto, a maioria dos informantes do meu estudo era elegível para receber serviços de saúde gratuitos nos hospitais governamentais, mas ainda havia custos, tais como custos de viagem envolvidos em receber tratamento no hospital.

Entre as pessoas que não tinham rendimentos ou pensões, a satisfação dos seus custos de vida dependia quase totalmente do apoio dos seus descendentes e parentes. O apoio, tanto em termos de quantidade como de qualidade, estas pessoas receberam um apoio variado em função da situação económica dos seus apoiantes. Som-ma que dependia totalmente do baixo rendimento da sua filha, deixou de receber tratamento no hospital. Existindo no pequeno orçamento que recebia todos os meses, Som-ma teve de recortar coisas "menos importantes ou necessárias". Ela decidiu cortar o tratamento para a tensão arterial elevada no hospital porque ir para lá aumentava o custo. Som-ma encontrou uma forma de diminuir o custo, pedindo a um vizinho que comprasse os seus medicamentos a uma clínica privada. Ao fazer isto ajudou a Som-ma a poupar os custos de viagem e também os outros custos que ela poderia ter de pagar quando fosse ao hospital.

A situação económica do apoiante pode mudar ao longo de um período de tempo. As alterações da situação económica afectam as pessoas com uma doença crónica cujo custo de tratamento foi necessário durante muito tempo, talvez até ao fim das suas vidas. As variações na situação económica do apoiante afectam se estas pessoas continuaram a receber tratamento médico. Sri-phun também apresentou a sua preocupação com a situação económica na altura em que a maior parte das poupanças familiares tiveram de ser utilizadas para abrir o salão de beleza para a sua neta. Era uma época de crise para a família em que cada membro da família tinha de salvar em particular o membro da família dependente. Nesta situação, Sri-phun ajudou a reduzir o custo de vida da família cultivando alguns vegetais e o seu marido criou peixe para a alimentação da família. Sri- phun recebeu o seu tratamento médico para hipertensão arterial numa clínica privada, que visitou ocasionalmente. A necessidade de tomar medicamentos para a tensão arterial elevada foi minimizada quando comparada com outras coisas na sua vida familiar, especialmente durante a ausência dos sintomas da tensão arterial elevada.

Notavelmente, os participantes neste estudo tentaram o seu melhor para contribuir para a família, tanto economicamente como em termos de responsabilidade. Sri-phun ajudou a reduzir os custos da alimentação familiar através do cultivo de vegetais e da criação de peixe, e também Som-ma cuidou da neta de idade escolar cujos pais trabalharam em Banguecoque. Embora Sri-phun e Som-ma fizessem o que se esperava deles como pais e ajudassem os seus filhos de outras formas, o que fizeram foi dispendioso para eles próprios, além de ter consequências consideráveis para a sua saúde. Embora o trabalho doméstico fosse paralelo ao trabalho realizado para o empregador (Oakley: 1974), Som-ma cuidava da sua neta a tempo inteiro e fazia todo o trabalho doméstico, e o trabalho físico e o tempo que Sri-phun gastava para cultivar legumes e criar peixe não eram contados como "trabalho" e, portanto, não havia expectativa de pagamento. Além disso, a decisão de trabalhar no campo para a alimentação da família e cuidar da neta limitava as oportunidades de fazer outras actividades que beneficiavam a sua saúde, tais como entrar para um clube de idosos ou outras actividades sociais. Crucialmente, o seu trabalho voluntário e as suas responsabilidades para com a família afectaram a capacidade de aceder e manter o tratamento medicamentoso para a sua tensão arterial elevada.

Sri-phun, Jun-som e Som-ma como outras pessoas que vivem em privação material, deram prioridade a tudo de acordo com o custo, incluindo o custo do tratamento de doenças. A saúde não era a primeira prioridade na vida dos leigos (Bowling: 1995) e a preocupação pela boa saúde era simplesmente uma entre muitas prioridades concorrentes na sua vida diária (Backett: 1992a). Os assuntos familiares eram uma prioridade mais elevada do que a saúde. As mulheres pertencentes à classe trabalhadora sublinharam a dificuldade de ter de se comprometer entre ter alimentos saudáveis e a preferência alimentar de cada membro da família no contexto de um orçamento apertado da família (Graham: 1993, McKie et al: 1993, Calnan & Williams: 1991).

A prioridade dos favores económicos em relação à saúde foi apresentada no estudo das mulheres trabalhadoras tailandesas em relação ao seu aleitamento materno. Estas mulheres empregadas mencionaram a necessidade de ter de trabalhar por um rendimento e parar de amamentar. Os obstáculos à continuação do aleitamento materno foram descritos em relação ao trabalho. Devido à situação económica, parece que a única "escolha" era cessar a lactação quando as dificuldades pareciam insuperáveis (Yimyam et al. : 1999).

Entre as prioridades concorrentes, os leigos modificaram as recomendações médicas de forma a adaptarem-se aos constrangimentos das suas vidas. As mulheres a quem foi prescrita uma mudança alimentar a longo prazo para controlar os sintomas tinham modificado drasticamente o regime a fim de acomodar as restrições e exigências dos seus horários diários (Hunt et al.: 1989). Em relação ao tratamento medicamentoso a longo prazo, os informadores do meu estudo mostraram como deixaram de tomar drogas e guardaram-nas para tratamento posterior e para a partilha de drogas entre os que pertenciam a um grupo económico superior e os que pertenciam a um grupo inferior.

A tentativa de resolver a sua tensão arterial elevada nos seus contextos de privação económica foi apresentada por vários informadores de diferentes maneiras. Alguns optaram por receber medicamentos para a sua tensão arterial elevada na clínica de saúde local, outros foram a clínicas privadas e alguns compraram medicamentos na farmácia. Além disso, vários medicamentos tradicionais foram escolhidos por vários deles para ajudar a sua tensão arterial elevada.

O caso de Thong-inn (apresentado na secção de toma de medicamentos médicos no Capítulo Quatro ilustrou claramente a sua tentativa de tratar a sua tensão arterial elevada com base na sua compreensão e na condição económica da família. Thong-inn não era elegível para o serviço de saúde gratuito, devido ao facto de ter cinquenta anos. Ela não tinha dinheiro para comprar medicamentos no hospital. O médico do hospital apresentou medicamentos no valor de três meses de cada vez e este foi um problema para Thong-inn, uma vez que uma grande quantidade de dinheiro tinha de ser paga em cada visita. Preocupada por não ter recuperado da sua tensão arterial elevada porque os sintomas ainda estavam presentes, Thong-inn foi comprar medicamentos no serviço de saúde local. Infelizmente, o serviço de saúde local só pôde fornecer-lhe um tipo de medicamento que ela conhecia pela sua experiência de tratamento da tensão arterial elevada no hospital. Thong-inn compreendeu que para o seu tratamento da tensão arterial elevada eram necessários dois tipos de medicamentos. Por conseguinte, ela foi comprar outro tipo de medicamentos nas farmácias. A menor quantidade de fármacos que comprou de cada vez encaixava na sua capacidade de pagamento.

Do mesmo modo, o baixo preço dos medicamentos tradicionais fornecidos directamente em casa também se adequava às pessoas economicamente desfavorecidas. Como apresentado no Capítulo Quatro, vinte e sete dos quarenta informadores deste estudo tomaram drogas tradicionais. É altamente provável que, para além das suas ideias sobre drogas à base de plantas em relação à saúde e à tensão arterial elevada, o acesso conveniente e o baixo custo das drogas tradicionais aumentam a probabilidade de tomarem drogas à base de plantas.

Os dados deste capítulo mostram claramente que a adesão ao tratamento médico não é apenas uma questão de escolha individual, compreensão e comportamentos, mas sim a continuação do tratamento da doença também depende das poupanças, do rendimento, do transporte, do apoio informal e das responsabilidades familiares. Os participantes neste estudo não se mostraram inconscientes da saúde e da tensão arterial elevada, mas sim de outras prioridades operadas nas suas vidas. Além disso, as suas oportunidades foram limitadas pelo facto de serem mal pagos durante a sua vida profissional e de terem menos poupanças na reforma, pelas dificuldades de acesso aos transportes públicos e privados e pelos efeitos da privação económica nas suas vidas. No contexto de um sistema de assistência social relativamente pouco desenvolvido na Tailândia, o apoio informal é a principal fonte de ajuda para o povo tailandês. Os participantes, em particular os desfavorecidos, confiaram totalmente no apoio das suas famílias. Assim, a quantidade e a qualidade do apoio que estas pessoas obtiveram dependeu das condições socioeconómicas das suas famílias. Ao mesmo tempo, como nos casos do Sri-phun e Sum-ma através do seu trabalho não remunerado e doméstico, tinham muito a contribuir para as suas famílias, economicamente e em termos de responsabilidade.

Além disso, com base na privação material, a decisão de deixar de ir à consulta médica no hospital e receber tratamento de tensão arterial elevada da clínica de saúde local, clínica pública, drogaria e medicamentos tradicionais é racional e a melhor escolha que poderiam fazer ao ter em consideração a sua saúde.

Conclusão

Este capítulo concentrou-se nas barreiras e restrições à recepção de tratamento para a tensão arterial elevada. Apresentei a importância de compreender o significado das condições económicas e de vida que diferem entre os informadores. Além disso, foram descritos os efeitos acumulados e combinados de viver com a família e as condições económicas sobre a recepção de tratamento. A tentativa dos informantes de continuar a tratar a sua tensão arterial elevada no contexto das suas restrições materiais foi ilustrada.

CAPÍTULO NOVE

CONCLUSÃO

Embora este estudo se tenha preocupado com pessoas com um diagnóstico de hipertensão e com a forma como compreenderam e responderam a esta doença, ao mesmo tempo os seus resultados também se estendem à compreensão das respostas do povo tailandês à doença em geral. Os resultados deste estudo reforçam a importância de compreender as respostas das pessoas à doença, à luz da forma como a compreenderam, como parte das suas próprias circunstâncias de vida. Além disso, é importante compreender que as experiências e respostas dos leigos à doença não devem ser vistas como sendo redutíveis ao nível do motivo individual e da cognição, mas que as formas como um indivíduo lida com a doença são afectadas por factores socioeconómicos.

Este estudo baseou-se numa abordagem qualitativa porque esta era a forma mais apropriada de explorar as ideias dos leigos sobre saúde e tensão arterial elevada a partir da sua própria perspectiva. Em particular, com base nesta abordagem, foram descobertos detalhes e as diferenças entre os indivíduos e, como resultado, foram evidenciadas as percepções sobre a relação entre as respostas dos indivíduos e as suas condições de vida.

Quarenta tailandeses com um diagnóstico de tensão arterial elevada, com 50 anos ou mais, foram convidados a falar sobre a experiência de ter tensão arterial elevada, utilizando entrevistas semi-estruturadas realizadas nas suas próprias casas. A amostra incluía homens e mulheres de grupos económicos altos e baixos e aqueles que frequentavam uma clínica de hipertensão, de forma contínua ou intermitente.

Através desta tese, defendo que as ideias do povo tailandês sobre tensão arterial elevada diferem daquelas em que se baseia o modelo médico. Os resultados ilustram os diferentes modelos explicativos (Ems) de tensão arterial elevada detidos pelo povo tailandês no sector popular e pelos profissionais de saúde no sector profissional. Além disso, os meus dados também apresentam a interacção entre pessoas e profissionais do sector popular e profissional como influência sobre o Ems do povo tailandês desta doença. Além disso, como resultado da interacção com o sector popular local, alguns aspectos do Ems da tensão arterial elevada do povo tailandês diferem dos relatados nos estudos anteriores.

Na secção seguinte, com base no conceito de "sistema de saúde" de Kleinman (Kleinman: 1980), discutirei o que são os Ems de tensão arterial elevada dos leigos, em que medida as suas ideias são influenciadas pelo conhecimento popular e médico e como os factores socioeconómicos afectam as suas respostas comportamentais a esta doença. Apontarei também as diferentes ideias sobre tensão arterial elevada defendidas pelo povo tailandês e as apresentadas em estudos anteriores. Finalmente, proporei as implicações práticas para a gestão de doenças hipertensivas na Tailândia.

Modelos Explicativos do Povo Tailandês de tensão arterial elevada

Os modelos explicativos da doença (Ems) são detidos por doentes e profissionais em todos os "sistemas de saúde", mas os seus Ems são diferentes. De acordo com Kleinman (1980), os Ems fornecem explicações sobre a doença; a sua etiologia, gravidade, consequência e tratamento. O conhecimento sobre a saúde dos leigos é cumulativo e deriva das experiências das pessoas e da interacção com os outros. Assim, a natureza dos conhecimentos dos leigos em matéria de saúde é difusa e diversa. Os informadores tailandeses no meu estudo mencionaram várias causas e sintomas de tensão arterial elevada e também relataram a sua gestão desta doença de várias formas.

Como apresentado no Capítulo Seis, os informadores tailandeses mencionaram uma série de factores que consideravam como causas de tensão arterial elevada. Estas várias causas sugerem o impacto da sua interacção com os profissionais e as suas experiências nas ideias dos informadores tailandeses sobre esta doença. Por exemplo, tensão, peso corporal, alimentos gordos/salgados e fumo que foram mencionados pelos informadores como as causas da tensão arterial elevada, podem ser altamente influenciados pela interacção entre os informadores tailandeses e os profissionais de saúde. Isto foi declarado por Su-kuum, uma informadora feminina que "eles (enfermeiras) disseram que a tensão arterial elevada estava relacionada com a ingestão de alimentos gordos e salgados. Eu comi muito". Considerando que a percepção da anormalidade do sangue como causa da tensão arterial elevada pode ser influenciada pelas crenças populares sobre saúde. Os curandeiros tailandeses afirmaram claramente que o sangue era a causa de várias doenças típicas do vento, em particular "bahenkhud", uma doença popular cujos sintomas eram semelhantes aos da tensão arterial elevada e alguns curandeiros equiparavam-na a doença hipertensiva médica (Brun & Schumacher: 1994).

Uma vez que os Ems dos leigos derivam das várias fontes de conhecimento, as pessoas podem denunciar diferentes causas de doença. No entanto, mesmo quando mencionam a mesma causa de uma determinada doença, podem explicá-la de uma forma diferente. Descobri que alguns informadores mencionaram a menopausa como a causa da tensão arterial elevada em resultado do "mau" sangue deixado dentro do corpo. Alguns informantes descreveram as alterações das hormonas no corpo resultantes da menopausa como sendo a possível causa da hipertensão arterial.

Outra característica distinta do Ems dos leigos é que eles vêm da experiência das pessoas. Os leigos podem obter novos conhecimentos sobre a saúde através da interacção com outros, mas avaliam esses novos conhecimentos utilizando os seus próprios sentimentos e experiências subjectivas. Os leigos são menos propensos a adoptar os novos conhecimentos se estes forem incompatíveis com as suas experiências. Por exemplo, enquanto os profissionais de saúde salientam o carácter assintomático da tensão arterial elevada, todos, excepto um dos quarenta informadores tailandeses no meu estudo, relataram ter sintomas de tensão arterial elevada, o que os levou a percebê-la como uma doença sintomática. Curiosamente, a maioria deles (34 de 40) relatou um sintoma de dor de cabeça como um sintoma de tensão arterial elevada.

Crucialmente, com base na experiência subjectiva dos sintomas, os tailandeses também relataram que conseguiam saber quando a sua tensão arterial aumentava. Isto é incompatível com o modelo médico em que a única forma de reconhecer a tensão arterial elevada é medindo-a utilizando um instrumento médico. Fundamentalmente, tais sentimentos subjectivos afectaram a forma como os tailandeses faziam sentido ter a tensão arterial elevada e cumpriam o diagnóstico médico. Mostrou claramente no caso de Ouan, uma informadora feminina que relatou a sua percepção da ausência de sintomas de tensão arterial elevada e a sua relutância em aceitar o diagnóstico médico de hipertensão. Da mesma forma, Jamrat, que inicialmente não sentiu sintomas de tensão arterial elevada, discordou do que os profissionais de saúde lhe disseram sobre a sua tensão arterial elevada após o exame médico.

A experiência directa também desempenha um papel importante no que o povo tailandês vê como a causa do aumento da pressão arterial. Os meus dados mostram que embora os informadores tailandeses tenham mencionado conhecer a relação entre tensão, comer alimentos salgados/gordurosos e tensão arterial elevada por parte dos profissionais de saúde, a frase "Consigo senti-la" foi declarada por estes informadores para assegurar tal relação. As suas experiências também influenciaram as suas ideias sobre o calor e o cansaço do corpo à medida que estes aumentavam a sua tensão arterial elevada.

Para além da etiologia, os Ems dos leigos também oferecem uma explicação da gravidade e das consequências de uma determinada doença. Os informadores tailandeses mencionaram que podiam saber quando a sua tensão arterial era "normal", ligeira ou grave. O relato "a minha tensão arterial elevada não era grave" e "agora é 'normal'" sugeria que podiam diferenciar o nível de gravidade da tensão arterial elevada. A percepção da gravidade da tensão arterial elevada influenciou significativamente a sua percepção sobre a sua vulnerabilidade a outras doenças associadas à tensão arterial elevada e a sua adesão à medicação e modificação do comportamento, tal como medicamente aconselhado.

Ems fornece às pessoas conhecimentos sobre doenças, bem como um tratamento adequado. Por outras palavras, o Ems permite que as pessoas façam sentido do que é a doença que sentem e sugerem o que devem fazer para a aliviar. Como Kleinman afirmou, o estudo do Ems das pessoas ajuda a compreender como gerem a sua doença e escolhem o tratamento entre uma série de terapias e terapeutas disponíveis (Kleinman: 1980: p.105). Os meus dados ilustraram os vários tratamentos e comportamentos dos quais os informadores tailandeses responderam à sua tensão arterial elevada. Estes informadores utilizavam tanto terapias populares como ervas e cura espiritual, como medicação ocidental. Como discutido anteriormente, a influência tanto do conhecimento ocidental como popular da doença foi integrada nas suas ideias de hipertensão arterial e isto afectou a forma como geriram a sua doença.

As crenças populares tailandesas sobre a doença influenciaram as respostas comportamentais dos meus informadores à tensão arterial elevada de várias maneiras. Descobri que alguns informadores tailandeses relataram que encorajavam a transpiração e a defecação regular. Tais comportamentos foram vistos por eles como formas de "dispersar a coisa deteriorada ou envenenada" do corpo. A ideia do veneno como causa da tensão arterial elevada é comparável à medicina tradicional tailandesa. Na crença popular tailandesa, veneno ou "pid" em tailandês pode significar veneno num sentido concreto e refere-se também ao conceito menos tangível de "algo com o atributo de veneno" (Brun & Schumacher: 1994: p.68, 70). O tratamento de doenças causadas por "veneno" pode envolver o uso de ervas aromáticas, restrição alimentar e cura espiritual. Alguns curandeiros usavam ervas para expulsar o "veneno"; o agente causal da doença através do ânus (p.199). Como apresentado no Capítulo Quatro desta tese, Ta, um informante masculino usou "Fah-ta-lie-jone"; um tipo de ervas para encorajar a defecação regular, enquanto Chan, outro informante masculino usou "Bo-ra- pet"; outra erva para o fazer.

As crenças populares sobre o "veneno" como causa de doença influenciaram as respostas dos informadores tailandeses à tensão arterial elevada. As crenças sobre a anormalidade do sangue podem afectar a doação de sangue relatada por alguns informadores, uma vez que fazê-lo pode ajudar a deixar o "veneno" no sangue sair do corpo. Isto reflecte o processo através do qual o conhecimento médico é distorcido por leigos. Outro meio de eliminar o "veneno" para fora do corpo é a cura espiritual. Isto foi relatado por Suum, uma informadora feminina no Capítulo Quatro. Acreditava-se que os espíritos podiam inserir "pid" ou veneno no sangue e a cura ritual era realizada.

Na medicina popular tailandesa, descobriu-se que o "veneno" também se relacionava com outras doenças locais, em particular o vento ou "lom" e doenças do sangue. Como discutido no Capítulo Quatro, o vento e o sangue podem tornar-se venenosos e isto causa dores severas em diferentes partes do corpo. O "Ba-hen-khud", uma doença do vento e o "kaan- lyad", uma doença do sangue, foram mencionados pelos curandeiros tailandeses em relação ao sangue "mau". Além disso, "ammapaad", um termo tailandês utilizado para descrever o estado de paralisia geral é também entendido pelos curandeiros tailandeses como a sua causa relacionada com o sangue "mau". Alguns curandeiros tailandeses também relacionam o "ammapaad" com os espíritos que causam sangue "mau".

As crenças sobre "veneno" ou "sangue mau" podem influenciar os informadores tailandeses usando "ya-huam" ou "ya-lorn"; um remédio herbáceo contra a doença do Vento. Os informadores podem usar tal erva para" limpar" o sangue, bem como aliviar os sintomas de aumento da pressão arterial, tais como batimentos cardíacos anormais, tonturas e dores. Além disso, a utilização de "ya-huam" ou "ya-lom" reflecte a natureza pragmática do Ems de tensão arterial elevada do povo tailandês. Estes informadores afirmaram claramente que não percebiam a doença hipertensiva como uma doença folclórica. A decisão de utilizar drogas locais baseou-se na eficácia das drogas locais e em considerações práticas. Isto confirma que os leigos não estão tão preocupados com o seu rigor teórico como com as opções de tratamento a que dão origem (Kleinman: 1980: p.93).

Seis informadores relataram ter evitado comer determinados alimentos quando souberam da sua tensão arterial elevada. Tal resposta comportamental está também relacionada com crenças populares sobre restrição alimentar para os doentes. Foi relatado em Brun & Schumacher (1994) que as proibições alimentares desempenharam um papel muito importante na medicina tradicional tailandesa, e com bastantes doenças estas representaram a parte crucial do tratamento (p. 85). As proibições alimentares gerais são, de facto, do conhecimento geral no Norte da Tailândia. Os curandeiros descreveram vários tipos de alimentos e frutas que eram proibidos aos doentes. Eram carne, sapos, peixe com pele, marisco, pickles e certos vegetais (Brun & Schumacher: 1994: p.86). De acordo com as ideias populares, os informadores tailandeses hipertensivos do meu estudo relataram ter evitado comer bambu em conserva ou frutas em conserva, alguns tipos de vegetais e sapos.

Além disso, evitar determinados alimentos está relacionado com a ideia popular sobre a doença do vento. Alguns curandeiros afirmaram que comer tais alimentos era proibido, uma vez que se acreditava que causava o desenvolvimento ou a deterioração da doença do vento. A relação entre a doença do vento, a restrição alimentar e a percepção dos sintomas da hipertensão arterial não é clara. Como ilustrei anteriormente, os informadores tailandeses perceberam os sintomas de dores de cabeça, tonturas, batimentos cardíacos anormais e dor como sintomas de tensão arterial elevada. Sintomas semelhantes foram declarados pelos curandeiros como os sintomas de 'bahenkhud'; a doença do vento. Pode ser que alguns informadores tenham evitado determinados alimentos relacionados com a percepção dos sintomas da tensão arterial elevada, que eram os mesmos que os da doença do vento. Além disso, alguns informadores relataram um aumento da tensão arterial como resultado da ingestão destes alimentos em particular. Isto sugere a natureza complexa das ideias de hipertensão arterial dos leigos. Evitar o calor também pode estar relacionado com a ideia de frio quente no modelo folclórico. As certas doenças são consideradas pelos curandeiros como quentes ou frias, embora a maioria das doenças caia completamente fora da dicotomia. Segundo Brun &Schumacher (1994), a dicotomia funciona como um modelo de explicação fisiológica tanto das doenças como das reacções dos medicamentos no corpo. É a percepção do paciente do calor ou do frio no seu corpo que é decisiva para a classificação. Alguns curandeiros descreveram a dor como o sintoma de doença 'quente'. A doença do vento é percebida como 'quente' (p.73). A dicotomia "quente-frio" orienta o tratamento da doença. A regra geral é que as doenças quentes são tratadas com tratamento a frio e vice versa. Esta regra pode influenciar a gestão da tensão arterial elevada por parte dos leigos. Como apresentado nos Capítulos Quatro e Seis, dezanove informadores no meu estudo mencionaram o calor (tempo) em relação à causa do aumento da tensão arterial, e onze informadores no meu estudo mencionaram evitar o calor ao aumentar a sua tensão arterial. Em resposta ao calor corporal, alguns informaram aplicar água na cabeça, relaxar e arrefecer.

Os meus dados também mostraram que tanto a parte sagrada como a secular da medicina popular tailandesa influenciaram as respostas dos informadores à tensão arterial elevada. Descobri que em resposta à sua tensão arterial elevada, alguns informadores tailandeses utilizavam simultaneamente ervas, orações/meditação e cura espiritual. Estas partes sagradas e seculares são muitas vezes obscuras na prática e sobrepõem-se normalmente (Kleinman: 1980: p.59). Alguns curandeiros tailandeses também fornecem tanto medicina local como cura religiosa/espiritual. Isto pode ter efeito utilizando ambos os tipos de cura entre os informadores tailandeses.

Além disso, alguns informadores relataram combinar a medicina ocidental e popular. Isto reflecte a crença dos informadores na eficácia combinada da cura científica e folclórica. Ao mesmo tempo, mostra também o empirismo prático do povo tailandês em que utilizavam todas as intervenções de tratamento disponíveis para a sua tensão arterial elevada.

A experiência subjectiva e o conhecimento acumulado obtido de várias fontes díspares afecta a complexidade e a inconsistência do Ems dos leigos. Ilustrei como os tailandeses reagiram à medicação com base na sua compreensão da tensão arterial elevada. Os informadores perceberam a ausência de sintomas como um sinal de recuperação da tensão arterial elevada e depois tomaram medicamentos receitados como desnecessários. Alguns informadores deixaram de tomar medicamentos prescritos mas continuaram a tomar medicamentos à base de plantas, apesar de perceberem a ausência de sintomas de tensão arterial elevada. Quatro informadores informaram ter reduzido a dosagem de medicamentos durante a ausência de sintomas desta doença. O caso de Thong-inn (apresentado no Capítulo Quatro) ilustrou claramente que os leigos respondem de forma racional e razoável ao tratamento medicamentoso à luz dos seus conhecimentos e circunstâncias de vida.

A percepção da eficácia dos medicamentos influenciou fortemente a resposta do povo tailandês à tensão arterial elevada. Descobri que, embora consciente dos riscos de doenças secundárias, a maioria dos informadores não se preocupava em ter a tensão arterial elevada. Este sentimento estava principalmente relacionado com uma crença na eficácia do tratamento medicamentoso, uma vez que alguns informadores afirmaram que "tomar medicamentos pode baixar a tensão arterial". A percepção da ausência de sintomas de tensão arterial elevada após o consumo de drogas, confirma a percepção da eficácia da droga entre os informadores. Além disso, sugere que a percepção da eficácia da medicação pode minimizar a importância da modificação do comportamento como meio de baixar a tensão arterial entre os informadores.

De acordo com o conceito Kleinman de Modelos Explicativos de Doença, o meu estudo confirma o significado dos Ems de doença dos leigos na gestão da doença. Com base nas suas ideias de tensão arterial elevada, os tailandeses tomaram a decisão de responder à sua tensão arterial elevada, quando tratar a doença, que tipo de tratamento é apropriado e quando parar o tratamento. Kleinman também mencionou que a decisão da pessoa leiga de escolher um determinado tratamento ou de mudar de fonte de tratamento, baseava-se no tempo que esse tipo de tratamento levava para aliviar os sintomas. Acrescentada à alegação de Kleinman, a importância da percepção do sintoma em relação à avaliação do tratamento por leigos foi também encontrada na doença hipertensiva que é medicamente percebida como uma doença assintomática.

O meu estudo também ilustra a natureza complexa e pragmática dos Ems de doença dos leigos, bem como a interacção entre pacientes e profissionais que influenciam a compreensão da doença por parte dos leigos. Isto apresenta a natureza dinâmica, flexível e mutável das ideias das pessoas sobre a doença em geral e sobre uma doença em particular. Contudo, Kleinman salientou e ilustrou claramente as influências culturais nas ideias das pessoas sobre a doença, enquanto os factores sociais, em particular as diferenças sócio-económicas, eram menos preocupantes. Apenas mencionou brevemente a diferença na procura de tratamento da doença entre homens e mulheres com diferentes estatutos económicos (Kleinman: 1980: p.183, 186). Isto é questionável se a diferença na escolha da fonte de tratamento entre estes dois grupos, é o resultado das diferentes ideias de doença que existem ou da desigualdade de oportunidades de acesso à fonte de tratamento entre eles. Com base nas minhas descobertas, descobri que não havia diferença nas ideias e respostas à tensão arterial elevada entre homens e mulheres, mas as condições económicas restringiram as suas respostas comportamentais a esta doença. Discutirei esta questão na secção seguinte.

Nesta parte, discuti os modelos explicativos dos informadores tailandeses sobre a tensão arterial elevada. Os meus dados reflectem a complexidade das ideias dos leigos sobre esta doença e as influências tanto do conhecimento popular como médico sobre tais ideias, que por sua vez afectaram as suas várias respostas comportamentais à tensão arterial elevada. No entanto, as condições socioeconómicas têm um impacto importante nas respostas dos leigos à doença. Na secção seguinte, discutirei a forma como o género e o estatuto económico influenciam as respostas dos informadores à hipertensão arterial.

Género, a condição económica e a resposta à tensão arterial elevada

Como indicado no Capítulo Três, seleccionei informadores tanto masculinos como femininos de diferentes estatutos económicos. O pressuposto subjacente a essa selecção é que o género e o estatuto económico são susceptíveis de influenciar as crenças dos leigos sobre a doença e a oportunidade de aceder a um tratamento particular de várias fontes para a sua doença, incluindo a oportunidade de receber o tratamento numa base contínua.

Curiosamente, os meus dados mostram que a condição económica teve muito mais impacto do que a diferença de género nas respostas dos informadores tailandeses à tensão arterial elevada. Descobri que não havia diferença significativa entre informadores masculinos e femininos nas suas crenças sobre a tensão arterial elevada, a percepção dos seus sintomas, etiologia e causas do aumento da tensão arterial. Além disso, não havia diferença entre homens e mulheres em resposta ao consumo de drogas e ao ajustamento do comportamento como medicamente aconselhado ou mencionando outros comportamentos em resposta a esta doença, tais como encorajar a transpiração e a defecação, evitando preocupações, calor e os alimentos específicos. Foi encontrada uma diferença apenas nas suas afirmações relativas aos sentimentos sobre a tensão arterial elevada. Nem os homens nem as mulheres relataram igualmente sentir-se preocupados com a hipertensão arterial, mas cada um descreveu as razões para tais sentimentos de forma diferente. As informantes femininas mencionavam provavelmente a familiaridade com a tensão arterial elevada, enquanto os homens mencionavam provavelmente a eficácia do tratamento medicamentoso.

Crucialmente, as condições económicas tiveram um efeito directo em todas as áreas da vida dos informadores, assim como as suas respostas à tensão arterial elevada. Os meus dados ilustraram claramente que os informadores tentaram o seu melhor para gerir a sua doença no contexto da privação material. As condições económicas constrangeram os desfavorecidos no acesso ao tratamento médico e na continuidade do recebimento de medicamentos. Tal como apresentado no Capítulo Oito, o impacto negativo acumulado das condições económicas foi considerável, por exemplo, no caso de Jun-som e Som-ma. Ambos os casos mencionaram trabalhar arduamente, não descansar o suficiente e comer alimentos menos "saudáveis" desde que se tornaram adultos como as causas da sua doença e de terem a tensão arterial elevada nos últimos anos. Embora ambos estivessem reformados na altura da entrevista, Som-ma teve de cuidar da sua neta dependente na sua casa pequena e não mobilada. Ela recebeu medicamentos para a sua tensão arterial elevada da clínica privada apenas intermitentemente. A menor quantidade de medicamentos prescritos pela clínica privada custava à Som-ma menos do que se ela os tivesse recebido do hospital público. Embora Jun-som tivesse menos obrigações familiares do que Som-ma devido à sua saúde crítica, ela ajudou a sua família a reduzir o custo "desnecessário". Ela decidiu cortar o custo do tratamento da sua doença. Jun-som relatou ter visitado o ambiente médico apenas quando percebeu que tinha uma doença grave.

A privação económica, no entanto, desempenha um papel de apoio no acesso à medicina tradicional. Descobri que os informadores desfavorecidos mencionaram uma variedade de ervas que utilizavam no tratamento da sua tensão arterial elevada. Alguns informadores mantinham várias ervas processadas a fim de as utilizarem durante a presença de sintomas de tensão arterial elevada. É provável que entre os desfavorecidos, a medicina tradicional, que era mais barata do que os medicamentos e era fornecida directamente nas suas casas, era a opção de tratamento mais apropriada a que podiam ter acesso para a sua doença.

O Ems de hipertensão arterial dos leigos e o modelo médico de hipertensão

Notavelmente, os informadores tailandeses relataram respostas comportamentais diferentes das dos estudos anteriores à tensão arterial elevada em alguns aspectos (Blumhagen: 1980, Morgan & Watkins: 1988, Garrro: 1988, Heurtin-Roberts & Reisin: 1990, Schoenberg: 1997). Estes incluem evitar o calor, encorajar a transpiração e a defecação, e a doação de sangue. Tais respostas comportamentais são muito provavelmente influenciadas pelas crenças populares tailandesas sobre doenças. Como discuti anteriormente, os informadores tailandeses perceberam o calor corporal em relação ao aumento da pressão arterial. Encorajaram a transpiração e defecação regulares, a fim de deixar sair o "veneno" e fortalecer a sua saúde. Os informadores tailandeses mencionaram a doação de sangue, uma vez que perceberam que isto poderia deixar sair o "mau" sangue velho e o corpo, o que criaria então o "novo" sangue. Além disso, o contexto cultural e a disponibilidade da medicina tradicional influenciaram a utilização pelos informadores tailandeses de uma variedade de ervas para a sua saúde. O meu estudo descobriu que foram reportados mais tipos de ervas pelos informadores tailandeses do que nos estudos anteriores.

Foi também encontrada uma semelhança entre as ideias de tensão arterial elevada defendidas pelos informadores tailandeses e as de estudos anteriores, Crucialmente, as pessoas tailandesas e ocidentais consideravam a tensão arterial elevada como uma doença sintomática. Nota-se que a maioria dos tailandeses e dos ocidentais mencionaram os sintomas de dor de cabeça e tonturas como sintomas de tensão arterial elevada. A cessação do consumo de drogas durante a ausência de sintomas de tensão arterial elevada foi relatada por informadores tailandeses no meu estudo e em estudos **anteriores.**

A interacção com os profissionais de saúde influenciou as ideias da população tailandesa e ocidental sobre a tensão arterial elevada. Geralmente, as pessoas com tensão arterial elevada eram medicamente aconselhadas a reduzir a tensão e a comer alimentos gordos/salgados. Tais conselhos podem estar relacionados com as ideias dos tailandeses sobre tensão e comer alimentos gordos/salgados como as causas da tensão arterial elevada no meu estudo, bem como as dos americanos em Blurnhagen (1980), negros americanos em Heurtin-Roberts & Reisin (1990), indianos-canadianos em Garro (1988), afro-caribenhos em Londres, Reino Unido em Morgan & Watkins (1988) e afro-americanos em Schoenberg (1997).

Os dados do meu estudo e dos estudos anteriores ilustram as diferenças entre as ideias de tensão arterial elevada mantidas por leigos e aquelas em que se baseia o modelo médico. A partir do modelo médico, a única forma de detectar doenças hipertensivas é através da utilização de um instrumento médico específico. As pessoas com 60 anos ou mais seriam definidas como tendo tensão arterial elevada se a sua tensão arterial sistólica fosse superior ou igual a 160 mmHg e a sua tensão arterial diastólica fosse inferior ou igual a 90 mmHg. Enquanto que o modelo médico identificava a doença hipertensiva com base numa medição objectiva, os leigos identificavam a tensão arterial elevada com base no seu sentimento subjectivo - a percepção dos sintomas. Diferentes definições de tensão arterial elevada afectam o objectivo da sua gestão entre estas duas partes. O modelo médico geriu a doença hipertensiva a fim de controlar a tensão arterial elevada a um nível seguro, enquanto que os tailandeses reagiram à sua tensão arterial elevada a fim de aliviar os seus sintomas.

A questão relativa aos sintomas da tensão arterial elevada apresenta a contradição na compreensão desta doença entre os leigos e o modelo médico. O modelo médico nega que os sintomas são característicos da doença hipertensiva e sintomas percebidos que são relatados como indicando a ansiedade dos doentes em relação a esta doença (Kaplan: 1994). Também se os sintomas estiverem presentes, são vistos como indicando que ocorreram outras complicações associadas à tensão arterial elevada (Hart: 1993) No entanto, os leigos neste estudo e nos estudos anteriores estavam confiantes de que se tratava de uma doença sintomática, e os resultados deste estudo sugeriram que a percepção de sintomas de tensão arterial elevada era crucial na resposta da população tailandesa ao tratamento e aconselhamento médicos. Além disso, ao contrário do modelo médico em que a doença hipertensiva é uma doença crónica e incurável (Hart: 1993), o povo tailandês estava inclinado a perceber a tensão arterial elevada como uma doença aguda.

A doença hipertensiva é significativa no modelo médico porque a sua relação com as doenças secundárias. O risco de desenvolver essa doença secundária mantém-se mesmo que a tensão arterial das pessoas esteja sob controlo. Neste estudo, os tailandeses estavam conscientes da probabilidade de um AVC e paralisia em resultado da sua tensão arterial elevada. Perceberam o elevado risco de ter um AVC e paralisia em relação à gravidade da hipertensão arterial. Como discuti anteriormente, a gravidade da tensão arterial elevada foi percebida pelos informadores tailandeses em relação à presença dos sintomas graves desta doença. Como resultado de tal percepção, os informadores tailandeses perceberam que durante a ausência de sintomas de tensão alta, o que significava que a sua tensão arterial era "normal", não estavam em alto risco de desenvolver as doenças secundárias Isto estava relacionado com a sua prontidão em aceitar um tratamento contínuo para esta doença.

É possível que o povo tailandês tenha assumido a responsabilidade pela sua saúde e tensão arterial elevada. As suas respostas à tensão arterial elevada baseavam-se na sua compreensão desta doença. As suas ideias sobre os sintomas da tensão arterial elevada, a natureza aguda desta doença, a relação entre a gravidade da tensão arterial elevada e a doença associada e as consequências evitáveis da tensão arterial elevada, afectaram o seu consumo de medicamentos prescritos e as respostas aos conselhos sobre modificação do estilo de vida.

As principais conclusões deste estudo foram que os tailandeses reagiram à sua tensão arterial elevada principalmente com base na sua percepção dos seus sintomas. A presença de sintomas foi vista como ameaçadora para a sua saúde, e foi nesta altura que foram tomadas medidas para lidar com a tensão arterial elevada. A percepção da gravidade dos sintomas da tensão arterial elevada estava relacionada com a percepção da gravidade da tensão arterial elevada e este entendimento afectava a tomada de medicamentos prescritos pelo povo tailandês e a modificação do seu comportamento. Por outro lado, a ausência de sintomas de tensão arterial elevada foi entendida como indicando que a sua tensão arterial elevada estava sob controlo e não prejudicando a saúde, pelo que as actividades em resposta a esta doença foram entendidas como desnecessárias.

Os resultados deste estudo suscitam alguma preocupação sobre as questões da gestão da tensão arterial elevada. É evidente que os leigos percebem a tensão arterial elevada como tendo sintomas que, por sua vez, influenciam as suas respostas a esta doença. Isto sugere que, ignorando esta percepção, encorajar as pessoas a continuar a tomar medicamentos prescritos no seu dia-a-dia é possivelmente infrutífero. Sugere que os profissionais de saúde precisam de considerar urgentemente a questão dos sintomas da tensão arterial elevada. Pode ser difícil para os profissionais de saúde compreender a ocorrência de sintomas da mesma forma que os leigos, uma vez que o modelo médico da tensão arterial elevada se baseava principalmente em medições objectivas, e não em sentimentos subjectivos. No entanto, compreender as ideias das pessoas sobre esta doença e estar preparado para negociar com base no conhecimento prévio reduziria o fosso entre os profissionais e as pessoas no encontro médico.

Com particular referência à modificação do comportamento, com base na constatação de que quase um terço dos informantes percebeu a modificação do comportamento, especialmente a prática de exercício e a redução do consumo de álcool, em relação à saúde, sugere uma possível estratégia para os profissionais de saúde no sentido de encorajar as pessoas a modificar o comportamento, enfatizando os benefícios para a saúde, e não as doenças. Contudo, uma vez que tais conselhos foram fornecidos no contexto de doenças, isto pode afectar a motivação dos leigos para modificar o comportamento a fim de melhorar a saúde. Na presença de sintomas de tensão arterial elevada, as pessoas sentiam-se doentes e recebiam tratamento médico para o alívio dos sintomas. Em tal situação, os leigos estavam possivelmente menos preocupados com a modificação do comportamento. Por outro lado, na situação de ausência de sintomas e de doença, as motivações dos leigos para o comportamento de saúde eram possivelmente baixas (Wiles: 1992), e a saúde pode não ser uma forte motivação para a mudança de comportamento.

Além disso, a ênfase nos benefícios para a saúde pode não ser uma abordagem apropriada para encorajar as pessoas a modificar a sua dieta alimentar. Metade da população tailandesa neste estudo (20 de 40) relatou a continuação da sua dieta de rotina. Sete destes vinte percebidos modificaram a dieta em relação à causa de outras doenças e doenças de saúde. A redução da quantidade de alimentos em cada carne foi percebida em relação à fraqueza e à baixa capacidade de resistir a doenças. Duas pessoas mencionaram estar doentes com uma úlcera péptica em relação à modificação da dieta. As questões complexas sobre as ideias dos leigos sobre saúde, doença e modificações do estilo de vida ilustradas neste estudo sugerem que o fornecimento de informação sobre saúde como estratégia principal para melhorar a saúde do povo tailandês (Ministério da Saúde Pública tailandês: 1997) seria possivelmente ineficaz se apenas proporcionasse às pessoas conhecimentos médicos simplificados.

Os resultados deste estudo sugerem as questões relevantes para fornecer aos leigos informações sobre saúde e doenças, especialmente na Tailândia. Em primeiro lugar, quem seria a pessoa mais apropriada e eficaz no fornecimento de tais informações às pessoas? Na Tailândia, a enfermeira e o educador de saúde são as principais pessoas a desempenhar esta tarefa. Geralmente, o educador de saúde forneceu a pequenos grupos de pessoas informações relevantes sobre a doença que têm enquanto aguardavam por uma consulta. Em hospitais sem educador de saúde, a enfermeira desempenhou esta tarefa. Não se esperava que o médico desempenhasse esta função devido à falta de tempo na consulta devido à pesada carga de trabalho. Se o médico percebesse que um determinado doente necessitava de informação sobre a sua doença, esse doente seria encaminhado para uma enfermeira que trabalhasse na clínica ou para o educador de saúde após a consulta.

A informação sanitária fornecida pelo médico ganharia a maior atenção da população tailandesa em comparação com a do enfermeiro e educador de saúde, uma vez que o médico era geralmente a pessoa que se esperava que soubesse mais nesta área, no entanto, o médico poderia não desempenhar bem esta função devido à falta de competências relevantes para o aconselhamento sanitário. O educador de saúde foi a pessoa que recebeu mais formação em educação sanitária, enquanto que o médico raramente recebeu formação para tal. Com base na descoberta de que os tailandeses tinham ideias complexas sobre tensão arterial e as suas ideias eram significativamente diferentes do modelo médico, as competências relacionadas com os conselhos de informação sanitária e a capacidade de negociar esta diferença são essenciais. Estudos no Ocidente descobriram que tanto médicos como enfermeiros mencionaram a sua falta de formação relacionada com conselhos sobre estilos de vida (Calnan: 1991, Wiles: 1994). Não tem havido estudos empíricos sobre isto na Tailândia, contudo, é tempo de dizer que o sistema educativo tailandês de profissionais de saúde se baseia principalmente na obtenção de uma cura e não na prevenção. Portanto, era possível que os profissionais de saúde adquirissem mais conhecimentos médicos sobre as causas e tratamento de doenças do que conhecimentos sobre o comportamento dos leigos em relação à gestão de doenças.

Segundo, quando é o momento mais apropriado para aconselhar as pessoas sobre a gestão de doenças e modificações no estilo de vida? Com base na constatação de que o contexto em que o aconselhamento é prestado afecta a motivação das pessoas para cuidarem da sua saúde, o aconselhamento sobre modificação do estilo de vida prestado enquanto se espera por uma consulta pode ser inadequado e ineficaz. Além disso, as pessoas que não se encontravam bem, tanto emocional como fisicamente.

Aproximar-se das pessoas nas suas comunidades e fornecer informação sobre saúde e mudanças de estilo de vida informalmente pode ser uma alternativa. Este papel pode ser desempenhado por um profissional de saúde ou por um voluntário leigo. O aconselhamento poderia ser prestado a um pequeno grupo, família ou indivíduo e os voluntários precisariam de competências relacionadas com a abordagem das pessoas e o encorajamento de mudanças de estilo de vida.

A outra questão importante nas conclusões deste estudo foi que a melhoria da saúde e o controlo da tensão arterial elevada estavam para além do controlo do profissional de saúde. Onze informadores tailandeses mencionaram as suas condições económicas como limitações às suas capacidades de receber tratamento médico numa base contínua para a sua tensão arterial elevada. Sete mencionaram também o custo das viagens em relação à recepção de tratamento médico no hospital. Recebendo tratamento de tensão arterial elevada em clínicas privadas, comprando medicamentos às farmácias locais e comprando medicamentos locais aos traficantes foram relatados como estes custando-lhes menos do que receber tratamento no hospital. Mais de metade dos informadores estavam reformados e tinham de confiar totalmente nos rendimentos dos seus filhos ou familiares. A maioria dos informantes que viviam com os seus filhos ainda fazia o trabalho doméstico como preparar e cozinhar as refeições, cuidar dos netos, cuidar da casa e alguns deles cultivavam legumes ou criavam peixe para a alimentação da família. Este trabalho não remunerado aliviava os problemas económicos da família. Era evidente que estes informadores não podiam receber tratamento médico contínuo devido à sua tensão arterial elevada, devido à influência de restrições económicas.

O sistema de saúde tailandês fornece serviços de saúde gratuitos para pessoas com 60 anos ou mais e a maioria dos informadores deste estudo eram elegíveis para este esquema de assistência médica. No entanto, os resultados deste estudo constataram que o acesso a serviços de saúde para estes informadores era ainda restringido pela sua desvantagem económica. A melhoria das circunstâncias económicas dos indivíduos estava de facto para além da autoridade dos profissionais de saúde e ao mesmo tempo os profissionais de saúde poderiam não ser capazes de lidar com estes problemas.

As provas de que os tailandeses tinham ideias diferentes sobre a tensão arterial elevada em relação ao modelo médico e às restrições económicas das respostas dos tailandeses à sua tensão arterial elevada sugerem que estas pessoas tentaram o seu melhor para controlar a sua condição e que tinham conhecimento e assumiram a responsabilidade pela sua saúde. A sua capacidade de gerir a sua tensão arterial elevada dependia da sua capacidade de escolher entre diferentes recursos de saúde para o tratamento e, por sua vez, a sua capacidade de escolher tratamento médico no hospital era restringida por desvantagens económicas.

BILIOGRAFIA

Acheson, D. (1998) **Independent Inquiry into Inequalities in Health Report,** Londres, The Stationery Office.

Adams, S., Pill, R. e Jones, A. (1997) Medication, Chronic Illness and Identity: The Perspective of People with Asthma, **Social Science and Medicine**, Vol 45, No 2, pp.189-201.

Arber, S. e Evandrou, M. (eds) (1997) **Ageing, Independence and the Life Course,** Londres, Jessica Kingsley Publishers.

Armstrong, D. (2000) Social Theorizing about Health and Illness **in** Albrecht, G.L., Fitzpatrick, R and Scrimshaw, S. C. (eds) **Handbook of Social Studies in Health and Medicine,** London, Sage.

Backett, K. (1992a) Taboos e Excesso: Lay Health Moralities in Middle Class Families, **Sociology of Health and Illness,** Vol 14, No 2, pp.255-274.

Backett, K. (1992b) The Construction of Health Knowledge in Middle Class Families, **Health Education Research,** Vol 7, No 4, pp.497-507.

Baumann, B. (1961) Diversities in Conceptions of Conceptions with Encounters with Health Professions, **Sociology of Health and Illness,** Vol 3, pp.275-295.

Becker, H. (1998) **Tricks of the Trade: How to Think about Your Research while You're Doing It,** London, The University of Chicago Press.

Beevers, D.Q. (1987) Indications for Treatment, In **ABC of Hypertension,** Londres, British Medical Association.

Beilin, L.J. (1994) Nonphannacological Management of Hypertension: Option Strategies for Reducing Cardiovascular Risk, **Journal of Hypertension,** Vol 12 (suppl 10): S71-S81.

Bhopel, RS. (1986) The Inter-relationship of Folk, Traditional and Western Medicine within an Asian Community in Britain, **Social Science and Medicine,** Vol 22, No 1, pp.99-105.

Blackburn, C. (1991) **Poverty and Health: Working with Families,** Milton Keynes, Open University Press.

Blaxter, M. (1990) **Health and Lifestyles,** Londres, Tavistock.

Blaxter,M. (1983) The Causes of Disease: Women Talking, **Social Science and Medicine**, Vol 17, No 2, pp.59-69.

Blumhagan, D. (1980) Hyper-Tension: A Folk Illness with a Medical Name, **Culture, Medicine and Psychiatry,** Vol 4, pp.197-227.

Blumhagan, D. (1982) The Meaning of Hypertension, **in** Chrisman, N.J. and Maretzki, N.J. (eds) **Clinically Applied Anthropology,** London, D.Reidel Publications.

Bower, R. T. (1978) **Ethics in Social Research: Producing the Interests of Human Subjects,** Londres, Praeger Publishers.

Bowling, A (1995) What Things are Important in People's Lives? A Survey of the Public's Judgements to Inform Scales of Health Related Quality of Life, **Social Science and Medicine**, Vol 41, No10, pp.1447-1462.

Brandt, A.M. (1997) Behaviour, Disease, and Health in the Twentieth- Century United States: The Moral Valence of Individual Risk, **em** Brandt, M. e Rozin, P. (eds) **Morality and Health,** Londres, Routledge.

Brandt, A.M. e Rozin, P. (1997) **Morality and Health**, Londres, Routledge.

Britten, N. (1996a) Qualitative Interviews in Medical Research, in Mays, N. and Pope, C. (eds) **Qualitative Research in Health Care**, London, BMJ Publishing Groups.

Britten, N. (1996b) Lay Views of Drugs and Medicines: Orthodox and Unorthodox Accounts, **in** Williams, S. and Calnan, M. (eds) **Modern Medicine: Lay Perspectives and Experience,** Londres, UCL Press.

Britten N., Jones, R., Murphy, E. e Stacy, R. (1995) Qualitative Research Methods in General Practice and Primary Care, **Family Practice**, Vol 12, No 1, pp.104-114.

Brun, V. e Schumacher, T. (1994) **Traditional Herbal Medicine in Northern Thailand,** Banguecoque, White Lotus.

Bryman, A. (1988) **Quantity and Quality in Social Research**, Londres, Unwin Hyman.

Burgess, R.G. (1995) In **the Field: An Introduction to Field Research,** Londres, Routledge.

Bury, M. (1997) **Health and Illness in a Changing Society**, Londres, Routledge.

Calnan, M. (1991) **Preventing Coronary Heart Disease: Prospects, Policies and Politics,** Londres, Routledge.

Calnan, M. (1990) Food and Health: A Comparison of Beliefs and Practices in Middle-class and Working-class Households, **em** Cunningham-Burley, S. e McKeganey, N.P. (eds) **Readings in Medical Sociology,** Londres, Routledge.

Calnan M. (1989) Control over Health and Patterns of Health-Related Behaviour, **Social Science and Medicine**. Vol 29, No 2, pp.131-136.

Calnan, M. (1987) **Health and Illness,** Londres, Tavistock.

Calnan, M. e Johnson, B. (1985) Health, Health risks and Inequalities: an Exploratory Study of Women's Perceptions, **Sociology of Health and Illness,** Vol 7, No 1, pp.55-75.

Calnan, M. (1984) Clinical Uncertainty: Is It Is a Problem in the Doctor-Patient Relationship?, **Sociology of Health and Illness**, Vol 6, No 1, pp.74-85.

Calnan, M. e Williams, S. (1991) Styles of Life and the Salience of Health: an Exploratory Study of Health Related Practices in the Households from Differing Socio-economic Circumstances, **Sociology of Health and Illness,** Vol 13, No 4, pp.5O6-529.

Cameron, E. e Bernards, J. (1998) Gender and Disadvantage in Health: Men's Health for Change, **em** Bartley, M., Blane, D. e Davey Smith G. (eds) **The Sociology of Health Inequalities**, Oxford, Blackwell.

Cantillon, P., Morgan, M., Dundas, R., Simpson, J., Bartholomew, J. e Shaw, A. (1997)

Patients' Perceptions of Changes in Their Blood Pressure, **Journal of Human Hypertension,** Vol 11, pp.221-225.

Cassell, E. (1976) Disease as an "It" (Doença como um "It"): Concepts of Disease Revealed by Patients' Presentation of Symptoms, **Social Science and Medicine,** Vol 10,No 3, pp.143-146.

Castro, R. (1995) The Subjective Experience of Health and Illness in Occuituco: a case study, **Social Science and Medicine,** Vol 41, No 7, pp.l005-1021.

Chapman, C.B. (1985) Common-Sense Models of Health and Disease, **The New England Journal of Medicine**, Vol 313, No 11, Sep 12 pp.700-703.

Chirawatkul, S. e Manderson, L. (1994) Perceptions of Menopause in Northeast Thailand: Contested Meaning and Practice, **Social Science and** Medicine, Vol 39, No 11, pp.1545-1554.

Clark, L. T. (1991) Improving Compliance and Increasing Control of Hypertension: Needs of Special Hypertensive Populations, **American Heart Journal,** Vol 121, No 2, pp.664-669.

Coffey, A. e Atkinson, P. (1996) **Making Sense of Qualitative Data, Londres**, Sage.

Conrad, P. (1990) Qualitative Research on Chronic Illness: A Commentary on Method and Conceptual Development, **Social Science and Medicine,** Vol 30, No 11, pp.1257-1263.

Conrad, P. (1985) The Meaning of Medications: Another Look at Compliance, **Social Science and Medicine,** Vol 20, No 1, pp.29-37.

Cornford, C.S. e Morgan, M. (1999) Elderly People's Beliefs about Influenza Vaccination, **British Journal of General Practice,** Abril, pp.281- 284.

Cornwell, J. (1984) **Hard Earned Lives,** Londres, Tavistock

Crabtree B.J. e Miller, W.L. (1999) **Doing Qualitative Research** (segunda edição), Londres, Sage.

Cranney, M., Barton" S. e Walley, T. (1998) The Management of Hypertension in the Elderly by General Practitioners in Merseyside: the Rule of Halves Revisited, **British Journal of**

General Practice, Vol.48, pp.ll46-ll50.

Crawford, R. (1977) É perigoso para a sua saúde: The Ideology and Politics of Victim Blaming, **International Journal of Health** Services, Vol. 7, No 4, pp.663-680.

Creswell, J.W. (1994) **Research Design: Abordagens Qualitativas e Quantitativas,** Londres, Sage.

Davies, D. (1998) Health and the Discourse of Weight Control, **em** Peterson, A. e Waddel, C. (eds) **Health Matters: A Sociology of Illness, Prevention and Care,** Buckingham, Open University Press.

Davies, B.M. e Davies, T. (1993) **Community Health, Preventive Medicine and Social Services,** Londres, Bailliere Tindall.

Davison, C., Frankel, S. e Davey Smith, G. (1992a) The Limits of Lifestyles: Re-Assessing 'Fatalism' in Popular Culture of Illness Prevention, **Social Science and Medicine**, Vol 34, No 6. pp.675-685.

Davison, C., Frankel, S. e Davey Smith, G. (1992b) 'To Hell with Tomorrow': Coronary Heart Disease Risk and the Ethography of Fatalism, em Scott, S., Williams, C.H., Platt, S.D. e Thomas, H.A. (eds) **Private Risks and Public Dangers,** Aldershot Hants, Avebury.

Davison, C., Davey Smith, G. e Frankel, S. (1991) Lay Epidemiology and the Prevention Paradox: the Implications of Coronary Candidacy for Health Education, **Sociology of Health and Illness,** Vol 13, No 1, pp.1-19.

D' Houtaud, A. e Field, M.G. (1984) The Image of Health: Variations in Perception by Social Class in a French Population, **Sociology of Health and Illness**, Vol 6, No 1, pp.30-60.

Denzin, N.K. (1994) The Art and Politics of Interpretation, **em** Denzin, N.K. e Lincoln, Y.S. (eds) **Handbook of Qualitative Research,** Londres, Sage.

Denzin, N.K. e Lincoln, Y.S. (1994) Introdução: Entering the Field of Qualitative Research, **em** Denzin, N.K. e Lincoln, Y.S. (eds) **Handbook of Qualitative Research,** Londres, Sage.

Dingwall, R. (1992) 'Don't mind him -He's from Barcelona' Qualitative Methods in Health Studies, **em** Daly, J., McDonald, I. e Willis, E. (eds) **Researching Health Care: Designs,**

Dilemas, Disciplinas, Londres, Tavistock/Routledge.

Dingwall, R. (1976) **Aspects of Illness**, London, Martin Robertson and Company Ltd.

Donovan, J.L. e Blake, D.R. (1992) Patient Non-compliance: Deviance or Reasoned DecisionMaking?, **Social Science and Medicine,** Vol 34, No 5, pp.507-513.

Ebrahim, S. (1998) **Detection, Adherence and Control of Hypertension for the Prevention of Stroke; A Systematic Review**, Health Technol Assessment, Vol. 2, No11.

Ecob, R. e Davey Smith, G. (1999) Income and Health: What is the Nature of the Relationship?, **Social Science and Medicine,** Vol 48, No 5, pp.693-705.

Ely, M., Anzul, M., Friedman, T., Garner, D. e Steinmetz, A. (1991) **Doing Qualitative Research: Circles Within Circles,** Londres, The Falmer Press.

Fineman, N. (1991) The Social Construction of Noncompliance: A Study of Health Care and Social Service Providers in Everyday Practice, **Sociology of Health and Illness,** Vol 13, No 3, pp.354374.

Fitzpatrick, R., Hinton, J., Newman, S., Scamber, G. e Thompson, J. (1984) **The experience of Illness,** London, Tavistock.

Folive, M. (1992) Doubtbts about Preventing Coronary Heart Disease, **British Medical Journal,** Vol 304, pp.393-394.

Fontana, A e Frey, J.M. (1994) Interviewing: The Art of Science, em Denzin, N.K. e Lincoln, Y.S. (eds) **Handbook of Qualitative Research,** Londres, Sage.

Frankel, S., Davision, C. e Davey Smith, G. (1991) Lay Epidemiology and the Rationality of Responses to Health Education, **British Journal of General Practice,** Vol 41, Outubro, pp.428430.

Freidson, E. (1970) **Profissão de Medicina: A Study of the Sociology of Applied Knowledge,** New York, Dodd & Mead Company.

Freidson, E. (1960) Client Control and Medical Practice, **The American Journal of Sociology,** Vol LXV, No 4 Jan, pp.374-382.

Frohlich, ED. (1995) Continuing Advances in Hypertension: The Joint National Committee's Fifth Report, **The American Journal of The Medical Science**, Dezembro, Vol 310, Suppl: S48-S51.

Gabe, J. e Thorogood, N. (1986) Prescribed Drug Use and the Management of Everyday life: the Experiences of Black and White Working-class Women, **The Sociological Review**, Vol 34, No 4, pp.735-772.

Garrity, T.F. (1981) Medical Compliance and the Clinician-Patient Relationship: A Review, **Social Science and Medicine,** Vol 15E, No 3, **pp.215-222.**

Garro, L.C. (1988) Explaining High Blood Pressure: Variation in Knowledge about Illness, **American Ethnologist**, Vol IS, No 1, pp.98-119.

Goldberg, L. e Elliot, D.L. (1994) **Exercise for Prevention and Treatment Illness,** Philadelphia, F.A Davis Company.

Good B.J. e Good, M. D. (1981) The Meaning of Symptoms: A Cultural Hermeneutic Model for Clinical Practice **in** Eisenberg, L. and Kleinman, A (eds) **The Relevance of Social Science for Medicine,** London, D.Reidel Publishing Company.

Graham, H. (1996) Researching Women's Health Work: A Study of the Lifestyles of Mothers on Income Support **in** Bywaters, P. and McLeod, E. (eds) **Working for Equality in Health,** London, Routledge.

Graham, H. (1993) **Hardship and Health in Women's Lives,** London,Harvester Wheatsheaf.

Graham, H. (1990) Behaving Well: Women's Health Behaviour in Context, em Roberts, H. (ed) **Women's Health Counts,** Londres, Routledge.

Green, C.A. e Pope, C.R. (1999) Gender, Psychosocial Factors and the Use of Medical Services: A Longitudinal Analysis, **Social Science and medicine,** Vol 48, No 10, pp.1363-1372.

Greenhalgh, T., Helman,C. e Chowdhury, A. M. (1998) Health Beliefs and Folk Models of Diabetes in British Bangladeshis: A Qualitative Study, **British Medical Journal,** Vol 316, No 7136, pp.978-983.

Hardon, A.P. (1991) **Confrontando a doença: Medicine, Self Care and the Poor in Manila,** The Philipines, Capital Publishing House, Quezon City.

Harris, L.E., Luft, F.C., Rudy, D.W. e Tierney, W.M. (1995) Correlated of Health Care Satisfaction in Inner-City Patients with Hypertension and Chronic Renal Insufficiency, **Social Science and Medicine,** Vol 41, No 12, pp.1639-1645.

Hart, J.T. (1993) **Hypertension: Community Control of High Blood Pressure,** Oxford, Radcliffe Medical Press

Hart, J. T. (1975) Whole-Population Control of Hypertension, **in Symptomless Hypertension; The Proceedings of Two Meetings,** Londres, Medical Education Services Ltd.

Hart, J. T. (1971) The Inverse Care Law, **The Lancet,** Fevereiro, pp.405-412.

Hayes-Bautista, D.E. (1976) Modificando o Tratamento: Patient Compliance, Patient Control and Medical Care, **Social Science and Medicine,** V 01 10, No 5, pp.233-238.

Helman, C. (1996) **Culture, Health and Illness** (Terceira edição), Oxford, Butterworth-Heinemann.

Helman, C. (1991) Limits of Biomedical Explanation, **The Lancet,** Vol 337, 4 de Maio, pp.1080-1083.

Helman, C. (1986) 'Feed a Cold, Starve a Fever': A Folk Models of Inflection in an English Suburban Community, and their Relation to Medical Treatment, **in** Currer, C. and Stacey, M. (eds) **Concepts of Health, Illness and Disease: a Comparative Perspective,** Oxford, Berg Publishers Limited.

Herzlich, C. (1973) **Health and Illness,** Londres, Academic Press

Herzlich, C. e Pierret, J. (1991) Illness: From Causes to Meaning, **in** Currer, C. and Stacey, M. (eds) **Concepts of Health, Illness and Disease: a Comparative Perspective,** Oxford, Berg Publishers Limited.

Heurtin-Roberts, S. (1993) 'High-Pertension' The Uses of a Chronic Folk Illness for Personal

Adaptation, **Social Science and medicine,** Vol 37, No 3, pp.285-294.

Heurtin-Roberts, S. e Reisin, E. (1992) The Relation of Culturally Influenced Lay Models of Hypertension to Compliance with Treatment, **The American Journal of Hypertension**, Vol 5, No 11, pp.787-792.

Heurtin-Roberts, S: e Reisin, E. (1990) Folk Models of Hypertension among Black Women: Problemas na Gestão da Infundidade, **em** Coreil, J. e Mull, J.D. (eds) **Anthropology and Primary Health** Care, Oxford, Westview Press.

Hunt, L.M., Jordan, B., Irwin, S. e Browner, C.H. (1989) Compliance and The Patient's Perspective: Comtrolling Symptoms In Everyday Life, **Culture, Medicine and Psychiatry,** Vol 13, pp.315-334.

Kaplan, N.M. (1995) Guidelines for the Treatment of Hypertension: An American View, **Journal of Hypertension**, Vol. 13 (suppl 2), pp.S113-S117.

Kaplan, N.M. (1994) **Clinical Hypertension,** Londres, Williams e Wilkins.

Kelleher, D. (1988) Coming to Terms with Diabetes: Coping Stragegies and Non-compliance, **em** Anderson, R and Bury, M. (eds) **Living With Chronic Illness; The Experience of Patients and their Families**, Londres, Unwin Hyman.

Kirk, J. e Miller, M.L. (1986) **Reliability and Validity in Qualitative Research,** Londres, Sage.

Kleinman, A. (1980) **Patients and Healer in the Context of Culture,** Londres, University of California Press.

Kleinman, A. and Seeman, D. (2000) Personal Experience of Illness, **in** Albrecht, G.L., Fitzpatrick, R and Scrimshaw, S. C. (eds) **Handbook of Social Studies in Health and Medicine,** London, Sage.

Koo, L. (1987) Concepts of Disease Causation, treatment and Prevention among Hong Kong Chinese: Diversity and Electism, **Social Science and Medicine,** Vol 25, No 4, pp.405-417.

Kompayak, J. (1989) **The Effects of Public- Health Nursing's Approach to the Compliance of Essential Hypertensive Patients**, Dissertação de Doutoramento (Saúde Pública),

Universidade de Mahidol, Banguecoque, em tailandês.

Kvale, S. (1996) **interViews: An Introduction to Qualitative Research Interviewing,** Londres, Sage.

Larson, I.S. (1996) The World Health Organization's Definition of Health (Definição de Saúde da Organização Mundial de Saúde): Social Versus Spiritual Health, **Social Indicators Research,** Vol 38, pp.181-192.

Lewis, G. (1980) Cultural Influences on Illness Behaviour, em Eisenberg, L.and Kleinman, A. (eds) **The Relevance of Social Science for Medicine**, Londres, D. Reidel Publishing.

Lewis, G. (1976) A View of Sickness in New Guinea, **em** Loudon, J.B. (ed) **Social Anthropology and Medicine,** Londres, Academic Press.

Lewis, G. (1975) **Knowledge of Illness in a Sepik Society,** Londres, Athlone Press.

Litva, A e Eyles, J. (1994) Healthy ou Healthy: Why People are not Sick in a Sourthern Ontarian Town, Social Science and Medicine, Vol 39, No 8, pp.1083-1091.

Lupton, D. (2000) The Heart of the Meal: Food Preferences and Habits among Rural Australian Couples, **Sociology of Health and Illness,** Vol 22,No 1, pp.94-109.

Lupton, D. (1999) **Risk,** Londres, Routledge.

Lupton, D. (1996) **Food, the Body and the Self,** Londres, Sage.

Lupton, D. e Chapman, S. (1995) 'A Healthy Lifestyles might be the Death of You' (Um Estilo de Vida Saudável pode ser a Sua Morte): Discourses on Diet, Cholesterol Control and Heart Disease in the Press among the Lay Public, **Sociology of Health and Illness,** Vol 17, No 4, pp.477-494.

Lynch, J.W., Kaplan, G.A. e Salonen, JT. (1997) Why do Poor People Behave Poorly Behave? Variation in Adult Health Behaviours and Psychosocial Characteristics by Stages of the Socioeconomic Lifecourse, **Social Science and Medicine**, Vol 44, No 6, pp.809-819.

Mabry, J.R (1962) Lay Concept of Etiology, **Journal of Chronic Disease**, Vol 17, p.371-386.

MacInnes, A. e Milburn, K. (1994) Belief Systems and Social Circumstances Influencing the Health Choices of People in Lochaber, **Health Education Journal,** Vol 53, pp.58-72.

Macintyre, S. (1997) The Black Report and Beyond What are the Issues? **Social Science & Medicine, Vol** 44, No **6**, pp. 723-745.

Macintyre, S (1994) Understanding the Social Patterning of Health: the Role of the Social Sciences, **Journal of Public Health Medicine,** Vol 16, No 1, pp.53-59.

Macintyre, S. (1986) The Patterning of Health by Social Position in Contemporary Britain: Directions for Sociological Research, **Social Science and Medicine**, Vol 23, No 4, pp.393-415.

Mahasakphun, P. (1995) **Factores que afectam o tratamento regular de idosos hipertensivos: Distrito de Mae Sot, Província de Tak,** Tese de Mestrado (Saúde Pública), Universidade de Chiangmai, Chiangmai. Em tailandês.

Marshall, C. e Rossman, G.B. (1995) **Designing Qualitative Research,** Londres, Sage.

Mason, J. (1996) **Qualitative Researching,** Londres, Sage.

Maykut, P. e Morehouse, A.M. (1996) **Begining Qualitative Research: A Philosophic and Practical Guide,** Londres, The Falmer Press.

Diz-se. N. e Pope, C. (1996) Rigour and Qualitative Research, **in** Mays, N. e Pope, C. (eds) **Qualitative Research in Health Care**, London, BMJ Publishing Groups.

McKie, L.J., Wood, RC. e Gregory, S (1993) Women Defining Health: Food, Diet and Body Image, **Health Education Research,** Vol 8, No 1,pp.35-41.

Mechanic, D. (1995) Sociological Dimension of Illness Behaviour, **Social Science & Medicine, Vol** 41, No 9, pp.1207-1216.

Mechanic, D. (1962) The Concept of Illness Behaviour, **Journal of Chronic Disease**, Vol 15, pp.189-194.

Meyer, D., Leventhal, H. e Gutmann, M. (1985) Common-Sense Models of Illness: The Example of Hypertension, **Health Psychology,** Vol 4, No 2, pp.115-135.

Miall, W.E. (1975) How Common is Symptomless Hypertension, In **Symptomless Hypertension;
The Proceedings of Two Meetings,** Londres, Medical Education Services Ltd.

Miles, M.B. e Huberman, A.M. (1994') **Qualitative Data Analysis: A Expanded Source Book,** Londres, Sage.

Miller, J. e Glassner, B. (1997) The 'inside' and the 'outside': Finding Realities in Interviews, **em** Silverman, D.(ed) **Qualitative Research: Theory Method Practice,** Londres, Sage.

Morgan, M. (1996a) The meanings of High Blood Pressure among Afro- Caribbean and White Patients, **in** Kelleher, D. and Hillier, S. (eds) **Researching Cultural Differences in Health,** London, Routledge.

Morgan, M. (1996b) Perceptions and Use of Anti-hypertensive Drugs among cultural groups **in** Williams, S. and Calnan, M. (eds) **Modem Medicine; Lay perspectives and Experiences,** Londres, UCL Press.

Morgan, M. (1995) The Significance of Ethnicity for Health Promotion: Patients' use of AntiHypertensive Drugs in Inner London, **International Journal of Epidemiology,** Vol 24, No3 (Suppl. l), pp.S79-S84.

Morgan, M., Calnan, M. e Manning, N. (1985) **Sociological Approaches to Health and Medicine,** Londres, Routledge

Morgan, M. e Ridsdale, L. (1998) Quais são as preocupações dos doentes quando o seu filho tem uma Doença Aguda? An Approach to Evidence from Qualitative Research, **in** Ridsdale, L. (ed) **Evidence-Based Practice in Primary Care,** London, Churchill Livingstone.

Morgan, M. e Watkins, C. (1988) Managing Hypertension: Beliefs and, Responses among Cultural Groups, **Sociology of Health and Illness,** Vol 10, No 4, pp.561-578.

Morris, J.N. (1983) Exercise, Health and Medicine, **British Medical Journal,** Vol 286, No

6378, pp.1597-1598.

Mullen, K. (1990) A bebida está bem com moderação: Relatos de Alcohol Use and Abuse From Male Glaswegians, **em** Cunningham-Burley, S. e Neil P. (eds) **Readings in Medical Sociology,** London, Routledge.

Murphy, E. (1995) The Potential of Qualitative Research in Primary care, **em** Jones, R. e Kinmonth, AL. (eds) **Critical Reading for Primary** Care, Oxford, Oxford University Press.

Murphy, E (1992) **Lay Health Concepts and Response to Medical Advice about Lifestyle Modification: The Case of People with a Diagnosis of Non-Insulin Dependent Diabetes,** Dissertação de Doutoramento não publicada, Universidade de Southampton.

Murphy, E. e Dingwall, R. (1998) Qualitative Methods in Health services Research, **in** Black, N. et al. (eds) **Health Services Research Methods: A Guide to Best Practice,** Londres, BMJ.

Murphy, E., Dingwall, R., Greatbatch, D., Parker, S. e Watson, P. (1998) **Qualitative Research Methods in Health Technology Assessment: A Review of the Literature,** Health Technol Assessment Vol. 2, No 16.

Murphy, E. e Kinmonth, AL. (1995) No Symptoms, No Problem? Patients' Understandings of Non-insulin Dependent Diabetes, **Family Practice,** Vol 12, No 2, pp.184-192.

Murphy, E. e Mattson, B. (1992) Qualitative Research and Family Practice: A Marriage made in Heaven?, **Family Practice**, Vol 9, No 1, pp. 85- 91.

Nations, MK., Camino, L.A. e Walker, F.B. (1985) 'Hidden' Popular Illness in Primary Care: Residents' Recognition and Clinical Implications, **Culture, Medicine and Psychiatry**, Vol 9, pp.223-240.

Nothwehr, F., Elmer, P. e Hannan, P. (1994) Prevalence of Health Behaviours Related to Hypertension in Three Blood Pressure Treatment Groups: The Minnesota Heart Health Program, **Preventive Medicine,** Vol 23, pp.362-368.

Oakley, A (1974) **The Sociology of Housework,** Oxford, Martin Robertson.

Pany, O. e Pill, R (1994) 'I Don't Tell Him How to Live His Life': The Doctor/Patient Encounter as an Educational Context, **in** Bloor, M. and Taraborrelli, P. (eds) **Qualitative Studies in**

Health and Medicine, Aldershot Hants, A vebury.

Parsons, T. (1991) **The Social System** (segunda edição), Londres, Routledge.

Peterson A e Lupton, D. (1996) **The New Public Health,** Londres. Sábio.

Pill, R. and Stott, N.C.H. (1985) Choice or Chance: Future Evidence on Ideas of Illness and Responsibility for Health, **Social Science and Medicine**, Vol 20, No 10, pp.981-991.

Pill, R. and Stott, N.C.H. (1982) Concepts of Illness Causation and Responsibility: Alguns dados preliminares de uma amostra de Mães da Classe Trabalhadora, **Ciências Sociais e Medicina**, Vol 16, No 1, pp.43-52.

Pill, S, Jones-Elwyn, G. e Stott, N.C.H. (1989) Opportunitistic Health Promotion: Quantity or Quality?, **Journal of the Royal College of General Practitioners,** Maio, pp.196- 199.

Pooribancha, L. (1994) **Factors Influencing the Regular Follow-up of Hypertensive Patients at Dansai Hospital, Loei Province,** Msc Thesis (Epidemiology), Mahidol University, Bangkok, em tailandês.

Popay, J. (1992) 'My Health is all right, but I'm just tired all the time' Women's Experience of Ill Health **in** Roberts, H. (ed) **Women's Health Matters,** London, Routledge.

Popay, J., Williams, G., Thomas, C. e Gatrell, A. (1998) Theorising Inequalities in Health: the Place of Lay Knowledge **in** Bartley, M. et al. (eds) **The Sociology of Health Inequalities,** Oxford, Blackwell.

Pound, P., Gompertz, P. e Ebrahim, S. (1998) Illness in the Context of Older Age: The Case of Stroke, **Sociology of Health and Illness,** Vol 20, No 4, pp.489-506.

Povey, R., Conner, M., Sparks, P., James, R. e Shepherd, R. (1998), Interpretations of Healthy and Unhealthy Eating, and Implications for Dietary Change, **Health Education Research,** Vol 13, No 2, PP.171-183.

Punch, M. (1994) Politics and Ethics in Qualitative Research, **em** Denzin, N.K. e Lincoln, Y.S. (eds) **Handbook of Qualitative Research,** Londres, Sage.

Radley, A. e Billig, M. (1996) Accounts of Health and Illness: Dilemas e Representações, **Sociologia da Saúde e da Doença,** Vol 18, No 2, pp.220-240.

Ramsey, L.E. (1982) Hypertension **in** Wilkes, E. (ed) **Long-term, Prescribing: Drug Management of Chronic Disease and Other Problem,** Londres, Faber e Faber Limited.

Richardson L. (1994) Escrita: A Method of Inquiry, **em** Denzin, N.K. e Lincoln Y. S (eds) **Handbook of Qualitative Research,** London Sage.

Ridsdale, L, Morgan, M. e Conner, C.O. (1999) Promoting Self-care in Epilepsy: The Views of Patients on The Advice They had received from Specialists, Family Doctors and an Epilepsy Nurse, **Patient Education and Counselling,** Vol 37, No 1, pp.43-47.

Robinson, D. (1973) Patients, Practitioners & Medical Care, London, Cox and Wyman Ltd.

Rollnick, S., Kinnersley, P. e Stott, N. (1993) Methods of Helping patient with Behaviour Change, **British Medical Journal,** Vol 307, Julho, pp.188-190.

Rubin, H.J. e Rubin, I.S. (1995) **Qualitative Interviewing: The Art of Hearing Data,** Londres, Sage.

Schatzman, L. e Strauss, A.L. (1973) **Field Research: Strategies for a Natural Sociology,** Londres, Prentice Hall Inc., London, Prentice Hall Inc., A.L. (1973)

Schoenberg, N.E. (1997) A Convergence of Health Beliefs: An 'Ethnography of Adherence' of African-American Rural Elders with Hypertension, **Organização Humana,** Vol 56, No 2, pp.174181.

Schofield, T. (1984) Hypertension **in** Hasler, J. and Schofield, T. (eds) **Continuing Care: the Management of Chronic Disease,** Oxford, Oxford University Press.

Schulman, S, e Smith, A.M. (1963) The Concept of 'Health' among Spanish-Speaking Villagers of New Mexico and Colorado, **Journal of Health and Human Behaviour,** Vol 4, No 4, pp.226234.

Scott, A.K. (1997) **Hypertension in the Older Adult,** Londres, Arnold.

Shaw, M., Dorling, D., Gordon, D. e Davey Smith, G. (1999) **The Widening Gap: Health Inequalities and Policy in Britain,** Bristol, The Policy Press.

Stacey, M. (1988) **The Sociology of Health and Healing: A Text Book,** Londres, Unwin Hyman Ltd.

Stimson, G. V. (1974) Obeying Doctor's Orders: A View from the Other Side, **Social Science and Medicine,** Vol 8, No 2, pp.97-104.

Siverman, D. (2000) **Doing Qualitative Research: A Practical Handbook** London, Sage.

Silverman, D. (1995) **Interpreting Qualitative Data: Methods for Analysing Talk, Text and Interaction,** Londres, Sage.

Sjoberg, G. (1967) **Ethics, Politics and Social Research,** Cambridge, Schenkman Pubishing Company.

Smith, WC., Lee, A.j., Crombie, I.K. e Hugh, T.P. (1990) Control of Blood Pressure in Scotland: the Rule of Halves, **British Medical Journal,** Vol 300, No 6730, pp.981-983.

Stimson, G.V. e Webb, B. (1975) **Going to See the Doctor: The Consultation Process in General Practice,** London Routledge & Kegan Paul.

Strauss, A e Corbin, J. (1990) **Basics of Qualitative Research,** London Sage.

Tangcharoensathien, V., Supachutikul, A. e Lertiendumrong, J. (1999) The Social Security Scheme in Thailand: What Lessons can be Drawn, **Social Science and Medicine,** Vol 48, No 7, pp.913-923.

Thai Health Statistical Office, (1993) **Health Statistics Report,** Banguecoque, Ministério da Saúde Pública em tailandês.

Thai Health System Research Institute, (1996) **The Report of Health Status Survey,** Banguecoque, Ministério da Saúde Pública, em tailandês.

Thai Ministry of Public Health, (1998) **Chiangmai Health Statistics,** Chiangmai, Ministério da Saúde Pública, em tailandês.

Thai Ministry of Public Health, (1997) **Report of Health Status in Thailand,** Banguecoque, Ministry of Public Health, in Thai.

Thai Ministry of Public Health, (1996) **Health Statistics Report,** Banguecoque, Ministério da Saúde Pública, em tailandês.

Thai Ministry of Public Health, (1990) **Health Statistics Report,** Bangkok Ministry of Public Health, em tailandês.

Thai National Statistical Office, (1999) **Report of the Health and Welfare Survey,** Banguecoque, Gabinete do Primeiro Ministro, em tailandês.

Thai National Statistical Office, (1991) **Report of the Health and Welfare Survey,** Banguecoque, Gabinete do Primeiro Ministro, em tailandês.

Thomas, G.S., Lee, P.R., Franks, P. e Paffenbarger, R. (1981) **Exercício e Saúde: The Evidence and the Implications,** Massachusetts, Oel geschlager, Gunn&Hain, Publishers, Inc., **The Evidence and the Implications,** Massachusetts, Oel geschlager, Gunn&Hain, Publishers, Inc.

Uitenbroek, D.G., Kerekovska, A. e Festchieva, N. (1996) Health Lifestyle Behaviour and SocioDemographic Characteristics: A Study of Varna, Glassgow and Edinburgh, **Social Science and Medicine,** Vol 43, No 3, pp.367-377.

Van Dalen, H., Williams, A. e Gudex, C. (1994) Lay People's Evaluations of Health: Are There Variations between Different Subgroups?, **Journal of Epidemiology and Community Health,** Vol 48, No 3, pp.248-253.

Vanichanookom, S. (1993) **The Relationships among Psychological Factor and Facilitating Conditions on Drug Regimen Compliance of Hypertensive Patients in Ratchaburi General Hospitals,** Tese de Mestrado (Medical and Health Social Sciences), Universidade de Mahidol, Banguecoque, em tailandês.

Watt, G. (1989) Comparison of High-Risk and Mass Strategies for the Prevention of High Blood Pressure, **Journal of Hypertension,** Vol 7 (suppl1), pp.S29-S32.

Weisberg, D.H. (1982) Northern Thai Health Care Alternatives: Patient Control and the Structure of Medical Pluralism, **Social Science and Medicine,** Vol. 16, No 16, pp.1507-1517.

Wiles, R (1998) Patients' Perceptions of Their Heart Attack and Recovery: The Influence of Epidemiological 'Evidence' and Personal Experience, **Social Science and Medicine**, Vol 46, No 11, pp.1477-1486.

Wiles, R. (1994) **Lifestyles Advice in Primary Care,** University of Southampton, Institute for Health Policy Studies, Research Paper.

Wiles, R (1992) Middle-class Health Behaviour: Motivations and constraints in a Sample of Private Patients, **Health Education Journal,** Vol 51, No 4, pp.179-183.

Williams, R. (1983) Concepts of Health and Illness: An Analysis of Lay Logic, **Sociology**, Vol 17, pp.185-205

Wilson, G. (1997) Money and Independence in Old Age in Arher, S. and Evandrou, M. (eds) **Ageing, Independence and the Life Course**, London, Jessica Kingsley Publishers.

Yasmeen, G. (1996) "Plastic-Bag Housewives" e Restaurantes Postmodernos? Public and Private in Bangkok's Food scape, **Urban Geography,** Vol 17 No 6, pp.526-544.

Yimyam, S., Morrow, M. e Srisuphan, W. (1999) Role Conflict and Rapid socio-economic Change: Breastfeeding among Employed Women' in Thailand, **Social Science and Medicine,** Vol 49, No 7, pp.957-965.

Zanchetti, A. (1995) Guidelines for the Management of Hypertension: The World Health Organisation/ International Society of Hypertension View, **Journal of Hypertension,** Vol. 13 (suppl), pp.S119-S122.

Zola, I.K. (1966) Culture and Symptoms -An Analysis of patients' Presenting Complaints, **American Sociological Review,** Vol 31, pp.615-630.

Zola, I.K. (1981) Structural Constraints in the Doctor-Patient RelationShip: The Case of NonCompliance, **em** Eisenberg, L. e Kleinamn, A. (eds) **The Relevance of Social Science for Medicine**, Netherlands, D.Reidel Publishing Company. pp.241-252.

Apêndice I: Resumo da Entrevista

1. Experiência de tensão arterial elevada

Poderia dizer-me quando soube da sua tensão arterial elevada, o que sente em relação a isso?

<u>Sonda:</u>

Quando foi sugerido pela primeira vez que poderia ter tensão arterial elevada?

Como tomou conhecimento da tensão arterial elevada?

Como se sentiu quando lhe foi dito que tinha tensão arterial elevada?

Pensou que tinha tensão arterial alta antes de ser informado sobre isso?

Conhece outra pessoa que tenha tido tensão arterial elevada? Quem?

2. Resposta à tensão arterial elevada

Poderia falar-me agora dos seus sentimentos sobre ter a tensão arterial elevada?

Tratamento médico

Poderia dizer-me o que faz para a sua tensão arterial elevada?

<u>Sonda:</u>

Recebeu algum tratamento para a sua tensão arterial elevada desde que lhe foi diagnosticada pela primeira vez?
De quem?

Já recebeu tratamento para a sua tensão arterial elevada? De quem? Com que frequência?

Poderia falar-me sobre o consumo de drogas para a tensão arterial elevada?

O que pensa sobre o consumo de drogas para a tensão arterial elevada?

Algumas pessoas com quem falei mencionam a sua aversão a tomar drogas todos os dias, enquanto outras dizem que isso não as incomoda. O que pensa sobre isto?

Alguns disseram que tomavam drogas para a sua tensão arterial elevada todos os dias. Outros disseram que por vezes deixaram de tomar drogas. O que pensa sobre isto?

Como se sente em relação a ter tensão arterial elevada quando se está a tomar medicação?

Acha que a medicação é agora necessária para a sua tensão arterial elevada? Porquê?

Tem alguma dificuldade em tomar medicamentos para a sua tensão arterial elevada?

Fármacos à base de plantas

Poderia falar-me sobre medicamentos à base de plantas e tensão arterial elevada? Já alguma vez os experimentou?

Sonda:

Já ouviu falar ou tem experiência de tomar medicamentos à base de plantas para a tensão arterial elevada? Que tipos de ervas e como são usadas? De quem?

Acha que as ervas ajudariam a hipertensão arterial? De que forma?

Utiliza agora drogas herbais para a sua tensão arterial elevada? Com que frequência? De quem?

Algumas pessoas com quem falei usaram ervas como Fah-talie-jone ou alho e relataram que isso ajudou a sua pressão sanguínea. Outras dizem que não pensavam que as ervas ajudassem a sua tensão arterial elevada. O que pensam sobre isso?

Aconselhamento médico

Foi-lhe dado algum conselho em relação à sua tensão arterial elevada? De quem?

Poderia falar-me sobre isso?

<u>Sonda:</u>

Alimentos salgados e gordurosos

Alguns pensam que é importante para as pessoas com tensão arterial elevada parar ou reduzir a ingestão de alimentos salgados e gordurosos, outros não pensam dessa forma. O que pensam sobre isso?

Acha que parar ou reduzir a ingestão de alimentos salgados ou gordurosos é importante para uns mais do que para outros? Que tipos de pessoas? Porquê?

Acha que é mais fácil para algumas pessoas parar ou reduzir o consumo de alimentos salgados ou gordurosos do que para outras? Que tipos de pessoas? Porquê?

Alguma vez mudou os seus hábitos alimentares por tensão arterial elevada ou por alguma razão? De que forma?

Acha que deve mudar os seus hábitos alimentares? De que forma? Porquê?

Tem alguma dificuldade em reduzir a quantidade de alimentos salgados e gordurosos que come?

Tem alguma dificuldade em deixar de comer estes dois tipos de alimentos?

<u>Sonda:</u>

Consumo de álcool

Algumas pessoas com quem falei pensam que as pessoas que têm tensão arterial elevada deveriam reduzir a sua ingestão de álcool, embora outras tenham dito que bebiam álcool à noite e que a sua tensão arterial elevada estava boa. O que pensa sobre isto?

Bebe álcool? Com que frequência?

Acha que a redução do consumo de álcool é importante para uns mais do que para outros? Que tipos de pessoas? Porquê?

Acha que é mais fácil para algumas pessoas reduzir o consumo de álcool do que para outras? Que tipos de pessoas? Porquê?

Acha que deve reduzir a quantidade de álcool ingerido? Porquê?

Tem alguma dificuldade em reduzir a quantidade de álcool que bebe?

<u>Sonda:</u>

Fazer exercício

Algumas pessoas com quem falei pensam que fazer exercício regularmente ajuda a hipertensão arterial, enquanto outras disseram que fazer exercício faz com que a sua tensão alta aumente. O que pensa sobre isto?

Faz exercício regularmente? Que tipos de exercício?

Acha que fazer exercício é importante para uns mais do que para outros? Que tipos de pessoas? Porquê?

Acha que é mais fácil para algumas pessoas fazer exercício do que para outras? Que tipos de pessoas? Porquê?

Tem alguma dificuldade em fazer exercício regularmente?

Outras respostas

Alguma vez fez algo deliberadamente (para além das áreas discutidas) para a sua tensão arterial elevada?

<u>Sonda:</u>

Que tipo de coisas?

Como se sente sobre a tensão arterial elevada quando fez estas coisas?

Tem alguma dificuldade em fazer tais coisas?

Algumas pessoas fizeram algo ou evitaram fazer algo quando tinham a tensão arterial elevada.
O que pensa sobre isto? (calor, preocupação de restrição alimentar, etc.)

3. **Crenças sobre tensão arterial elevada**

Causa

Pode dizer-me o que pensa ter causado a sua tensão arterial elevada?

<u>Sonda:</u>

Algumas pessoas com quem falei disseram que tinham tensão arterial elevada porque tinham
problemas de sangue, enquanto outras disseram que a tinham quando eram velhas. Outras
disseram que era por causa da sua dieta.

> O que pensa sobre o assunto?

> Isto aplica-se a si?

Acha que existem grupos de pessoas com particular probabilidade de terem tensão arterial
elevada?

> Que tipo de pessoas?

> Isto aplica-se a si?

Sintoma

Como está a sua tensão arterial alta agora?

Pode dizer-me o que é que a sua tensão arterial elevada lhe indica que subiu ou está a subir?

Alguns disseram que sabem dizer quando a sua tensão arterial alta aumenta, outros disseram que não sabem dizer. E quanto a si?

O que o faz saber quando a sua tensão arterial elevada aumenta?

Com que frequência aumenta a sua tensão arterial elevada? Quando?

Consequência

Poderia falar-me de qualquer problema que a tensão arterial elevada lhe possa causar?

<u>Sonda:</u>

Que tipo de problema?

Pensa na tensão arterial elevada como sendo uma condição grave? Porquê? Porque não?

Acha que a sua tensão arterial elevada é grave? Porquê? Porque não?

Existem alguns problemas de saúde que pensa que as pessoas têm mais probabilidades de ter porque têm tensão arterial elevada?

> Que problemas?
>
> Isto aplica-se a si?

4. Saúde

Poderia falar-me da sua saúde?

<u>Sonda:</u>

Como está a sua saúde agora? O que o leva a dizer isso?

Tem alguma doença para além da tensão arterial elevada?

Como é a sua saúde quando comparada com outras? (na mesma idade, na família)

Que coisas o fazem pensar que está ou não está de boa saúde agora?

De que forma era a sua saúde igual/ diferente antes de ter tensão arterial elevada e agora?

Faz alguma coisa em particular para se manter saudável ou melhorar a sua saúde?

Há coisas que gostaria de fazer mas que não fazem pela sua saúde? Que tipo de coisas?
O que é que o impede de o fazer?

5. Informação pessoal

Idade?

Trabalho? Que tipos de trabalho?

Reformado? Que tipo de trabalho antes de se reformar?

Pode mostrar qual a gama de rendimentos por mês em que se encontra?
   a) menos de 1.000 Baht
   b) 1,000-2,000 Baht

   c) 2,001-5,000 Baht.
   d) 5,001-10,000 Baht
   e) 10,001-20,000 Baht
   f) 20,001-50,000 Baht

É solteiro/ casado/ viúvo/divorciado?

Viver... Há alguém a viver aqui para além de si?
   A casa em que vive, é sua ou pertence a outros?

Como é a sua vida no dia-a-dia?

Categorias de codificação encaixadas em cinco conceitos de saúde

Categorias de codificação	Conceito de saúde
Resistência a doenças Recuperação de doenças Energia/activo/capacidade física Fraco/esfadado facilmente	Saúde como força física
Capaz de realizar actividades normais/usuais Não dependente de outros	Saúde como aptidão funcional
Nenhum outro sintoma/dor Não "doente Perda de apetite Problema do sono	Ausência de doenças/sintoma
Sem tensão/temor Capaz de lidar com eventos stressantes Sentimento: sentir-se melhor/cheerfuzil/happy	Saúde como psicológico
Gosto de estar a sair/contatar outras pessoas Capaz de fazer/participar no social Actividades	Saúde como bem estar social

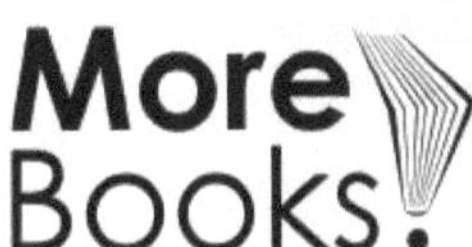

More
Books!

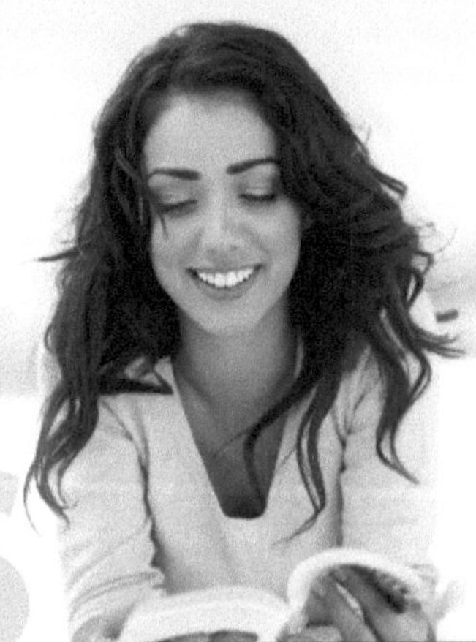

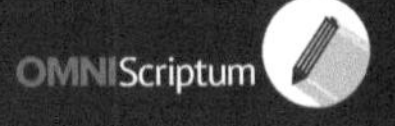

info@omniscriptum.com
www.omniscriptum.com
OMNIScriptum

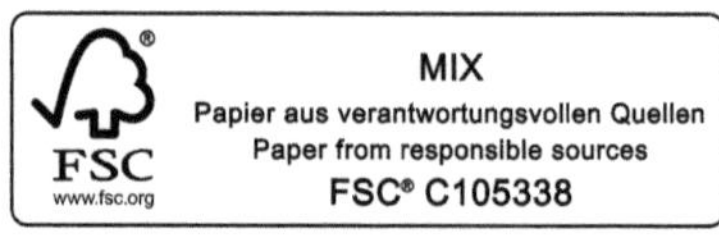

Printed by Books on Demand GmbH, Norderstedt / Germany